SCIENCE, CIGARETTES
ET FUMEURS

(La Fume)

Robert MOLIMARD

SCIENCE, CIGARETTES ET FUMEURS

(La Fume)

L'HARMATTAN

Du même auteur

Molimard R., Schwartz J.L... *Le traitement de la dépendance tabagique*. INSERM-Documentation Française éd., 1990, 1 volume, 334 pages.

Derrière les mots. In « *Dépendance et conduites de consommation* ». INSERM éd. Paris (1997) p 5-8.

La dépendance au tabac et son interaction avec les autres conduites de dépendance. In « *Dépendance et conduites de consommation* ». INSERM éd. Paris (1997) p 97-118

Dépendance au tabac et recherche. In *Tabac: Comprendre la dépendance pour agir. Expertise collective INSERM* (2004) 445-62

La Fume (smoking) (2003) 1vol 262 p, et version espéranto (*La Fumado*) Editions SIDES..

Petit manuel de défume. (2007) 1vol 139p, et version espéranto (*Lernolibreto por malfumadi*). Editions SIDES.

L'Homme, avatar de Dieu. (2016) L'Harmattan éd. 1 vol.

5-7, rue de l'École-Polytechnique – 75005 Paris
www.editions-harmattan.fr
ISBN : 978-2-343-20188-7
EAN : 9782343201887

Je remercie monsieur François GOUBLOT qui, ayant apprécié ma manière de lui parler de tabac et de tabagisme, m'a incité à écrire cet ouvrage, dont il a réalisé la première édition

Il avait compris que la politique officielle à l'encontre du tabagisme est en fait dirigée contre les fumeurs, alors qu'ils sont pourtant les premières victimes de leur dépendance, dont cette stigmatisation ne les aide pas à se libérer.

Préface de la 2e édition

Le tabagisme pose un grave problème de santé Publique. Pour tenter de le résoudre, il faudrait d'abord mieux connaître les propriétés du tabac, ses effets sur le cerveau humain et sur la société. J'ai depuis 1977 pratiqué et cherché à promouvoir une recherche scientifique centrée sur le phénomène de dépendance. Cette tentative a été vaine, tout comme mes efforts pour divulguer les voies rationnelles pour le contrôler, qui se sont heurtés à une opposition aussi sournoise que puissante.

Car les intérêts financiers en jeu sont considérables. Ils s'opposent à une approche rationnelle, basée sur une recherche qui apporterait les connaissances indispensables à toute action efficace. Les lobbies industriels, du tabac évidemment, mais surtout maintenant de la pharmacie, guident la politique de l'Etat, qui est par ailleurs très sensible aux ressources fiscales du tabac. Elle ignore la force des dépendances, se contente de slogans hygiénistes. Surtout, purement répressive, elle s'appuie sur un manichéisme puritain très populaire, qui stigmatise facilement les fumeurs minoritaires. Ils sont pourtant les premières et réellement les seules victimes de leur cigarette. Elle les pousse par réflexe de défense à un tabagisme *retranché*, désormais insensibles à tout message de santé. Après des années de cette politique, c'est un échec patent dont ses concepteurs, se refusant à tirer les leçons, plaident au contraire pour son renforcement.

Le tabac a tissé des relations tellement étroites avec l'Homme et sa société que son étude est une passionnante exploration des réactions et comportements humains. D'autant plus qu'il ne perturbe absolument pas le fonctionnement du cerveau, se bornant à une simple stimulation, contrairement à d'autres produits inducteurs de dépendance.

La nature nous fait dépendre de l'air, de l'eau, de la nourriture, des autres. Ce sont des nécessités *vitales*. Au contraire, la dépendance au tabac, aux drogues, au jeu ne l'est pas, et même *mortelle*. Comprendre les mécanismes de ce phénomène nous permettrait sans doute de mieux contrôler les comportements *nocifs*.

Je serais comblé si cet ouvrage aidait les fumeurs à abandonner leur cigarette, et tout lecteur exposé à une dépendance quelconque à apprendre comment la maîtriser.

La Fume était le titre initial de l'ouvrage, choisi pour traduire l'anglais *smoking*, sans équivalent français pour exprimer l'acte de fumer. Les éditions SIDÈS l'ont édité en 2003, mais ont cessé leur activité pour raison de santé. Les éditions DeBorée m'ont alors sollicité pour le réimprimer. Curieusement, cette réimpression est restée plus que confidentielle. Les déboires de cet éditeur m'ont permis de redonner vie à l'ouvrage grâce à l'Harmattan. Avec le nouveau titre, j'ai voulu montrer son aspect très scientifique. Il est basé sur mon travail expérimental de laboratoire, et mon analyse des mécanismes psychologiques en jeu dans le phénomène de dépendance, de l'initiation à l'arrêt du tabac. Elle repose sur mon expérience personnelle d'ex-fumeur et sur ce que j'ai appris de mes échanges avec les fumeurs de ma consultation. L'essor de la cigarette électronique et l'usage croissant du cannabis constituent une partie importante de cette nouvelle édition.

Le décret n°2007-454 d'application de l'article 26 de la loi du 4 mars 2002 (article L 4113-13 du code de la santé publique,) paru le 25 mars 2007 oblige les professionnels de santé s'adressant au public à déclarer leurs liens d'intérêt avec les industries pharmaceutiques et de produits de santé. ***Je déclare sur l'honneur n'en avoir aucun****.*

Bien que la loi ne me le demande pas, j'ajoute n'avoir aucun lien d'intérêt avec les industries du tabac.

Professeur Robert Molimard

Sommaire

CHAPITRE I

J'ai fumé

...Médecin, aide-toi toi-même et tu aideras ton malade.
Que son meilleur secours soit de voir de ses propres yeux
celui qui se guérit lui même...
Nietzsche. *Ainsi parlait Zarathoustra*

Et si pour commencer chacun disait où il en est personnellement avec le tabac ? Il m'est arrivé de lancer ce pavé au début de réunions de travail de l'INSERM[1] où l'on s'apprêtait à discuter de tabagisme. Silence glacial. Cette curiosité pourtant légitime est en général vécue entre incongruité, peau de banane et viol. Tout ce qui sera dit étant désormais prévisible et décodable, la réunion pourrait s'arrêter là.

Nous ne dissertons pas de mœurs exotiques. La cigarette imprègne notre culture. Elle se mêle intimement à la vie, à la façon de penser. Elle influence subtilement nos réactions et notre discours. Il est donc important que l'opinion de chacun puisse être interprétée à la lumière de son implication personnelle avec elle. Le lecteur ayant le droit de savoir à qui il a affaire, je me dois donc d'expliquer mes liens avec le tabac.

L'Entrepôt des Tabacs de Clermont-Ferrand occupait le rez-de-chaussée voûté d'un bâtiment de pierre noire de Volvic. Il donnait sur la place d'Espagne. Les cigarettes arrivaient de la Manufacture de Riom en caisses contenant de grands paquets emballés de kraft. Pour le gris, c'étaient d'énormes barils en bois blanc qui devaient bien faire leur mètre de diamètre, puisque à 9 ans j'y tenais debout. Le jeu, une fois vidés, était de les faire rouler en marchant à l'intérieur, un peu à droite pour aller à droite, un peu à gauche pour aller à gauche, jusqu'au fond d'une longue galerie où on les empilait.

C'était mon grand-père Siméon qui enlevait le couvercle, puis l'épaisse couche de papiers à cigarettes froissés, ratés des machines, qui servait d'emballage. On voyait alors apparaître les premiers alignements de paquets de tabac, cubes bruns cerclés d'une bande blanche. Il inclinait le tonneau, le bord sur deux chaises. Lui et ma grand-mère se relayaient alors, en équilibre sur deux pieds d'un tabouret qui oscillait chaque fois qu'ils disparaissaient dans l'ouverture du baril, pour puiser de plus en plus profondément les paquets à mesure qu'ils remplissaient, ouverts entre les jambes, les grands sacs de jute à livrer aux buralistes. Mon grand-père pouvait prendre cinq paquets dans chaque main et les comptait dix par dix. Ma grand-mère ne

[1] Institut National de ka Santé et de la Recherche Médicale.

comptait que cinq par cinq, sauf quand elle pouvait en prendre une rangée de dix en la serrant par les deux bouts. Entre eux, c'étaient des querelles éternelles sur le compte. A la fin du tonneau, ça devait tomber juste, sinon on vidait les sacs et il fallait recommencer.

Moi, j'étais chargé d'explorer les couches d'emballage. Dans les écheveaux de rubans de papier fin, il était bien rare qu'on n'y glanât point deux ou trois cigarettes, certes un peu déchirées, à moitié vidées de leur tabac mais encore fumables. Evidemment, cela ne suffisait pas à la consommation du grand-père. J'étais donc aussi préposé à une fabrication artisanale. Il gardait son propre tabac dans une boite qui servait de machine à rouler, où se flétrissaient aussi trois rondelles de carotte pour garder l'humidité. On dosait le tabac, on le tassait dans un repli de toile, on léchait une feuille de JOB gommée mise bien d'équerre au-dessus, on rabattait le couvercle en forçant et la cigarette sortait bien roulée par une fente sur le dessus. Il la fallait serrée mais pas trop, régulière de diamètre, sans barbes sortant par les bouts. Il en exigeait toujours une dizaine d'avance.

Une mezzanine dominait l'entrepôt. On y grimpait par une échelle. Là-haut, le parfum était enivrant. On y gardait la chique et la poudre à priser. J'aimais l'odeur poivrée et musquée de la poudre à priser. On la puisait avec un *couloir* dans une caisse de bois, devant l'antique balance à fléau pour la peser. Quand on soulevait le couvercle, une bouffée aromatique piquante et prodigieusement odorante montait de la masse brune pulvérulente. Je revois encore les reflets du couloir d'étain à manche de bois qu'on y laissait fiché. J'y traînais parfois un copain. On jouait à éternuer.

Mon grand-père avait "fait 14". Il avait fini sergent. Il me racontait sa guerre, les tranchées, les shrapnells, les gaz, sa mitrailleuse. Il me parlait avec chaleur de ses merveilleux soldats marocains, et surtout de celui auquel il devait la vie, qui l'avait traîné, blessé, de trou d'obus en trou d'obus, hors du danger. Je passais des heures à écouter ses longues histoires entrecoupées de halètements et de quintes de toux. L'asthme. Il s'interrompait souvent. Il virait au bleu dans des quintes qui n'en finissaient pas. La nuit, il toussait des heures. Cela se terminait par de grandes expectorations verdâtres qu'il finissait de décoller des lèvres avec le bord du crachoir qu'il portait toujours sur lui. Il faisait des saisons au Mont-Dore. En février 40, il prit un coup de froid qui le fit plus essoufflé et plus bleu encore, et mourût. Tout cela parce qu'il avait été gazé en 1917.

A Pâques, j'allais chez une tante près de Brioude. On allait garder les vaches avec mon cousin René et son copain Pimpino. Un après-midi, Pimpino avait apporté des gauloises vertes. On avait fumé, assis dans l'herbe entre des taupinières. Après, on s'était frotté les dents avec un citron pour que sa mère ne sente rien. Le soir, il eût de la fièvre et délira. "Accroche ma tête là-haut", disait-il en montrant le crucifix au mur. Le médecin avait peur d'une méningite. Je n'osai pas trahir et révéler que nous avions fumé. Je me sentis affreusement coupable de ne rien dire. Je passai une nuit d'anxiété. Au petit matin, j'entendis René tisonner les cendres et raviver le feu dans le fourneau de la cuisine, matinal comme à l'accoutumée, tout à fait normal, comme s'il ne s'était rien passé. J'eus le sentiment d'avoir bénéficié d'une grâce.

En fin d'année, le professeur de français emmena toute la classe de troisième piqueniquer au bord du lac d'Aydat. Il nous fit un cours superbe avec travaux pratiques sur la manière de rouler les cigarettes à la main. A l'endroit, avec les pouces, mais il fallait une grande dextérité, car on les faisait souvent ventrues et plissées. C'était plus facile à l'envers, en tassant le tabac avec les deux index bien à l'horizontale, mais il fallait lécher le papier gommé avec le dessous de la langue. On faisait des concours. Mais je n'ai vraiment commencé ma carrière de fumeur qu'en seconde avec des gauloises bleues sans filtre, grâce aux bénéfices d'un petit trafic. Au lycée, les plus grands avaient déjà droit à une carte de tabac. J'achetais leurs cigarettes au prix du marché noir, et les revendais à un fumeur invétéré ami de la famille, en prélevant une dîme au passage.

L'été 44, c'était l'année du bac, et aussi du maquis. A 16 ans, je jouais au vieux baroudeur, avec un Mauser et une pipe de Saint-Claude que je culottais. Des goudrons puants se condensaient sur une sorte de vis métallique dans le tuyau qu'il fallait nettoyer souvent. Un coup de main contre un train avait mis les FFI[2] de la région à la tête d'un lot important d'uniformes militaires destinés au *Premier Régiment de France*, institué par le gouvernement de Vichy. Inconscients, nous les avions aussitôt revêtus. Mais il y avait aussi un wagon plein de feuilles de tabac séchées. Au début, on essaya de les hacher et de les rouler, ou de les fumer dans la pipe, mais c'était d'une âcreté insoutenable. On expérimenta alors des traitements variés. On les lava plusieurs fois, à l'eau froide, à l'eau chaude, on les laissa fermenter, on les sucra pour adoucir, rien n'y fit, on n'arriva pas à obtenir que cela ressemblât un peu à du tabac.

Quand les Américains sont arrivés, j'ai goûté aux *Raleigh*, aux *Pall Mall*, aux *Camel* et aux *Chesterfields*. Je les rangeais dans un étui plaqué argent qu'on venait de m'offrir. A mesure que ma dépendance s'installait, après un détour par les *Balto*, les *Naja*, les *High Life* et les *Week-End*, je suis devenu sous la pression économique un fumeur exclusif de *Gauloises*. A 20 ans, j'en étais à un peu plus d'un paquet par jour.

[2] Forces Françaises de l'Intérieur

La dissonance

A la Faculté, personne ne me parlait de tabac. On fumait pendant les cours. Les patrons, les internes fumaient en faisant leur visite. Les *conférences*, ces groupes de travail où l'on préparait l'Externat, puis l'Internat sous la direction d'un interne chevronné étaient des tabagies. Fumer était la norme. Pourtant, je commençais à ne plus me sentir tout à fait à l'aise dans ma peau de fumeur. Je comprenais bien que le tabac était la cause de cette langue en vieux tapis du matin et de cette toux, de ces quintes qui se terminaient comme un vomissement à sec me rappelant ma coqueluche et me laissaient épuisé. Il y avait aussi ces brûlures d'estomac, ces remontées acides après le petit déjeuner. Elles m'avaient contraint à renoncer la mort dans l'âme aux délices d'un croissant avec un café au lait. Mais surtout, j'ai commencé à prendre conscience de ma dépendance, de plus en plus pesante. Je me suis vu, dans un dédoublement de personnalité, sortir de chez moi à onze heures du soir à la recherche d'un hypothétique café-tabac encore ouvert, fouiller ma poubelle en chasse d'un mégot encore consommable, quitter une réunion importante parce que mon paquet était vide. Alors j'ai cherché à diminuer, pour tenter de revenir à une consommation que j'aurais jugée raisonnable. En vain. Pour changer, j'ai essayé de me mettre à la pipe. Ce n'était pas évident. J'avais depuis longtemps abandonné ma *Saint-Claude* à peine culottée. Parce que c'était la mode, j'ai acheté une *Jacob*, tête de vieillard en terre blanche. J'essayai de me persuader que j'aimais caresser la barbe rassurante et virile, mais je n'avais décidément rien d'un fumeur de pipe. Cela ne dura guère plus de deux mois. C'était la cigarette qui m'était nécessaire. Il n'y avait plus qu'à tenter d'arrêter.

Mais comment annoncer à cette époque que j'avais envie d'arrêter parce que je ne supportais pas le café au lait ! Je finis par avoir vent du lien entre la consommation de tabac et le cancer du poumon. Mais arrêter par peur du cancer est encore une réaction de *poule mouillée*, une sorte de désertion. Je n'ai pas conscience que mon attitude envers la fume ait vraiment changé à cause de cela. Mais cela a été d'une grande aide, parce que cela m'a donné, en tant que médecin, une raison logique, avouable et même *noble* de jouer les moutons noirs, de braver la norme, somme toute, de *déserter*.

Alors j'ai essayé d'arrêter. Je ne compte plus les tentatives désespérées et stériles, les décisions solennelles à chaque occasion favorable, nouvel an, anniversaire, premier du mois, début de vacances. Je tenais parfois quinze jours, mais le plus souvent ne résistais pas à quelques heures d'abstinence. Je me sentais désespérément prisonnier, incapable de *concevoir la vie sans tabac,* et horriblement coupable de mon impuissance à m'en délivrer.

Un jour, je tombai sur une publicité pour la *Méthode Col*. Elle venait justement de Clermont-Ferrand. Préjugé éminemment favorable. Ce psychologue avait mis au point une méthode par correspondance pour se déshabituer progressivement du tabac, sans douleur. C'était très cher, surtout pour un auvergnat, mais j'étais prêt à tout. Toute honte bue, je tentai l'expérience.

Avec le recul, il y avait beaucoup de choses intéressantes dans le travail considérable qu'avait fait monsieur Col. Dans sa première lettre, il donnait des informations sur les inconvénients à fumer, tant pour la santé que pour le portefeuille. Pour commencer, il demandait de ne pas chercher à diminuer la consommation, mais de ne désormais fumer que ses propres cigarettes, de ne pas en accepter et de ne pas en offrir. Il apportait à cela une aide efficace, une petite vignette jaune vif, visible de très loin, à coller sur son paquet de cigarettes, sur laquelle on lisait: "Bientôt je ne fumerai plus". Difficile de le sortir en public pour en offrir. Cette attaque initiale de la composante sociale du tabagisme me parait fort judicieuse. De plus, il m'avait envoyé une série de petits carnets de tickets. Chacun portait un aphorisme qui rappelait quelque point important de la documentation qu'il m'avait adressée. A chaque cigarette fumée, je devais en détacher un et le lire. Je devais aussi cette première semaine tenir un compte précis de ce que je fumais.

Ces contraintes avaient certainement ralenti mon rythme, car je lui déclarai que 23 cigarettes par jour. Il en profita pour m'écrire de me limiter volontairement à 15. Je trouvai que c'était de bonne guerre. Suivit un échange de correspondance où il me fit comptabiliser mes dépenses en tabac, me demanda de faire une liste de ce que je souhaiterais faire de ces économies. Dans le même temps, il complétait ma documentation, en particulier sur la toxicité du tabac. Arguant du fait que c'était sur la fin que la cigarette devenait plus riche en toxiques, il me demandait de laisser des mégots de plus en plus longs, si bien qu'un mois et demi plus tard je ne fumais plus chaque jour que le premier quart de 4 cigarettes.

Tout semblait aller au mieux, mais une pensée me tourmentait. Je ne fumais plus que très peu, mais j'y pensais sans arrêt. Je me sentais toujours aussi accroché. C'est pourquoi je ne voyais vraiment pas comment il allait s'y prendre pour me faire cesser de fumer complètement. Pour tout dire, je ne pouvais toujours pas imaginer comment je pourrais vivre définitivement sans tabac. Le *jamais plus* me paraissait une amputation inacceptable.

C'est alors qu'il m'écrivit. "Vous êtes maintenant à peu près désintoxiqué. Je souhaiterais que vous fassiez l'essai de ne pas fumer du tout pendant trois jours, en me faisant part soigneusement de tout ce que vous ressentez. Ne fumez pas jusqu'à mon prochain courrier". Sérieux et discipliné, et poussé par atavisme à ne pas gaspiller mon bon argent pour rien, je décidai de poursuivre l'expérience jusqu'au bout. Je m'exécutai, remplissant consciencieusement quelques pages sur les états d'âme que me procurait l'abstinence totale. Je postai ma lettre et me préparai aux longs jours d'attente qui m'apporteraient la solution magique...

Ma lettre n'avait certainement pas encore quitté la poste que la réponse était déjà là. "Voilà trois jours que vous ne fumez plus, ce serait vraiment idiot de recommencer". Funeste erreur psychologique du psychologue. Abominable impression d'avoir été floué. Scandaleux abus de confiance. Quoi, c'était ça la botte secrète qu'il me préparait depuis 2 mois ? Sa pirouette m'avait *volé ma victoire* et privé du sentiment d'avoir seul *résolu* mon problème. Lui-même ne l'avait d'ailleurs pas résolu. Il n'avait que tranché le nœud gordien. Je n'ai jamais compris que ce geste de brute imbécile à la portée du premier venu ait fait la gloire d'Alexandre le Grand.

Ça a pourtant duré un an. Il fallait bien justifier la dépense. Mais le ver était dans le fruit. Je m'étais arrêté sans avoir vraiment *réglé mes comptes avec le tabac*. Quelque chose en moi savait donc que ce n'en était pas fini. Je m'étais fait en Suède une petite amie. Nous nous voyions peu. Un jour de retrouvailles, je ne sais plus si c'est elle qui m'en a proposé une ou si je la lui ai demandée, mais je me suis trouvé avec une *Philip Morris* au bec. De toute façon, le risque était faible: j'étais un fumeur de Gauloises et ça, c'étaient des cigarettes de femmes ! De plus, que c'était mauvais ! Un mois plus tard, j'en étais au paquet de Philip Morris ! Mon sens de l'économie me fit cependant revenir aux Gauloises. Pour corser les choses, j'avais appris à laisser échapper la fumée de la bouche et à la faire rentrer par le nez. Ça me faisait des cernes bruns autour des narines et d'affreuses taches sur les mouchoirs. Je ne laissais vraiment rien perdre.

Mon père a toujours prétendu qu'il se serait plaint à moi de tousser. Je lui aurais répondu: " Fumes-en donc une de plus, tu verras, ça ira mieux !" Je me crois incapable d'une telle irrévérence, mais c'est ainsi qu'il expliquait pourquoi, un peu vexé, il s'était arrêté de fumer. Car il l'avait fait. Je le surveillais du coin de l'œil: il tenait bon. Moi, le médecin, je fumais toujours.

J'ai arrêté

Je ne puis absolument pas dire comment *c'est* venu. C'était sûrement prémédité, puisque c'était la veille de mon anniversaire. Le moment n'avait pourtant rien de favorable. C'était un *tonus*, une fête d'internes en salle de garde à l'hôpital de Bicêtre. On chantait des chansons gaillardes, on dansait sur les tables en renversant les verres et les bouteilles et en écrasant les assiettes. A minuit juste, j'éteignais ma dernière cigarette.

A la réflexion, j'avais bien conscience du risque de cancer ou d'infarctus. Mais je ne suis pas certain que cette crainte ait été déterminante dans ma motivation. Il y avait aussi l'impression humiliante de ne pas être maître de moi-même. En fait, aucun motif vraiment décisif n'émergeait. J'en avais simplement marre de fumer, une violente envie d'arrêter et de me prouver que je pouvais le faire. Mais surtout, quelque chose était cette fois-ci différent de mes autres tentatives infructueuses: J'ai intimement su dès le début *qu'il était peut-être envisageable de pouvoir vivre définitivement sans tabac*. Je n'étais bien entendu pas du tout certain de réussir, mais je sentais quelque chose de nouveau, comme ces effluves à peine perceptibles dans l'air d'avril qui nous font dire: "C'est le printemps !"

Au début, cela s'est passé assez bien, beaucoup plus facilement qu'auparavant, et que je l'aurais jamais cru. En salle de garde, au moment du café, je refusais sans peine les cigarettes qu'on m'offrait. Le plus difficile, ce fut quand les autres eurent assimilé que je ne fumais plus et se mirent à ne plus m'en proposer. Horrible sensation de rejet, le vrai paria. Je ne voyais que leurs paquets de cigarettes, je dévorais des yeux leurs gestes si *naturels*, le rien de superbe généreuse de celui qui offre, la pointe d'allégeance reconnaissante de celui qui reçoit, l'un qui tient l'allumette avec une attention bienveillante presque tendre, en la tournant dans ses doigts pour ne pas se brûler, l'autre qui tête de petites bouffées en louchant sur la flamme, tandis que passe un nuage furtif de chaleur complice, et je me disais: "Mais qu'il m'en offre donc une, que je puisse refuser, mais qu'il ait le geste qui me prouve que j'existe !" La plus grande punition qu'on puisse infliger à un être humain, c'est la quarantaine. Dans la cour de l'école, lui dire: "On ne joue plus avec toi". Je me sentais totalement exclu.

Quelque six mois plus tard, c'était en juin. Je sortais de la salle de garde après déjeuner, j'ouvrais la porte de ma voiture. Soudain, une révélation fulgurante, une prise de conscience incroyable. *Je n'avais pas vu les autres fumer !* Comme d'habitude en salle de garde c'avait certainement été la tabagie habituelle. J'avais participé à la conversation générale, bu mon café, tenu mon rôle, mais, dans le même temps, je n'avais pas vu les cigarettes sortir des paquets, je ne les avais pas vu allumer, et je ne m'étais pas senti exclu. Je sentis la montée heureuse d'un sentiment de victoire, de tenir enfin le bon bout, d'avoir gagné. Je commençais donc à devenir *indifférent* au tabac et à ne plus ressentir la pression sociale à fumer. Cela fait près de 60 ans que cela dure. Je n'ai plus jamais eu le moindre sentiment de pouvoir recommencer à fumer. Je crois que c'est parce que, je ne sais pourquoi, j'avais vraiment alors *réglé mes comptes avec le tabac*.

Enfin, peut-être pas tous. J'adorais mon oncle Roger. C'était l'artiste de la famille. A 9 ans je hantais son atelier. Pendant qu'il sculptait, il me donnait un morceau de bois où il avait tracé quelque fleur. J'avais le droit de me servir de ses gouges. J'étais même devenu le champion des marguerites qu'on trace au compas. Nous travaillions alors de conserve. Le succès était inégal, mais c'étaient des moments de rare bonheur. C'était un merveilleux conteur. La moindre anecdote devenait une aventure picaresque. Il avait une voix de ténor chaude et veloutée et connaissait tous les airs d'opéra. Georges Thil ou André Baugé. Il avait une foule de copains. Les soirs dans des cafés il chantait des heures pour eux et les clients s'attroupaient. Il rentrait à l'aube, n'ayant jamais bu au total plus d'un ou deux verres de rosé. On l'invitait pour les noces et les banquets. Sans prévenir quiconque, il disparaissait parfois.

La rumeur nous apprenait qu'il chantait depuis trois jours dans une guinguette au pont de Cournon ou à un mariage au col des Goules.

On me l'enleva en 1937. Il partit au service militaire, fit *du rabiot* après Münich, revint 15 jours, puis ce fut la guerre, et il se retrouva dans un stalag à Dresde. Là, l'hurluberlu fantasque donna la preuve qu'il ne manquait pas de volonté. Il décida que la captivité ne lui convenait pas. Il commença par apprendre l'allemand, se fabriqua quelques gouges, trafiqua un peu de ses sculptures avec ses gardiens, se procura un peu d'argent, des vêtements civils et s'évada. On le reprit. Têtu, il recommença. J'avais réussi à dédoubler une semelle de pantoufle pour y cacher de faux papiers de permissionnaire du STO[3] qu'on lui mit dans un colis. On le reprit. Il recommença. On le découvrit dans un bateau en partance pour la Suède, caché dans un tas de charbon. On le reprit. Chaque fois, on l'envoyait un peu plus loin. La quatrième fois, on l'expédia en Pologne, au camp de représailles de Rawa-Ruska. Il y resta jusqu'à l'arrivée des Russes. Quand nous allâmes le chercher à la gare, il pesait 32kg... Mais les colis aux prisonniers que nous bourrions de conserves et de cigarettes lui avaient appris à fumer. Quelques mois plus tard, il avait récupéré son poids et ses forces,... mais il avait gardé le tabac.

J'étais *monté à Paris* faire ma médecine. Quand je revenais à Clermont, il chantait toujours, mais la voix n'était plus aussi claire. Un accès de toux l'interrompait souvent. La nuit, c'étaient des quintes interminables, qui me rappelaient mon grand-père Siméon. Pourtant, dans sa guerre à lui, on n'avait pas utilisé les gaz. Le parfum du tabac avait-il été le fil ténu qui, tout au long des épreuves subies, l'avait rattaché à la maison, à l'Entrepôt, au souvenir de son père, mort pendant qu'il était au front ? Toute cette nostalgie s'était désormais cristallisée en un lien puissant et indissoluble entre la cigarette et lui. En tous cas, je n'arrivai pas à le convaincre d'arrêter.

Vers 1968, il se plaignit de douleurs dans les mollets. Elles le prenaient quand il marchait un peu vite. "Ce n'est sûrement pas grave", me dit-il, "ça passe tout de suite quand je m'arrête". Nul besoin d'être un génie de la médecine. L'artérite. Ses artères laissaient passer assez de sang lorsqu'il ne bougeait pas, mais dès que ses muscles se mettaient au travail, cela ne suffisait plus, la douleur apparaissait. Je me fis donc plus pressant. Il fallait absolument qu'il arrête de fumer. Ne fumant plus depuis 8 ans déjà, je m'estimais plus crédible. Je ne le fus pas. Reconnaissant alors que nul n'est prophète en son pays, je changeai de tactique. Je le persuadai de venir consulter à Paris un de mes anciens maîtres, Grand Professeur Spécialiste de l'Artérite. On fit entrer l'oncle. "Monsieur Sauvanet, si vous ne considérez pas que votre *dernière* cigarette a *déjà* été fumée", dit le Professeur en pointant un doigt sur lui, "vous pouvez repasser la porte de mon bureau, je

---

[3] Service du Travail Obligatoire. Les jeunes civils français étaient requis pour aller travailler en Allemagne contre leur gré dans les usines d'armement. Les *réfractaires* ont largement alimenté les maquis de la résistance

renonce à vous soigner". Les mots *dernière* et *déjà* étaient très appuyés. Humble, l'oncle acquiesçait. Je jubilais, admirant en secret la leçon de médecine. Suivit un examen minutieux. Les *oscillations artérielles* furent déclarées abolies. On en arriva à l'ordonnance. Et ce fut l'incroyable. En la rédigeant et la commentant, automatiquement, inconsciemment, ingénument, le Maître s'alluma une cigarette, devant son patient !

L'oncle s'arrêta pourtant de fumer. Une durée décente, pour justifier la consultation à Paris. Un mois. Puis il recommença. Mais l'artérite n'eut pas raison de lui. Elle n'eut pas le temps d'évoluer jusqu'à l'amputation. Sept ans plus tard, c'était le cancer du poumon. Opération. Récidive. Sortant du bloc opératoire après la deuxième intervention, le chirurgien était content: "J'ai pu tout enlever, je suis passé très au large." De sa calotte, il s'essuya le front. Penché en avant, un pied sur un tabouret, il entreprit de délacer ses bottes de toile. La fumée de sa cigarette lui faisait plisser les yeux. C'était un chirurgien remarquable et humain, spécialisé en chirurgie thoracique. Tous les jours, il opérait au moins un cancer du poumon. Le sien le tua 2 ou 3 ans plus tard.

On fit des rayons. Le radiologue me dit: "Avec la dose que je lui ai faite, peut-être fera-t-il des métastases ailleurs, mais en tout cas il ne récidivera pas au même endroit". C'est ce que je répétai au pneumologue qui examina mon oncle quelques mois plus tard, lorsqu'il cracha un peu de sang: "Oh !, me dit-il, cela ne veut rien dire. Mon père aussi avait été copieusement irradié, cela ne l'a pas empêché de remettre ça. Mais ce n'est peut-être qu'un fil qui s'élimine...". Quelques minutes plus tard, il me dit: "Tiens, tu veux voir, c'est un fil". Je vois encore le regard muet, anxieux et interrogateur de mon oncle, le tube noir du fibroscope émergeant de sa bouche ouverte. Je pris l'oculaire. Oui, il y avait un fil, mais il émergeait de la masse boursouflée, rougeâtre et sanguinolente de la tumeur qui repoussait. L'homme au fibroscope renvoya mon oncle au vestiaire. "Tu as vu ?", me dit-il lorsque nous fûmes seuls, un peu de triomphe dans la voix, *et en s'allumant une cigarette,* "ça pouvait quand même repartir in situ". Il en avait vu, celui-là, des cancers du poumon ! Il mourut lui aussi du sien, à peine 2 ans plus tard.

Déjà juste avant la guerre de 1939, Müller, un médecin allemand, avait établi qu'il existait un lien entre la cigarette et le cancer du poumon. Mais, dans cette période difficile où l'on avait d'autres risques pour sa vie, c'était resté sans écho. De plus, dès l'avènement de Hitler, les nazis avaient lancé une campagne très agressive contre le tabac, sans grand succès d'ailleurs, et la cigarette américaine était la marque des libérateurs. Ce n'est donc qu'en 1950 que les épidémiologistes britanniques Doll et Hill[4], après un dépouillement à la main de certificats de décès, ont publié un rapport célèbre

[4] Doll R, Hill AB. Smoking and carcinoma of the lung: preliminary report. *BMJ* (1950) **ii** (4682): 739–48

confirmant ce lien. Il eut un grand retentissement. Les ordinateurs, nécessaires à l'analyse d'informations concernant un grand nombre de personnes, devenaient plus puissants et accessibles à plus de chercheurs.

Ce qui était présomption devint certitude. Non seulement il y avait un lien entre le tabac et le cancer du poumon, mais il était ***causal***. On pouvait affirmer qu'il n'y avait pas d'individus à la fois prédisposés à fumer et prédisposés au cancer. Fumer *donnait* le cancer. Fumer multipliait par vingt le risque d'avoir un cancer du poumon. La plus belle preuve était la réciproque: s'arrêter de fumer diminuait le risque. Après le rapport initial de Doll et Hill, les médecins anglais s'étaient massivement arrêtés. Quelques années plus tard, ils n'étaient plus que 10% à fumer. On constata vite que si le cancer du poumon progressait en Grande-Bretagne, il diminuait chez les médecins, et chez eux seuls. Les preuves s'accumulaient par ailleurs que l'usage du tabac provoquait d'autres maladies, bronchite chronique, artérites, infarctus. Mais on apprenait aussi que cesser de fumer diminuait le risque de les voir survenir et les améliorait lorsqu'elles étaient installées. Chez ceux qui s'arrêtent de fumer après un infarctus, le risque d'en faire un deuxième est deux fois plus faible.

Les artérites guérissent. A 33 ans, un de mes jeunes amis avait dû déménager pour habiter plus près de la gare, car son artérite ne le laissait pas marcher plus de 150 mètres sans le forcer à quelques minutes d'arrêt. Je me rappelle lui avoir dit au téléphone: "J'ai vu vos artériographies. Vos artères de jambe sont bouchées juste au-dessous du genou. Si vous ne vous arrêtez pas de fumer, les choses iront s'aggravant, tous les médicaments n'y pourront rien. Si vous arrivez à le faire, je n'aurai nul besoin de vous gaver de drogues et vous guérirez". N'attendait-il que cela ? Il n'a plus allumé une seule cigarette depuis. Six mois plus tard, on ne parlait plus de douleurs à la marche. Trois ans après, il joggait le dimanche matin avec sa femme en forêt de Marly. Quant à moi, les quintes m'avaient quitté après 15 jours d'arrêt. Mais, côté brûlures d'estomac, il m'a bien fallu cinq ans pour que je puisse me risquer à un café au lait avec des croissants sans avoir à le payer chèrement. Rien n'étant parfait en ce monde, il m'a quand même fallu y renoncer pour contrôler mon tour de taille. Mais j'allais me consacrer à l'étude du tabac.

CHAPITRE II

Habitude, ou addiction

Gilliat avait enfoncé son bras dans le trou:
la pieuvre l'avait happé
elle le tenait.
Victor Hugo. *Les travailleurs de la mer*

Le tabac est-il une drogue ?

Fumer ? Est-ce une simple et néfaste habitude, ou une drogue, *habituating or addicting*, selon les anglais ? Le mot *drogue* soulève l'opprobre. Il évoque des saisies de cargaisons illicites, des règlements de comptes entre bandes rivales, des épaves humaines hagardes aux yeux troubles. Le tabac est licite et semble bien loin de tout cela. Pourtant, de l'alcool aux tranquillisants, certaines substances consommées en toute légalité ont de bien curieux pouvoirs.

Naguère, une drogue se définissait comme donnant tolérance et assuétude. L'assuétude, c'est l'habitude d'en prendre régulièrement. La tolérance, c'est que le corps s'habitue tellement au poison qu'il faut en prendre toujours plus pour obtenir les mêmes effets. C'est à cause de la tolérance qu'on est malade si l'on arrête de se droguer. Le corps s'était peu à peu habitué à vivre dans une sorte d'équilibre avec des doses de plus en plus élevées. S'il en est brutalement privé, l'équilibre est rompu. Comme lorsque qu'on est assis à deux sur un banc instable, et que l'un se lève subitement. Le banc bascule, il faut faire des exercices de rétablissement, trouver la place qui assure sa stabilité. Lorsqu'on interrompt brutalement les injections d'héroïne, on est très pâle, on a des frissons, la chair de poule, des douleurs violentes dans le ventre et les reins. On est très malade pendant 3 à 4 jours. C'est le *syndrome de sevrage*.

Assuétude et tolérance, cette définition médicale ne résume pas tout. Il faut y ajouter l'idée que s'en fait tout un chacun. Etre drogué, dans l'imagerie collective, c'est surtout ne plus être entièrement maître de ses actes. Le drogué sacrifie tout à sa drogue, temps, famille et patrimoine. *Sous l'emprise de la drogue*, tous les actes immoraux ou délictueux sont susceptibles de survenir.

Une même définition ne peut d'évidence pas convenir à toutes les substances dont on abuse. Certains produits, utilisés par des toxicomanes, ne s'y laissent pas enfermer. On prend du LSD[5] une fois, deux fois dans sa vie,

---

[5] Abréviation de l'allemand *Lyserge Säure Diethylamid* (diethylamide de l'acide lysergique). Hallucinogène de synthèse dérivé de l'ergot de seigle

jamais d'utilisation régulière. Parmi les substances licites, c'est l'alcool qui s'apparente le plus à l'idée que l'on se fait de la *drogue*. Lorsqu'on est éméché, on dit ce qu'il ne faudrait pas dire et l'on fait ce qu'il ne faudrait pas faire. "Le surmoi est soluble dans l'alcool" écrivait Erica Jong. Ovide n'avait pas connu Freud mais disait à peu près la même chose il y a deux mille ans. La chaleur communicative des banquets est directement proportionnelle à la quantité d'alcool dans le sang. Après quelques verres, les plus coincés montent sur la table, font du strip-tease et chantent la pomponnette en braillant: "Il est des nôtres...".

L'assuétude à l'alcool est évidente. On s'habitue à boire. La tolérance à l'alcool peut atteindre des niveaux incroyables. Des *gens bien*, après quelques apéritifs et un repas très arrosé, s'envoient avec leur cigare de grandes rasades de cognac dans des verres ballon d'un litre sans proférer d'incohérences pour autant. On voit des chauffeurs de poids lourds conduire des 15 tonnes sans trouble apparent, avec 2 grammes d'alcool dans le sang. Un responsable des *Alcooliques Anonymes,* abstinent alors depuis plus de 6 ans, me disait avoir été interpellé alors que, jouant les sergents de ville, il réglait la circulation devant la gare du Nord à Paris, avec une alcoolémie à 6 grammes ! A ces niveaux, beaucoup dont moi-même seraient depuis longtemps dans un coma profond en train de cuver leur cuite du siècle. Les conséquences sont graves. On laisse dans l'alcool une grande part de ses revenus, on néglige son travail ou ses affaires. Employé, on se fait licencier. Patron, on fait faillite. Lassée par les serments d'ivrogne et souvent par les coups, l'épouse s'en va.

Et puis il y a un *syndrome de sevrage* à l'alcool. Cela commence par la *tremblote* du matin, quand on ne tient plus sa tasse de café sans en renverser. Cela s'arrange après les premiers verres, ou en *arrosant* de gnôle le café. Mais si l'arrêt de l'alcool est brutal et prolongé, parce que des côtes cassées dans une chute ou une pneumonie vous ont mis à l'hôpital, on peut faire un *delirium tremens*. Des animaux commencent à courir sur votre lit ou sur les murs de la chambre, on s'agite, le tremblement est continuel, la fièvre s'allume, on se déshydrate et cela peut tourner très mal. Le delirium tremens est le plus souvent un syndrome de sevrage.

Pourtant, bien que tout plaide pour cela, on sent dans le public une profonde réticence à classer l'alcool comme drogue. On comprend bien pourquoi. En France, on vient au monde un verre à la main. Toute célébration est un *arrosage*. Dans notre culture nationale, la cuisine et le vin sont intimement intriqués. N'est-ce pas d'ailleurs le sang du Christ ? Faudrait-il, toutes les fois qu'on discute en famille pour savoir si le Chinon de cette année vaudra celui d'il y a trois ans, poster un guetteur pour signaler l'arrivée de la maréchaussée et camoufler les bouteilles à l'abri des perquisitions de la brigade des stupéfiants ?

S'il est difficile, au moins socialement, d'envisager de mettre à l'alcool l'étiquette drogue, que dire du tabac ? Évidemment, il provoque l'assuétude: on fume tous les jours, sans pouvoir s'en passer. Mais on ne ruine pas son entreprise parce qu'on fume, ce n'est pas encore ce qui vous fait perdre votre travail, même si cela devient un obstacle à l'embauche. Si votre conjoint vous quitte, c'est en général pour d'autres raisons. Évidemment, il y a une tolérance: votre première cigarette vous a rendu malade, mais vous pouvez maintenant fumer vos deux ou trois paquets sans la moindre nausée. Certes on peut considérer qu'il y a une limite à cette inflation. Comment matériellement trouver le temps de fumer plus de trois paquets ? Tout comme avec l'héroïne, même avec les doses les plus fortes, l'effet s'estompe... D'ailleurs, quel effet ? On ne fait pas d'extravagances *sous l'emprise du tabac.* Pas de chansons gaillardes, pas de rixes. Rien de plus tristounet qu'une assemblée de fumeurs. On ne *plane* pas non plus. Pas de rêves éveillés. Pas de *paradis artificiel.* On ne perd pas non plus ses facultés intellectuelles. On peut diriger une entreprise avec succès, gagner un championnat d'échecs la cigarette aux lèvres, être Ministre, voire Premier Ministre comme Churchill sans quitter un gros cigare et gérer pourtant efficacement des situations difficiles. Enfin, pas de syndrome de sevrage bruyant. Certains se trouvent un peu irritables, mais un de mes patients est passé du jour au lendemain de 5 paquets par jour à zéro sans le moindre trouble.

Quant je pose la question: "Est-ce pour vous une habitude ou une drogue ?", les avis de mes consultants sont partagés. Beaucoup, c'est clair, s'estiment drogués. Mais ils ne représentent pas la majorité des fumeurs: ils sont sélectionnés, ils viennent à une consultation médicale, ils ont déjà souvent fait de nombreuses tentatives pour s'arrêter, et ont donc bien réfléchi à la question et senti profondément la force de l'accrochage. D'autres repoussent avec véhémence l'idée de drogue, et se disent prisonniers du geste et du plaisir à fumer. Pour la majorité, il y a un peu des deux. D'abord la routine, le geste, l'habitude. Mais quand même quelque chose de plus qui accroche malgré soi.

La notion de dépendance

Les experts de l'OMS[6] se sont accrochés sur ce problème. Ceux qui ne fumaient pas en tenaient évidemment pour la drogue, ceux qui fumaient se trouvaient simplement un peu prisonniers d'une innocente habitude. Avant d'en venir aux empoignades, on finit par se mettre d'accord pour dire qu'on ne trouverait pas de solution satisfaisante pour tous. Alors se fit jour l'idée de donner au phénomène une définition *opérationnelle.* En termes savants, cela signifiait simplement qu'on renonçait à lui mettre absolument une étiquette,

[6] Organisation Mondiale de la Santé (en anglais: WHO = World Health Organisation)

et qu'on se bornerait à le décrire. Dire simplement comment les choses se passent. C'est ainsi qu'est apparue la notion de *dépendance*. Je ne résiste pas au plaisir de transcrire ici l'admirable définition qui en a été donnée en 1975 par l'OMS. En anglais, il était question de *drug dependence*, mais il faut se méfier des faux amis et ne pas traduire *drug* par *drogue*, autrement on trouverait de bien curieuses choses dans les drogueries. *Drogue a un peu perdu en français son sens originel neutre d'ingrédient de teinturerie*, de chimie ou de pharmacie, pour devenir très chargé du sens de substance maléfique dont on abuse. En anglais, d*rug*, c'est encore un médicament, une substance chimique, un extrait, un mélange, n'importe quoi en gouttes, en poudre, en comprimés ou en pilules qui s'avale, s'injecte, s'inhale. Je proposerai donc de parler de *substance* et cela donne la traduction suivante:

Dépendance à une substance: Un état, psychique et *parfois* physique, résultant de l'*interaction* entre un organisme vivant et une substance, caractérisé par des *réponses comportementales* et autres, qui se caractérisent *toujours* par une *compulsion* à prendre la substance, sur un rythme continu ou périodique, de façon à en ressentir ses effets psychiques et, *parfois*, à éviter l'inconfort de son absence (*sevrage*). La *tolérance* peut *ou non* être présente.

Cela a l'air très compliqué, et c'est en fait simplissime, et très intelligemment analysé. J'ai mis en italique les mots importants. Le seul élément qu'on retrouve *toujours* est la *compulsion*. C'est donc le plus important. Le dictionnaire définit la *compulsion* comme: "Un besoin irrésistible d'accomplir un acte contraire à sa raison, en dépit de sa volonté". Le mot *réponse* a ici un sens très précis. Lorsque vous mettez une pièce de monnaie dans la machine à café, les physiologistes du comportement disent que vous avez *répondu* à votre besoin ou à votre envie de café. C'est une *réponse comportementale*, c'est-à-dire le geste nécessaire pour avoir le café. Ils disent que le café est un *renforçateur*, car l'obtenir augmente la probabilité que vous mettiez à nouveau une pièce pour en obtenir une autre fois. Il est clair que si la machine avale votre pièce sans rien vous donner en retour, vous commencerez à répondre en tapant dessus, mais cesserez vite de répondre en l'alimentant en euros.

En éliminant le jargon, la traduction en français courant de cette définition donne à peu près ceci: Vous prenez une substance. Tout seul. Nul besoin qu'il y en ait quatre pour vous tenir et un cinquième pour vous la faire prendre. Vous la prenez alors que vous avez une foule de raisons valables de ne pas le faire: "Ça me coûte cher, ça me rend malade, ça brûle mes corsages, etc.". Vous décidez, par un héroïque effort de volonté, dont vous avez su faire preuve dans maintes autres circonstances, que "F.i…Fi, c'est Fini" et que cette fois-ci est la bonne. Quinze jours, un an, trois mois ou deux heures plus tard, vous vous retrouvez à nouveau en train de prendre, tout seul, la même substance, contre votre *Raison* et contre votre *Volonté*..

Ce qui est alors remarquable dans cette définition, c'est le mot *interaction*. L'OMS ne dit pas: "Cette substance est une drogue", mais: "Il s'est tissé entre vous et cette substance un *Lien de Dépendance*".

Dès lors tout devient plus clair. On ne jette plus l'opprobre sur la substance. On s'intéresse à ce qui vous attache à elle. Que votre chèvre soit attachée à un piquet, à un arbre, à un anneau dans le mur, l'important n'est ni le piquet, ni l'arbre, ni l'anneau, c'est la corde. La substance n'est pas désignée comme le diable. Elle n'est même pas toujours nécessaire, puisque ceux qui ne peuvent vivre sans jouer le samedi soir jusqu'à leur dernière chemise à la roulette ou à la machine à sous, se ruinent et ruinent leur famille et leurs amis, ont vraiment des comportements de drogués, sans drogue. De plus, le lien n'est pas une propriété de la substance. L'effet d'un même produit varie beaucoup selon les gens. Si je conseille à un patient qui a la jaunisse de ne pas surcharger son foie malade et d'essayer jusqu'à nouvel ordre se tenir éloigné de l'alcool, qui pourrait aggraver les dégâts, il le fait en général facilement. 80% de ces malades se mettent à l'eau sans véritable problème. Quelques mois plus tard, ils ont à nouveau viré du jaune au rose. Leurs examens de sang sont redevenus normaux. Je leur dis: "Vous êtes guéri, plus la peine de revenir". Passant la porte, ils se retournent: "Dites, docteur, croyez-vous que je pourrais reprendre un peu de vin ?". Si je m'étonne qu'ils ne l'aient pas déjà fait, ils répondent: "Mais vous me l'aviez interdit jusqu'à nouvel ordre".

Ainsi, la grande majorité des buveurs de boissons alcoolisées boivent parce que c'est la tradition, parce qu'ils ne conçoivent pas un fromage sans vin, parce qu'ils aiment discuter robe, volatiles, jambage et longueur en bouche, qu'ils savourent un instant de détente en faisant tinter un glaçon dans leur verre de whisky, ou boire une bouteille de bière au stade pour avoir quelque chose à lancer sur l'arbitre, mais ils ne sont pas dépendants de l'alcool, même s'ils boivent comme des trous. Ils ne seront pas capables de boire une mauvaise vinasse et, si une raison valable se présente, ils se mettent à l'eau sans difficulté. A l'autre extrême, un tout petit peu plus de 10% de buveurs sont fortement dépendants. Ils sont en train de mourir d'une cirrhose dans un de mes lits, gonflés d'œdèmes, vomissant leur sang, et l'on découvre qu'ils cachent des bouteilles de vin sous leur matelas, voire qu'ils ont vidé leur flacon d'eau de Cologne. Entre les deux, pour une petite frange de sujets, la dépendance est plus lâche. Ils sont fiers de n'avoir pas bu de huit jours, preuve qu'ils peuvent se contrôler, donc qu'ils ne sont pas alcooliques. Puis ils replongent dans une consommation excessive, pour ré-émerger, jouant les ludions, mais arrivent tant bien que mal à mener une existence acceptable. Celui qui n'est absolument pas dépendant n'a pas à se contrôler: ça se fait tout seul.

Dans les deux cas extrêmes, c'est pourtant bien le même produit. C'est le buveur qui change. Pour l'un, boire est un plaisir culturel. L'autre est esclave. Nous ne sortons pas absolument du même moule. Notre chimie interne peut largement différer. Comme pour les voitures. Bien difficile de dire si celle qui passe roule au gazole, à l'essence, voire maintenant à l'électricité.

Le tabac diffère totalement de l'alcool sur ce point. La très grande majorité des fumeurs ne peut se passer de fumer, ne serait-ce qu'une seule cigarette, une seule journée. Très peu d'enquêtes permettent d'apprécier le pourcentage des *fumaillons*, de ces *fumeurs du dimanche* qui grillent un paquet en faisant un bridge, vous feront un cours d'une heure sur les vertus d'un *Davidoff* ou la douce chaleur d'un fourneau de pipe au creux de la main, puis oublieront de fumer pendant trois semaines. Une étude américaine suggère que peu de fumeurs ne sont pas dépendants. On demandait à des volontaires de noter leur degré d'irritation au bruit d'avions au décollage pendant la projection un film vidéo passionnant. Lorsqu'ils pouvaient fumer à volonté leurs propres cigarettes, les fumeurs ne se notaient pas plus irrités que les non-fumeurs. Par contre, seulement 5% des fumeurs étaient capables de supporter la privation de tabac sans augmenter leur irritabilité. Cette évaluation me paraît assez bonne. Elle recoupe les résultats de quelques enquêtes. Pour ma part, je compte sur les doigts d'une main les fumeurs de mon entourage que je qualifierais de non-dépendants.

Drogue dure ou drogue douce

Toutes les substances ne sont pas capables de provoquer une dépendance. Hormis le cas du célèbre matelot *Popeye* des bandes dessinées, je ne connais aucune dépendance aux épinards. Ce qui est important, c'est le *lien.* On doit reconnaître que certaines substances attachent plus que d'autres. On parle sans arrêt de *drogues dures*, qu'il faudrait interdire, et de *drogues douces*, dont on pourrait libéraliser l'usage. Un scientifique aime bien ce qui se mesure. Avant d'adopter de tels qualificatifs, j'aimerais trouver une unité internationale de mesure de dureté qui me permette de déclarer sans ambiguïté que telle substance est plus dure que telle autre. Il va sans dire que l'alcool et le tabac ne sont implicitement pas pris en compte dans ce débat, qui me semble n'être qu'une machine de guerre pour obtenir que le commerce du chanvre indien devienne licite[7].

La dureté se mesurerait-elle à la toxicité ? Des héroïnomanes s'injectent deux à trois grammes d'héroïne pure par jour. Il faut plusieurs centaines de grammes d'alcool pour tuer un homme. La dose mortelle de nicotine tourne

---

[7] On peut plaider avec raison en faveur de la légalisation pour tarir les trafics et la délinquance, pas parce qu'il s'agirait d'une drogue anodine.

autour de 50 milligrammes. C'est ce que l'on trouve dans à peu près 4 cigarettes ! De jeunes enfants sont morts d'avoir mangé quelques mégots. Sur la base du système métrique, le tabac serait une drogue beaucoup plus dure que l'opium. On connaît bien d'autres substances très toxiques. La digitaline par exemple. Je n'ai encore jamais vu personne se traîner à mes pieds en gémissant: "Par pitié, docteur, encore quelques gouttes". Il faut se rendre à l'évidence: un toxicomane n'est pas un amateur de toxiques. La toxicité n'est pas l'objet de sa quête. Le mot *toxicomanie* devrait être rayé des dictionnaires.

La dureté, serait-ce alors, comme beaucoup le pensent, le degré de la dépendance *physique*, la force de l'empreinte du produit sur l'organisme. Elle se manifesterait alors par la tolérance à des doses de plus en plus fortes, mais aussi par l'intensité des troubles du sevrage. Le support de la dépendance serait alors la peur de ces troubles, associée au savoir acquis que reprendre le produit les fait disparaître. La dépendance serait donc une automédication du syndrome de sevrage, l'adhésion à un traitement que l'alcoolique aurait découvert seul. De fait, l'alcool est un merveilleux médicament contre la tremblote et la gueule de bois. Il calme le delirium tremens. Comment imaginer qu'un alcoolique puisse s'en passer ! Les drogues dures seraient donc celles qui donneraient les troubles les plus marqués à l'arrêt, et dont il serait physiquement le plus pénible de se sevrer. Cela ferait effectivement de l'alcool une des drogues les plus dures qui soit. Mais il faudrait aussi classer comme drogues beaucoup de médicaments qu'on ne peut cesser de prendre brutalement sous peine de troubles sérieux, lorsqu'on en a pris longtemps de fortes doses. Mais la cortisone, les bêtabloquants qui donnent des manifestations de sevrage ne donnent jamais de dépendance psychologique. Les benzodiazépines, ces *petits comprimés pour dormir*, donnent une dépendance physique telle qu'il est parfois très difficile de s'en défaire. Chaque tentative de sevrage brutal provoque des insomnies atroces, parfois même des crises d'épilepsie. Il faut parfois un bon mois pour diminuer très progressivement la dose, souvent par dixièmes de comprimé avant d'arriver à s'en passer complètement. Pourtant, ceux qui y sont parvenus ne sont que très rarement tentés de recommencer.

On peut donc être dépendant *physiquement* sans pour autant avoir ce sentiment psychologique particulier qui fait que la vie ne semble pas pouvoir être vécue sans la *drogue*. Il n'y a pas de relation entre le degré de l'accrochage à une substance et l'intensité des troubles de sevrage lorsqu'on arrête. Chose étrange, je n'ai jamais entendu un héroïnomane en crise de sevrage me demander un opiacé, jamais un patient en *delirium tremens* réclamer de l'alcool. Comme si cette manifestation aiguë de *manque* physique ne savait pas qu'elle pouvait être guérie par ce dont on est privé, comme si cela n'arrivait pas à la conscience. Au contraire, l'héroïnomane est alors plein de bonne volonté. Il prend la ferme résolution de ne plus recommencer. L'alcoolique fait de même. En une huitaine de jours, plus trace de delirium tremens. On ne tremble plus, les idées sont claires. Il faut au maximum quatre à cinq jours pour que disparaissent tous les troubles de sevrage d'héroïne. Si la dépendance physique était le facteur important, celui qui est passé par la dure épreuve du sevrage devrait alors se sentir libéré. Or c'est justement lorsqu'il commence à aller mieux, quand les souffrances physiques se sont dissipées, que l'héroïnomane commence à avoir des difficultés. Il s'estime guéri, mais peu à peu sa chambre ne désemplit pas de copains, on découvre une seringue suspecte, il joue aux fléchettes avec les seringues contre la porte des WC, il entre en conflit avec les infirmières et finit par quitter l'hôpital. C'est aussi après une semaine, lorsque le délire est passé, quand tout commence à aller bien, que l'alcoolique commence à rêver à nouveau d'alcool et à se faire ravitailler dans sa chambre. Lorsqu'on *rechute*, après quelques semaines, mois ou années d'abstinence, ce n'est évidemment plus par manque physique, mais par une nostalgie plus subtile.

La dépendance physique au tabac est sans commune mesure avec celle que provoquent l'alcool ou les opiacés. Tout au plus un peu d'irritabilité lors du sevrage. La plupart des patients ne ressentent rien du tout. Pourtant, qu'il est difficile de s'arrêter de fumer, et combien il est facile de recommencer!

La dépendance physique ne suffit donc pas à expliquer le comportement de dépendance. D'ailleurs, c'est très bien dit dans la définition de la dépendance de l'OMS. Elle considère accessoires ces phénomènes de dépendance physique, même s'ils peuvent faire partie du tableau de la dépendance: "...et, *parfois*, à éviter l'inconfort de son absence (sevrage). La tolérance *peut ou non* être présente". La *dureté* d'une drogue, c'est le lien psychique, la force avec laquelle elle lie, la solidité du fil qu'elle met à la patte. Un moyen de la mesurer est d'évaluer le succès des tentatives d'arrêt. Hunt a ainsi étudié le pourcentage de ceux restés abstinents au fil des mois après avoir arrêté l'héroïne, l'alcool ou le tabac[8].

La surprise est que le pourcentage de ceux encore abstinents est absolument identique quel que soit le produit en cause. Il est aussi difficile à un tabagique dépendant de s'arrêter de

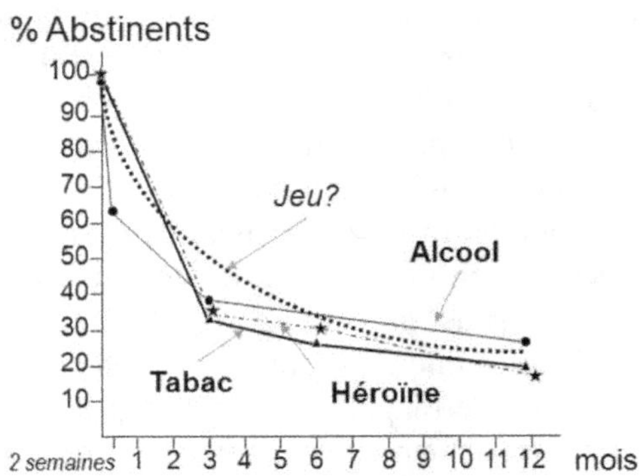

Figure 1. Survie dans l'abstinence selon le produit

[8] Hunt WA, BarnettLW, Branch LG: Relapse rate in addiction programs.. *Clinical Psychology.* (1971); *27*: 455-6.

fumer qu'à un héroïnomane d'arrêter de se piquer ou à un alcoolique de cesser de boire.

La notion de drogue dure et de drogue douce est vide de sens. L'important c'est le lien tissé avec le produit. Si vous êtes dépendant d'un produit, c'est une drogue dure *pour vous*. Si vous ne tissez pas de lien, même si ce produit est une drogue avec qui vous goûterez peut-être des ivresses, ce n'est pas une drogue douce: vous n'êtes pas dépendant, tant mieux pour vous.

On peut aussi étudier la force de ce lien par rapport à une population. La mesure serait la facilité avec laquelle un produit se fait adopter par une société humaine. Ceci à l'encontre de ses intérêts, contre toute raison et malgré les efforts qu'elle peut faire pour s'en protéger, comme des prohibitions sévères. Deux substances ont réussi à neutraliser toutes les défenses, les *anticorps* que les sociétés dressent contre elles, l'alcool et le tabac. Aucune brigade spéciale ne les traque. Elles sont vendues en toute liberté et en toute impunité, avec la bénédiction des gouvernements qui en tirent profit dans des établissements spécialisés appelés Bar-Tabac. Encore ne sont-elles pas tout à fait sur un pied d'égalité. La *Loi sur la répression de l'ivresse publique* est affichée depuis des lustres dans tous les bars. Avec le tabac, les interdictions de fumer dans les lieux publics sont récentes, mais revêtent une particulière sévérité, puisqu'on ne peut même plus fumer dans les bar-tabac ! Certaines cultures résistent à l'alcool, le tabac a ses entrées partout. Vous pourrez fumer en Arabie Saoudite, vous n'y entrerez pas avec une bouteille d'eau de vie. Quant au cannabis, sa diffusion croissante laisse penser à une inévitable légalisation. Finalement, l'unité de mesure internationale adéquate existe. Il y a plus universel que le système métrique qu'ont inventé nos ancêtres. Les Américains mesurent tout en s'en passant fort bien. Ils ont inventé le système étalon qui mesure tout, absolument universel: *le dollar*.

Quelle est donc la substance d'abus qui, dans le monde entier, tire le plus de dollars des poches des plus déshérités ? Celle qui confère aux compagnies qui la fabriquent et la vendent la plus grande puissance financière ? Qui asservit les Etats devenus dépendants des ressources fiscales qu'ils en tirent, au point de refuser d'étudier les mesures efficaces pour protéger la santé de leurs populations ? La réponse est claire: le tabac. Si l'on combine tous les angles d'approche, niveau d'attachement individuel, pourcentage de sujets devenus dépendants par rapport à ceux qui en ont fait l'expérience, pourcentage de dépendants parmi les usagers, degré de diffusion dans toutes les sociétés humaines, suppression des mécanismes de défense et poids économique, le tout malgré l'énormité des risques qu'il entraîne pour la santé, le Surgeon General américain Koop et le Directeur Général de l'OMS Mahler ne pouvaient arriver en 1988 qu'à la conclusion suivante:

"Le tabac est la drogue la plus dure que le monde ait jamais connue"

Le Tabac n'est pas une drogue

Bien que cette formule exprime une grande vérité, je ne puis y adhérer pleinement. Elle entretient entre drogue et dépendance une confusion sémantique qu'il faudrait dissiper. On devrait réserver le terme *drogue* aux substances qui perturbent l'humeur, le jugement et, d'une façon générale, le fonctionnement psychique, qu'elles créent ou non une dépendance. L'alcool est une drogue, le cannabis aussi. Toutes les drogues ne donnent pas de dépendance. Les perturbations psychiques d'un *voyage* au LSD sont considérables, mais il n'y a pas d'usage régulier, de besoin irrépressible caractéristiques de la dépendance. Rares sont ceux qui ont fait plus de deux ou trois expériences dans leur vie. Tous les usagers de drogues ne deviennent pas dépendants. C'est évident avec l'alcool dont on peut épisodiquement apprécier pourtant l'effet euphorisant. Tous les produits qui donnent une dépendance ne sont pas des drogues. Ils ne perturbent pas le fonctionnement psychique par une action directe sur le cerveau, même si assouvir le besoin qu'ils créent peut sérieusement troubler l'existence. Certaines personnes ne peuvent se passer de laxatifs. Il y a des manifestations de sevrage à l'arrêt des traitements par la cortisone. Une puissante dépendance peut s'installer sans qu'il y ait même utilisation de drogues, c'est le cas du jeu, des accros du jogging.....

La spécificité du tabac est l'absence totale d'effet psychique. *Le tabac n'est pas une drogue, le fumeur n'est pas un drogué.* Le tabac induit une forte dépendance, mais c'est une dépendance pure, ce qui devrait d'ailleurs susciter un intérêt particulier pour l'étude de ses mécanismes. On ne fume pas pour atteindre un Nirvana, on fume simplement pour faire cesser la sensation de besoin qui, par son intensité, peut perturber l'activité. On fume pour retrouver un fonctionnement normal. *Le fumeur ayant fumé est un être désespérément normal*. Par souci de précision sémantique, je souhaiterais donc que l'on cesse de confondre drogue et dépendance. J''aimerais rectifier:

Le monde n'a jamais connu de produit
créant plus forte dépendance que le tabac

Le fumeur n'est pas un malade

L'Homme est mu par le ***désir***, bien plus que par la raison. C'est le désir, le besoin de connaître qui pousse le jeune à essayer la cigarette, avant que s'installe la dépendance. Mais cette passion pour le tabac n'a rien en soi de différent de toutes les autres passions. La passion pour le ski, l'escalade, la moto, le jeu expose à des risques pour soi-même et les autres. Faut-il pour autant passer le cap et considérer tous ces fanatiques comme des malades ?

Or tant qu'une complication liée à l'usage n'est pas survenue, ce qui n'a rien d'obligatoire, les fumeurs sont en parfaite santé. Il s'agirait donc de les traiter *préventivement*, au nom du fameux *Principe de précaution.* Quel rêve que de pouvoir vendre des médicaments pour éliminer les dépendances, éteindre les passions, du chocolat, du cinéma, des jeux vidéo, du foot, et les élans amoureux ! Evidemment on voit pointer l'oreille de ceux qu'allèche la perspective d'un tel pactole. Car à cette aune nous sommes tous malades, ou alors diablement tristes et ennuyeux. Mais il ne faut pas être devin pour comprendre la pente dangereuse où entraîne ce concept, parfaitement illustrée par la pièce de Jules Romains, *Knock ou le triomphe de la médecine*. Car tous ceux dont le comportement ne serait pas conforme à une norme, fatalement arbitraire et fluctuante, seraient considérés comme des déviants, à exclure du monde des gens *normaux*, à interner en hôpital psychiatrique, à assommer de médicaments voire à lobotomiser[9]. Que serait l'humanité sans l'alcoolisme de Baudelaire ou de Van Gogh, la passion de Balzac pour le café ? Cela ne fait pas que ressembler à du totalitarisme, c'en est.

En fait, toute passion, toute dépendance peut devenir une réelle souffrance, qui peut justifier d'être traitée comme telle *si le sujet le demande*. Mais, s'agissant de sujets en bonne santé, il est impératif que les traitements préventifs n'ajoutent pas un risque supplémentaire à ceux qu'on voudrait prévenir. On doit être intransigeants sur leur efficacité et leur parfaite innocuité. Pour faire gagner à des enfants sains quelques centimètres afin qu'ils rentrent dans les normes, l'hormone de croissance les a tués. Répandre les traitements coupe-faim a conduit aux drames du Médiator®. La nicotine est peu efficace pour couper le besoin de fumer mais, expérimentée par des générations de fumeurs, elle semble sans réel danger. Les nouvelles molécules de synthèse posent problème. On peut utiliser des médicaments très toxiques pour traiter un cancéreux, il est hors de toute éthique de les proposer préventivement. Je pense qu'on doit lutter contre l'idée de faire du tabagisme une maladie. Si un fumeur tombe malade, on le soigne. Mais il me semble dangereux de le traiter par des médicaments pour la seule raison qu'il fume.

---

[9] Cette intervention neurochirurgicale consistait à traiter des malades mentaux pour améliorer leur comportement tels par une section de fibres du lobe frontal du cerveau. Le film *Vol au dessus d'un nid de coucou* (Milos Forman 1975) où Jack Nicholson démontre les excès de cette thérapeutique douteuse aujourd'hui abandonnée.

CHAPITRE III

Ça se passe dans le cerveau

Cinquième jour. : Dieu dit:
"Faisons un homme à notre image,
comme notre ressemblance"
Septième jour...
Dieu fabrique un adam poussière, qui vient du sol
souffle la vie dans ses narines, l'adam se met à vivre
(La Genèse. *La Bible*. Bayard Ed. 2001)

Comment des gens sensés, intelligents, raisonnables, énergiques, peuvent-ils devenir esclaves de quelques feuilles séchées roulées dans du papier, au point d'y consacrer une part importante de leurs revenus. Comment ne puissent-ils aisément s'en libérer dès qu'ils en connaissent les dangers, même s'ils en souffrent déjà personnellement dans leur chair ? Éclaircir ce mystère, comprendre ses mécanismes serait d'un immense intérêt. Il faudra d'évidence en passer par là pour trouver des moyens concrets et efficaces pour aider ceux qui aspirent à se sortir de leur dépendance. Je n'ai malheureusement encore guère à donner que réflexions et hypothèses, même si certaines observations et quelques résultats expérimentaux viennent les étayer.

Que la difficulté à s'affranchir d'une dépendance soit identique quel que soit le produit démontre que sa force ne réside pas dans le produit. Prendre un produit n'est même pas nécessaire, comme le montre la dépendance au jeu. Cela suggère donc que cette force siège dans le cerveau lui-même. Il faut donc analyser notre fonctionnement psychique pour bien comprendre comment peut se développer un comportement de dépendance, avant d'aborder les phénomènes neurochimiques éventuellement en jeu qui peuvent spécifiquement expliquer l'accrochage au tabac.

Un seul *JE* en trois personnes

Il semble qu'un accord se soit fait pour que le *JE* qui parle siège dans le cerveau. En fait, un organe a souvent plusieurs fonctions. Le cœur fait circuler le sang et exprime des émotions. Le cerveau a en charge la régulation de l'activité du cœur, de la respiration, des diverses sécrétions hormonales, et évidemment de la pensée, de la mémoire, des décisions. C'es un organe doué de conscience, qui lui donne le sentiment d'un 'être unique quand il pense *JE*, et quant il parle, lui-même et l'auditeur le ressentent comme tel. Pourtant, on peut facilement reconnaître que trois personnes différentes mais liées se cachent derrière ce *JE*.

La première personne: *Le cerveau de la Raison et de la Volonté.*

C'est le cerveau unique que tout le monde croit avoir. Pour beaucoup, son travail se résume à ceci: l'Homme est un être conscient doué de Raison. Il fait passer dans l'action les résultats de ses raisonnements grâce à sa Volonté, par des actes dits *volontaires*. Raison, conscience et volonté sont indissociables. Ainsi, si mon cerveau a décidé qu'il serait raisonnable de vérifier une orthographe, il intime à ma main l'ordre de prendre le dictionnaire sur son rayon. En prise directe avec mon cerveau, ma main exécute l'ordre. C'est d'évidence un acte volontaire. On ne peut en dire autant de tous nos actes.

La seconde personne: *Le cerveau automate*

Les tribunaux font bien la distinction. Si je bricole sur une échelle, qu'un outil m'échappe des mains et tue un passant, ce sera un homicide involontaire. Je ne serai pas jugé coupable d'assassinat. Il est donc bien reconnu que tous nos actes ne sont pas l'effet unique de la volonté.

Pour prendre ce dictionnaire, je ne me suis pas contenté de tendre la main vers lui pour l'attraper. Tandis qu'une partie consciente de mon cerveau programmait cet acte précis et se concentrait sur lui, une autre partie travaillait dans l'ombre pour le rendre possible. Je me suis levé de ma chaise, me suis étiré vers le rayon en m'appuyant sur la table de l'autre main. Ma jambe droite s'est soulevée pour conserver mon équilibre. Je n'ai bien entendu pas commandé consciemment tous ces gestes, involontaires, automatiques. Cela rappelle la célèbre formule du Général de Gaulle: "L'intendance suivra".

L'automatisme intégral

Que de tâches doivent être accomplies pour pouvoir effectuer l'acte volontaire le plus simple ! Avant tout, je suis un animal à sang chaud. Hiver comme été, je ne fonctionne bien que si ma température interne est à 37°. A 41°, je ne puis que rester au lit. A 33° je suis comateux. Le réglage est extrêmement précis, à quelques dixièmes de degré près. Si la température du sang tend à s'élever, je rougis car les vaisseaux de la peau se dilatent pour que le sang vienne abandonner ses calories en surface. Une fraction de degré de plus, je transpire. Si l'air n'est pas saturé en vapeur d'eau, la sueur s'évapore alors, emportant une quantité considérable de calories. Si un courant d'air accélère l'évaporation, le refroidissement sera efficace et rapide. Quand au contraire la température s'abaisse, je commence par fermer les écoutilles. Je laisse la peau se refroidir pour garder la chaleur au profond de mon corps. Ses artères se contractent, cessent d'y amener le sang en surface. Je pâlis. Une fraction de degré en moins, cela ne suffit pas. Il faut augmenter la production de chaleur. Je me mets à grelotter. Cette contraction involontaire violente et incontrôlable des muscles produit de la chaleur qui me réchauffe. Toutes ces réactions sont commandées par une toute petite zone du cerveau sensible à la température du sang, un véritable thermostat automatique totalement hors du contrôle de la volonté. Pour échapper à la marche forcée prévue par l'adjudant, ou prétendre être malade pour ne pas aller à l'école, le seul recours est de frotter le thermomètre.

Si je dois courir pour attraper mon autobus, je n'ai pas à me livrer à de savants calculs du genre: "Pour ne pas le rater, je dois multiplier par cinq le flot de sang dans les muscles de mes jambes, par conséquent augmenter de 50% le diamètre de mes artères. Il me faut aussi accélérer mon cœur de 25%." Je n'ai aucun moyen d'agir volontairement sur mes artères ou mon cœur. Ces réglages se font automatiquement avec une précision absolue. La commande est centralisée au niveau du cerveau. Sécrétion des hormones, concentration du sang, fonctionnement des reins, du système digestif, la plus grande partie de l'activité infiniment complexe de la machine vivante est sous le contrôle automatique d'une partie du cerveau sur laquelle la volonté n'a aucune prise.

Pas assez d'oxygène dans le sang, un peu trop de gaz carbonique à éliminer, instantanément la respiration devient plus ample et plus rapide. Depuis notre premier cri, nuit et jour, sans relâche, la pompe à air fonctionne. Elle s'accélère quand augmente l'activité physique qui veut un peu plus d'oxygène, se ralentit au repos. Elle s'adapte toujours instantanément et avec précision à la nécessité de l'instant, sans fatigue, sans même que nous en ayons conscience. Elle nous permet même des fantaisies comme d'utiliser notre appareil respiratoire à d'autres fins, telles que parler, chanter, souffler une bougie ou gonfler un matelas pneumatique. Elle ne faillit pas pour autant à sa mission première. Imaginez vous paralysé, tributaire d'un respirateur artificiel. Le médecin entre dans votre chambre flanqué d'un technicien armé d'un tournevis et vous dit: "L'électronique de l'appareil ne fonctionne pas bien. Il faudra trois jours de réparation. Comme vous avez encore un doigt qui bouge, on va vous mettre une commande manuelle. Vous presserez sur le bouton 16 fois par minute, cela vous fera respirer...". C'est évidemment une tâche impossible, les plus énergiques se seront laissé mourir bien avant les trois jours. L'activité volontaire ne peut suppléer l'automatisme.

Un contrôle volontaire partiel

Un certain contrôle volontaire de la respiration est pourtant possible. Je peux à volonté l'accélérer ou la ralentir, voire m'arrêter de respirer. Je fais de la plongée sous-marine. Je remonte vers la surface. L'automate me presse de respirer. Mon cerveau raisonnable et conscient sait que ce n'est vraiment pas le moment. Je bande toute ma volonté. *Je ne respirerai pas !* L'automate devient de plus en plus insistant. Il y a conflit entre les deux cerveaux. Suspense... Qui va gagner ? Il n'y a pas de suspense. En cas de conflit, c'est *Toujours* l'automate qui gagne. Si j'ai trop tardé au fond de l'eau, si la limite de tolérance est dépassée, à 20 cm de la surface que je vois miroiter au-dessus de moi, je bois la tasse.

Il est heureux qu'il en soit ainsi. La nature nous a dotés de petits automates pour nous décharger des tâches fastidieuses et répétitives. Comme ces robots domestiques qui font la vaisselle pendant que nous nous livrons à des activités plus élevées, comme regarder *Inter-villes* ou *Loft story* à la télévision; Une foule de petits esclaves nous facilitent la vie en veillant à notre survie. La contrepartie est que nous en sommes nous-mêmes esclaves. Notre liberté est limitée par les contraintes qu'ils nous imposent. A l'extrême, ils agissent comme la soupape de sécurité d'une chaudière. Elle doit absolument fonctionner, sinon c'est l'explosion. Nous ne sommes pas construits pour volontairement résister durablement à la voix intérieure qui nous dit: "Si tu ne respires pas tu crèves". Car c'est la vérité: s'arrêter de respirer, c'est la mort. Imaginons que les habitants de Mulhouse, incommodés par des effluves malodorants poussés par un vent du sud provenant de l'industrie chimique Bâloise, aient décidé d'arrêter de respirer en attendant que ça passe. Imaginons qu'une mutation génétique leur ait permis le faire. L'avenir du gène de la mutation se serait arrêté là. Par sélection naturelle, tous ceux qui auraient acquis la capacité de désobéir à leur cerveau automatique seraient morts, et sans descendance.

Les comportements

Respirer est à la portée d'un robot. L'air est partout, il suffit de faire marcher la pompe. Mais on ne vit pas que de l'air du temps. Il faut aussi manger, boire, et donc trouver comment se procurer de la nourriture et de la boisson. Un robot ne sait pas le faire. Pourtant, bon an mal an, entre le premier janvier et la Saint-Sylvestre, on ne varie habituellement guère de poids. Il a donc fallu que les calories apportées par la nourriture équilibrent à peu près celles dépensées pour le simple entretien de la vie et pour faire face à l'activité. Ce résultat est assez prodigieux, quand on calcule que manger chaque jour l'équivalent d'un seul morceau de sucre de plus que nécessaire, soit 30 calories, ferait 3kg de plus au bout de l'année. On est réglé à la calorie près. Seul un robot peut arriver à une telle précision. Il réussit ce tour de force sans plans de régime, sans tables de composition des aliments, sans calculette, sans petit carnet. Simplement, après quelque excès, on mange moins les jours suivants, automatiquement, sans avoir à y penser. Si essaie de faire un peu de régime pour garder la ligne, cela marche bien au début. Mais, au moindre relâchement d'attention, le kilo perdu est rattrapé.

Notre automate peut agir seul et directement pour limiter la consommation: il suffit qu'il ne nous envoie pas le signal de faim. Mais il ne peut seul et directement trouver la nourriture. "Les alouettes ne tombent pas toutes rôties dans la bouche" dit un proverbe. Il lui faut le truchement du cerveau raisonnable, seul capable de connaître les stratégies indispensables.

Il prend donc son téléphone rouge et envoie au Cerveau-Raison le message suivant: "Toutes affaires cessantes, me trouver à manger". Monsieur Dupont, tout plongé avec son comptable dans ses bilans de fin d'année, se lève alors et dit: "Bon, c'est l'heure de déjeuner". Naturellement, sur le même ton avec lequel il dit qu'il faut se mettre au travail. Comme l'acte qui suit paraît réfléchi, on pourrait croire qu'il s'agit d'une décision, d'un acte volontaire. Cela ressemble en effet à s'y méprendre à une expression de la volonté, mais c'est un *Canada dry* d'acte volontaire. L'idée n'est pas née dans ce cerveau raisonnable et volontaire. Il ne s'est pas dit: "Il me manque 854 calories, il faut que j'aille compenser ce déficit". Elle vient de l'automate. Comme on ne peut parler d'acte volontaire, on dira qu'il s'agit d'un *comportement.* Ce sont des activités automatiquement commandées par le *besoin* de satisfaire à notre entretien et d'assurer notre survie, en tant qu'individu mais aussi en tant que membre d'une espèce. Comportement alimentaire, pour la nourriture; comportement *dipsique* pour la boisson, car il ne suffit pas de manger pour vivre, il faut aussi de l'eau; comportement sexuel pour la survie de l'espèce. C'est gravé dans notre patrimoine génétique, comme faire son nid pour l'oiseau.

Le robot peut faire intervenir le cerveau volontaire s'il ne peut assurer seul la satisfaction complète et immédiate d'un besoin, comme respirer ou régler la température. Par exemple ouvrir une fenêtre ou briser une vitre si l'air vient à manquer, se rapprocher du feu ou mettre un pull s'il fait un peu trop frais ... Il peut de plus commander des gestes utiles lorsque le cerveau conscient est déconnecté du réel. Pendant le sommeil, il est seul à avoir la garde de la maison. On tire automatiquement la couverture sur soi ou on la repousse, on se retourne lorsqu'on est resté trop longtemps dans la même position. Il faut aux paralysés des matelas spéciaux pour éviter les escarres. Lors de la sieste après un déjeuner sur l'herbe, si vous chatouillez le nez d'un dormeur avec une brindille, sa main vient avec précision chasser l'intruse sans qu'il se réveille pour autant.

L'impossibilité de résister durablement, même avec une foule de raisons valables, caractérise un comportement. Pour pasticher Blaise Pascal, "L'automate à ses raisons que la raison ne connaît point". Tout au plus la raison peut-elle faire temporiser, si la réponse exigée n'est pas urgente. Il faut absolument immédiatement respirer si l'on manque d'air, car nous n'avons pas de stock d'oxygène. La nourriture peut attendre. On sautera un, deux, trois repas si l'on est très occupé ou si l'on a pris pour la centième fois la ferme et définitive résolution de se mettre au régime. Mais après quelques jours sans manger toutes les barrières morales s'effondreront, on marchera sur le ventre de père et mère pour leur voler un croûton. Comme *Jean Valjean*, on volera un pain. L'automate peut donc faire agir contre la raison et contre la volonté s'il estime qu'il y va de la survie. Cela renvoie à la définition de la dépendance.

La troisième personne: *Le cerveau affectif, le Cœur*

Mon automate a décidé qu'il fallait trouver à manger. Il veut tout de suite. Il en a informé mon cerveau conscient. Mais celui-ci, raisonnable, a estimé qu'il n'était que onze heures du matin, qu'on avait encore beaucoup de travail, qu'on avait peu de temps, et qu'il vaudrait mieux vers midi aller prendre en vitesse un hamburger sur le pouce au *fast food* en face. Mais...

Mais cette décision raisonnable en réponse à la demande pressante de l'automate se heurte à une autre force. Une voix intérieure s'élève: "Je n'aime pas ces usines à malbouffe. Je n'y ai même jamais mis les pieds. Cette pseudo cuisine heurte ma fierté nationale. Les clients sont moches, le décor à vomir, l'ambiance sûrement nulle, le guignol sur le toit grotesque et en plus la tête du patron ne me revient pas. Je n'ai pas envie de lui faire gagner un sou…Je préfère me passer de bouffer que…" Ainsi un sentiment purement affectif, totalement irrationnel, sans aucun rapport ni avec la nourriture ni avec la logique d'un raisonnement, ni même avec une expérience déçue est susceptible d'intervenir dans la décision.

"Comment ?", dit le cerveau robot, "se passer de manger ? …Je rêve…" Le débat intérieur se poursuit. "Soyons raisonnables..", dit le cerveau rationnel... "Je préfèrerais, dit le cerveau affectif, …qu'on prenne 10 minutes de plus pour aller acheter un sandwich un peu plus loin…".

Figure 2: *Les 3 cerveaux*

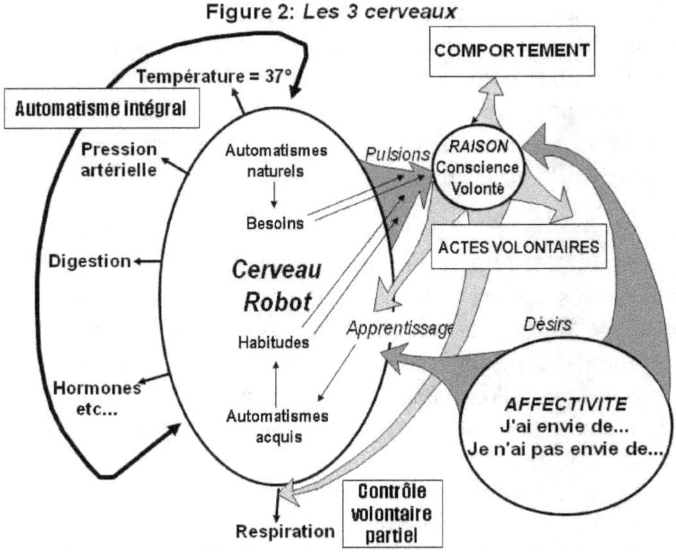

En nous, trois centres d'influence discutent, négocient, trois personnes très autonomes, trois forces indépendantes. Mais elles sont également interdépendantes. Leur destin est lié, car elles sont dans une même enveloppe corporelle. Elles vivent en nous, parlent toutes en notre nom. Chacune donc se prévaut du *JE*

Il y a trois *JE* en chacun de nous. Le Robot, qui dit: "J'ai faim, j'ai besoin de..." La Raison, qui dit: "Je pense qu'il faudrait, qu'il serait raisonnable..." Le Cœur, qui dit: "J'aime, je n'aime pas, j'ai envie, je n'ai pas envie...", ce cœur qui, selon Pascal, "a ses raisons que la raison ne connaît pas". Du jeu subtil de leur interaction vont jaillir les décisions et les actes de notre Moi à la fois unique et complexe.

"Dieu a fait l'homme à son image..."

Voltaire ajoutait que, depuis, l'Homme le lui a bien rendu. L'Homme est donc selon la Genèse une image de Dieu. Mais que serait une image qui ne donnerait aucune idée du modèle, même si elle ne peut qu'approcher de loin ce qui est parfait ? Lorsque les théologiens du IIIe siècle établirent le dogme de la Sainte-Trinité, Père, Fils et Saint-Esprit, ils définirent donc une divinité à la fois unique et triple, *in fine* très anthropomorphique, témoignant d'une fine analyse de l'âme humaine.

La Sainte Trinité

Spiritus Sanctus, ou comment fonctionne l'automate

Pourquoi commencer par lui, et non par *Le Père* ? Parce que, dans la longue histoire biblique de l'origine de la vie, tout à commencé par lui. Je voudrais démontrer que sous cette symbolique, c'est notre automate que ces théologiens avaient en tête.

Si l'on ouvre un dictionnaire latin au mot *Spiritus*, on découvre que le sens premier n'est pas Esprit, mais Souffle. Le *souffle de l'esprit* est un pléonasme. On retrouve en français la racine *spir* de *spiritus* dans tous les dérivés concernant le souffle, re*spir*ation, e*xpir*er, *soupir*. Curieusement aussi, le mot latin *anima*, qui nous a donné âme, a pour signification première souffle. Un être animé est un être qui respire. Et le grec *psyche*, c'est aussi le souffle. Car le souffle est la plus importante manifestation visible de la vie. Elle commence avec le premier cri. Elle finit avec le dernier souffle, lorsque l'on rend *le dernier soupir*. La preuve de la mort, c'était longtemps l'absence de buée sur le miroir froid devant la bouche. Ce n'est que bien plus tard que l'on a su que c'était plus souvent le cœur qui s'arrêtait le dernier. Mais ce n'est que lorsque la respiration reprend après le massage cardiaque et la ventilation artificielle que le mort revient à la vie. La *réanimation* a réussi. Mais les définitions changent. Besoin de donneurs d'organes oblige, on peut désormais être décrété mort, donc partiellement recyclable, même si l'on respire encore, sur la foi d'un seul électroencéphalogramme plat...

Entre l'animé, qui a le souffle, et l'inanimé, la différence est le mystérieux principe de vie. "Le souffle, c'est la vie" est un slogan contre le tabac. Selon la Genèse, quand Dieu eut façonné d'une poignée de poussière ou d'argile une forme humaine, il lui *souffla la vie dans les narines* et elle se mit à marcher. Qu'est-ce qui me permet de différencier ce crapaud d'un caillou, se disait le théologien ? Réponse: " Ce crapaud est un caillou qui *respire*". Quoi d'étonnant qu'il ait fait du *spiritus* le symbole même du grand mystère de la vie, dont c'était la manifestation la plus tangible, mais dont il n'avait en son temps aucune idée de la prodigieuse complexité. La vie, c'est ce merveilleux agencement d'une machinerie si robuste et si fragile à la fois, support nécessaire de ses manifestations les plus élaborées que sont la pensée rationnelle et les mouvements de l'affectivité. L'automate en nous est prodigieusement savant de tout ce qu'ont acquis des millions d'années d'évolution biologique pour apprendre à vivre sur terre. Il connaît bien mieux nos besoins que ne le fait notre pensée scientifique ou l'emballement de nos passions. C'est lui qui détient la sagesse du monde.

"La plupart des cigarettes que je fume, c'est vraiment machinal, un véritable automatisme", disent les fumeurs (l'automate). Il serait raisonnable d'arrêter, "il faudrait que j'arrête" (cerveau rationnel). "J'ai envie d'arrêter" (cerveau affectif). "J'ai fait de grands efforts de volonté pour arrêter, mais je n'arrive pas à tenir." On fume *contre la raison et contre la volonté*. Notre automate est donc certainement impliqué dans le mécanisme que nous voulons analyser. Il faut donc essayer de comprendre ses secrets.

Je n'aurais pas la prétention d'élucider tous les mystères du Saint-Esprit. Mais on peut se faire une idée grossière des principes à la base de l'activité vitale. La vie a besoin de confort. Pour bien fonctionner, nos cellules exigent une température douce et constante, quel que soit le temps qu'il fait. Il leur faut baigner dans un milieu aqueux, salé ni trop ni trop peu, avec juste ce qu'il faut de calcium, de potassium, de glucose. Il faut qu'elles ne soient pas empoisonnées par l'accumulation de déchets. Tout ceci implique un système de régulations hautement sophistiqué que Claude Bernard a appelé *l'homéostasie du milieu intérieur*, auprès duquel nos systèmes électroniques les plus perfectionnés ne sont que bricolages d'amateurs. Pour être fines et efficaces, ces régulations sont obligatoirement automatiques. Notre automate règle la température du corps, le débit du sang par le cœur, sa pression dans les artères. Dans le sang, il règle la concentration du sucre, de l'oxygène, du gaz carbonique, des hormones et bien d'autres choses.

On peut avoir une idée du principe général d'une régulation en observant comment un radiateur maintient constante la température d'une pièce en hiver. Beaucoup pensent que s'ils ont réglé le bouton gradué du thermostat sur 19°C., parce que c'est la loi, il va faire 19° dans leur chambre.

Erreur. S'il fait froid à l'extérieur, la température de la pièce baisse. Lorsqu'elle tombe un peu au-dessous de la *valeur affichée*, en l'occurrence 19°, le thermostat se dit: "Cette pièce *manque* de chaleur, il faut agir". "Clic!", il enclenche un contact, la résistance rougit, la température s'élève. Dès qu'elle dépasse un peu 19°, il se dit: "Oh!, ça suffit ". "Clac!", il coupe le contact, la résistance s'éteint. La température se remet alors à baisser, jusqu'à ce qu'il décide de remettre le radiateur en marche, "Clic!". Ainsi, même s'il est réglé à 19°, la température ne reste pas *à* 19°. Elle oscille tout au long de l'hiver autour de 19°, "Clic!, Clac!, Clic!..." L'amplitude autorisée de l'oscillation dépend de la sensibilité du thermostat, entre 18°9 et 19°1 s'il est très sensible, entre 17° et 21° s'il l'est peu. (Figure 3).

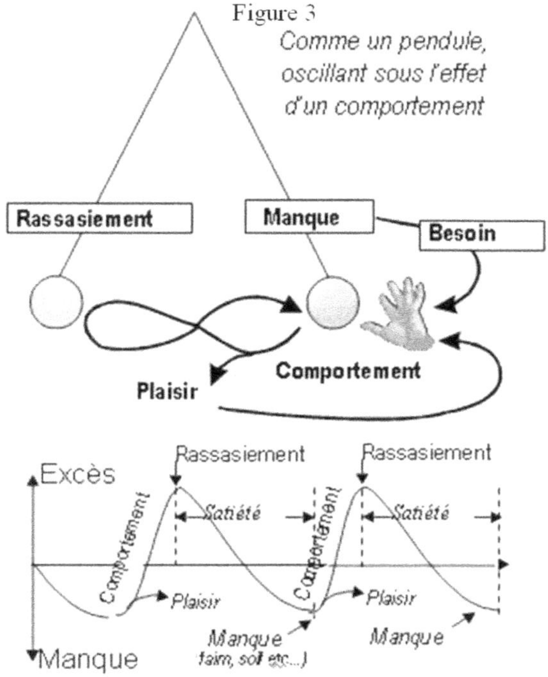

A la base de toute régulation, on retrouve ces oscillations entre un *Pas assez* et un *Trop*. Les mécanismes de régulation d'un organisme vivant sont beaucoup plus complexes que le simple fonctionnement d'un radiateur, mais pas fondamentalement différents. Si la température du corps à tendance à baisser, on commence par jouer sur la déperdition. On diminue le débit du sang vers la peau qu'on laisse se refroidir. Mais on joue aussi sur le clavier des comportements, en recherchant les endroits chauds, ou en mettant une laine, et ce n'est qu'en dernier ressort que l'automate se décide à nous faire grelotter. S'il fait trop chaud, il fait arriver le sang à la peau et nous fait transpirer. Mais il nous fait aussi rechercher les courants d'air, les endroits frais à l'ombre et les vêtements clairs, légers et aérés.

J'ai conscience que l'oscillation régulière telle que celle du balancier de l'horloge comtoise de grand-mère n'est qu'une image trop simplifiée des mécanismes biologiques de régulation. Mais elle en est une bonne illustration. Ce type de pendule est parfois appelé *régulateur*. Il régule le temps. On peut donc se représenter notre automate comme disposant d'autant de pendules oscillants qu'il a en charge de valeurs à régler. Tout se passe comme si un diablotin se balançait sur une escarpolette. Chaque fois qu'elle viendrait vers vous, il s'écrierait, menaçant: "Si tu ne me pousses pas, tu crèves". On pousse, la balançoire s'éloigne, puis revient et le cycle recommence. Ce caractère oscillant est évident avec la respiration où ce cycle "Si tu ne respires pas tu crèves..." se reproduit plusieurs fois par minute. Le besoin d'air déclenche une inspiration qui l'apaise, jusqu'au nouveau besoin. Mais on peut le reconnaître dans toutes les formes de régulation. Pousser la balançoire, ce peut être aussi manger ou boire quand le besoin se fait sentir. Si l'on n'a pas mangé depuis quelque temps, on ressent *un petit creux*, un manque. Cette fois, la sensation a un nom, *la faim*. Elle pousse à la recherche de nourriture, puis on mange. Les proverbes, les dictons portent chacun une part de la sagesse née de l'observation millénaire: *La faim sort le loup du bois*. Certes, la raison voudrait que le loup y reste caché, car les chasseurs sont là. Il met en jeu toute sa volonté pour y rester tapi. Mais l'agneau est là, tentant. Finalement, la faim l'emporte. On ne résiste pas à l'automate. Il s'élance, oreilles collées au crâne. Les chevrotines sifflent. Ça y est, il a entraîné sa proie dans les fourrés.

Mais c'est beaucoup, un agneau entier, même pour un loup avec une faim de loup. Au début, il dévorait à pleines dents. Quel plaisir ! Que c'était bon ! Maintenant qu'il mâchonne lentement un petit reste de gigot, il n'y trouve plus guère de goût. Peut-être même un peu écœurant. Et puis, ouf ! Ça suffit, c'est assez, il est repu, rassasié, il s'arrête. C'est à ce stade en général que ceux qui trouvent qu'ils prennent du ventre ou des hanches prennent les grandes résolutions de régime. "Après un repas comme celui-là, se dit-on, on ne mange plus jamais de sa vie". Pourtant, quelques heures plus tard, à nouveau le même petit creux. Trois fois par jour, toute la vie, ce cycle recommence, se répète ainsi sans cesse la séquence *besoin-comportement-rassasiement-satiété-besoin...* L'automate détecte un *déficit* en quelque élément nécessaire à la vie. Il génère alors une sensation de *besoin*. Elle déclenche un *comportement* de recherche d'approvisionnement. La consommation est récompensée par un *plaisir*. Lorsque l'automate estime que l'organisme a ainsi accumulé des réserves suffisantes, il génère une sensation de *rassasiement* qui arrête le comportement. Survient alors une *période de satiété* pendant laquelle l'organisme utilise ces réserves. Cette période prend fin lorsque l'automate détecte un nouveau déficit.

Quand je présente ce schéma à des fumeurs, ils ont l'impression de se voir dans un miroir. Presque tous y reconnaissent ce qu'ils ressentent avec le tabac. Quand on n'a pas fumé depuis quelque temps, on ressent un manque. C'est très proche d'une faim. Le besoin de prendre une cigarette est d'autant plus pressant que la précédente se fait plus lointaine. On l'allume: " Ahh...". Le plaisir est immédiat, anticipatoire, bien avant que la moindre molécule de nicotine[10] ait atteint le cerveau. Mais ce plaisir s'atténue peu à peu au fur et à mesure qu'elle est fumée. Vers la fin, il disparaît. La sensation finit par frôler le déplaisir. Ecraser son mégot n'est pas un arrachement de cœur. *C'est facile de s'arrêter de fumer, je le fais 20 fois par jour.* J'ai entendu attribuer cette boutade à tous les humoristes connus, de Mark Twain à Tristan Bernard en passant par Georges Bernard Shaw. Elle recèle pourtant une grande part de vérité: l'automate stoppe le comportement lorsque le fumeur a obtenu sa dose de nicotine ou de quelque autre substance chimique qu'apporte la fumée. C'est alors l'heure des grandes résolutions d'arrêter pour de bon. Pourtant, une demi-heure plus tard, il prend la cigarette qui calmera le manque pour encore une demi-heure. Cependant, ce geste, qui relance le pendule, porte en germe l'appel à la cigarette suivante. Le comportement de fume est donc calqué sur le comportement alimentaire. Il y a plus qu'une analogie. Les interactions sont étroites. Que la cigarette ait toujours été considérée comme un coupe-faim, et que l'on prenne souvent du poids à l'arrêt du tabac montre bien que les deux mécanismes sont pour le moins voisins, et très intriqués.

Le besoin de fumer est une sorte de faim. Les Anglais parlent de *craving* (prononcer crèving) pour décrire ce besoin absolument impérieux, irrésistible, capable de vous sortir du lit à minuit pour trouver un buraliste encore ouvert, ou de vous faire partir à la recherche de quelques brins de tabac rescapés dans un fond de poche. Les Canadiens le traduisent par *la rage de fumer. To crave*, selon les dictionnaires, dériverait d'un vieux terme juridique saxon exprimant une obligation. Je serais plutôt tenté d'y voir un emprunt au français, car on *crève* de faim, de soif, de jalousie, et que le français *crever* exprime bien cette idée de péril mortel à ne pas manger, où à ne pas accomplir tout acte indispensable à la vie dont notre automate a la charge. A ce propos, on trouve en anglais l'adjectif *craven* qui signifie poltron, couard. Ce pourrait être une forme ancienne de participe passé de *to crave* dérivant du français crever, avec le sens populaire de *dégonflé*. Dans ce cas pourquoi avoir choisi *Craven A* comme nom d'une marque célèbre de cigarettes anglaises ? Renseignement pris, il ne s'agit pas d'un hommage à la poltronnerie, mais simplement du nom du premier fabricant, dont quelque ancêtre ne s'était peut-être pas distingué par un courage excessif sur les champs de bataille.

---

[10] On comprendra vite que je ne considère pas que la nicotine soit la substance unique que recherche le fumeur dans la cigarette et qui expliquerait à elle seule plaisir à fumer et dépendance. Si j'emploie parfois le mot de nicotine seul pour ne pas écrire à chaque fois: "nicotine ou autres substances du tabac...", le lecteur complétera.

En fait, tout se passe comme si les mécanismes nerveux qui règlent notre prise de nourriture ou de boisson étaient parasités par le tabac, victimes d'un piratage, comme en informatique. Ils se mettraient alors au service de notre approvisionnement en nicotine, ou en d'autres composants du tabac. De ce fait, c'est la même voix qui nous dit: "Si tu ne manges pas tu crèves" qui dit au fumeur: "Si tu ne fumes pas tu crèves". Personne n'est construit pour résister à cette voix si intime, si familière et si impérative, exprimant une menace de mort à laquelle il est impossible de ne pas croire. Nous adhérons aveuglément à tout ce que nous dit notre automate. Nous faisons ce qu'il exige, dans l'obéissance absolue. Ce n'est pas dans le produit que l'on prend que réside la force de la dépendance. Cette force, c'est la puissance du cerveau automatique, désormais au service de son approvisionnement. C'est dans le fumeur lui-même que réside la force qui l'asservit, pas dans le tabac. A lui de trouver le moyen de canaliser et d'exploiter cette énergie pour se libérer de la cigarette.

Le Père, ou les affres du choix

Vous vous promenez avec des amis sur un petit chemin en forêt. Il serpente, monte et descend. Vous ne vous préoccupez pas de l'itinéraire, le sentier s'en charge, vous êtes sur des rails, vous pouvez discuter de choses très élevées avec vos compagnons de ballade. L'automate vous guide. Il vous fait éviter une racine, une ornière, vous n'avez pas interrompu une seconde votre conversation.

Soudain, une bifurcation. Il faut prendre une décision. L'automate ne sait pas faire. On s'arrête, on discute, on tergiverse, on pèse le pour et le contre. "A droite, le sentier serait plus praticable, mais plus long". " A gauche, c'est plus beau, mais ça monte et c'est caillouteux... Quoique, à droite, ça risque d'être boueux ..." Il faut choisir. C'est le territoire du *Père*, du cerveau raisonnable et conscient.

Lorsque la pression d'un besoin devient excessive, l'automate exige. Ce n'est pas un choix. On va automatiquement au plus court pour le satisfaire. De même, une intense stimulation émotionnelle peut pousser à un acte passionnel *irréfléchi* qui ne relève pas non plus d'un choix. Loin s'en faut pourtant que le choix soit toujours rationnel. L'influence des deux autres personnages de notre cerveau pèse également dans la balance. Elle se farde même souvent d'arguments d'allure rationnelle pour tenter d'enlever une décision dans laquelle la raison n'aurait aucune part.

Finalement, il faut bien choisir. C'est le moment difficile. Quelle goutte d'eau fera pencher la balance et l'emportera, entre la pression des besoins, les arguments logiques, parfois cornéliens, de la raison et les raisons apparemment illogiques du *sentiment ?*

Irons-nous à la mer, à la montagne, ou serait-il plus sage de rester à la maison ? Je me marie ou je prends un PACS ? Je m'inscris en médecine, en droit, ou je deviens explorateur ? Qu'on imagine la détresse de Marylin Monroe au petit matin, perdue au milieu de ses robes dans son dressing-room, pour conclure au sommet du désespoir: "Je n'ai rien à me mettre !" Celle qui n'a qu'une robe n'a pas ces angoisses. Elle l'enfile et va au boulot. *Le choix est vraiment la seule chose difficile dans la vie.* L'embarras du choix devient l'envers de la médaille de notre société d'abondance, au point que des revues spécialisées ont pour but de vous aider. Peut-être est-ce pour cela que certains entrent dans les ordres ou dans l'armée. Ils choisissent une fois pour toutes, ensuite on choisit pour eux, et cela lève bien des angoisses. Notre cerveau rationnel est fait pour traiter les problèmes qui demandent un choix. Il pèse le pour, le contre, les réalités extérieures, les pressions de l'automate et des désirs affectifs. Il cherche à en faire la synthèse, à trouver un compromis acceptable d'où sortira la décision.

"Mais on ne va pas passer notre vie à cette croisée de chemins !" Ce rappel à la réalité précipite le choix. Ça y est, certains vont bougonner, mais on ne peut contenter tout le monde …et son père... Nous voici partis sur le chemin de droite... Et la conduite automatique étant à nouveau enclenchée, on va pouvoir reparler politique ou voitures.

La décision apparaît donc comme un phénomène ponctuel, fruit d'un compromis entre les divers types d'activité cérébrale, l'automate, le rationnel et l'affectif, pour aboutit à une action. Elle est ce que l'on appelle communément la volonté, mais on sent bien que la part du cerveau rationnel, seul capable d'un réel acte volontaire, n'y est pas toujours déterminante. Et cela peut se terminer par un appel au hasard: "Pile, ou Face ?"

Le Fils, ou les raisons du cœur

L'introduction du Fils dans l'ancienne religion de la Tora comme partie intégrante de la divinité, sans rompre pour autant avec le monothéisme, a sans doute été pour beaucoup dans le développement du christianisme, par l'*humanité* qu'a fait entrer Jésus dans le discours religieux. Une femme aurait peut être été un meilleur symbole de l'affectivité, mais il ne fallait sans doute pas trop en demander au machisme méditerranéen de l'époque. Les publicistes, les hommes politiques ont depuis longtemps compris qu'on n'obtient pas l'adhésion des foules par la raison. L'Homme est désir (Spinoza). Montrer qu'on est mu par le désir, par la passion, est montrer qu'on est humain, pas une mécanique. Arriver à toucher l'affectif est la règle d'or. Rationnellement, évoquer les 65.000 décès annuels attribués au tabac en France, la ponction financière considérable et injuste dans les poches des plus déshérités devrait déclencher une croisade indignée. Mais hormis au sein de leur famille, les milliers de cancéreux du poumon et de bronchitiques chroniques tousseurs et cracheurs suscitent plus la fuite et le rejet que la compassion. Ils sont à des années-lumière du bouleversement affectif induit par une poignée de pauvres gosses *injustement* frappés d'horribles maladies congénitales, exhibant à la télévision des sourires attendrissants dans leurs petites voitures bien propres, tandis que des bateleurs chevronnés s'appliquent à faire monter l'émotion et font palpiter les cœurs au rythme du record à battre comme savent le faire les commentateurs sportifs. Point de *téléthon* pour les malades du tabac. Tout compte fait, ils ont bien cherché leur cancer et sont *justement* punis par où ils avaient péché, poussant même souvent l'impudence à continuer à s'enfumer.

Le cerveau affectif est capable d'intégrer des informations beaucoup plus nombreuses et subtiles que celles traitées par le cerveau rationnel. Il saura déceler la duplicité dans une inflexion de voix, la fuite d'un regard. Il sera sensible à un accent de sincérité, des impondérables le feront se défier ou accorder sa confiance. Cela se traduira par le désir ou le rejet. Il ne subit pas les affres du choix: *il sait.* De ce fait, il peut exercer avec constance, sans hésitation, sa fonction de moteur de nos actes. Il y a une *Volonté du Cœur*. Mais, contrairement à celle issue du cerveau rationnel, elle peut *tenir* dans le temps. Il y a des amours éternelles, et des haines tenaces. Dans la nouvelle d'Alphonse Daudet, la mule du pape a attendu sept ans sa vengeance, avant ce fameux coup de sabot qui envoya dans les airs son ancien tortionnaire. Et sept ans, c'est beaucoup dans la vie d'une mule.

Pourquoi l'automate gagne toujours

Cela tient aux différences de fonctionnement de ces trois cerveaux. Elles expliquent pourquoi il n'est pas possible de lutter directement contre l'automate, en utilisant sa volonté rationnelle.

Une première évidence est que *la partie rationnelle de notre cerveau est éminemment fatigable*, alors que l'automate ignore la fatigue et n'oublie jamais sa tâche. L'exemple déjà donné de la respiration est explicite. Elle ne s'arrête jamais, alors qu'il est impossible de faire fonctionner manuellement un appareil à respiration artificielle plus de quelques heures, même sans effort physique réel, et même si l'affectivité est impliquée au plus haut point, si la vie d'un être aimé en dépend. On relève les sentinelles et les officiers de quart. Après deux heures de cours, les étudiants réclament la pause. Ce cerveau rationnel n'est pas construit pour une activité prolongée: Il pèse les raisons et prend la décision. Celle-ci une fois prise, son rôle est terminé, il peut passer la main aux automatismes. C'est vraiment le Père: "Voilà mon fils, ce qu'il faut que tu fasses". Et il part, laissant la mère se débrouiller avec les enfants. Il n'a pas la constance nécessaire pour l'application de ses décisions.

En fait, il ne s'agit pas réellement de fatigue. C'est la rançon de sa merveilleuse possibilité de faire des choix. Il nous permet de vivre dans un environnement qui change en permanence. Tous les matins vous prenez le même train pour aller au travail, plus besoin d'y penser, c'est devenu un véritable automatisme. Mais si un incident, une grève surprise font qu'il n'arrive pas, l'automate ne sait pas faire. Heureusement, votre cerveau rationnel est là pour vous *adapter* au changement de situation, vous faire trouver un nouvel itinéraire. Il peut construire des barrages qui ne s'effondrent pas toujours, envoyer des hommes sur la lune, résoudre des mots croisés ou des *Sudoku* compliqués. Mais sa malédiction est qu'il ne peut pas penser à deux choses à la fois. Vous ne pouvez pas suivre en même temps une conversation et regarder une émission à la télévision. Vous ne pouvez que sauter de l'une à l'autre, et chercher tant bien que mal à reconstituer ce qui s'est dit et ce qui s'est passé, avec des trous gros comme des maisons. C'est d'ailleurs ce qui explique l'apparente fatigabilité. On ne peut passer sa vie à penser à une seule chose. Il y a en permanence des problèmes de choix à régler. Il faut donc changer de sujet, donc se laisser distraire. Le combat avec l'automate est vraiment inégal. Car l'automate est infatigable, et peut de plus penser à des milliers de choses à la fois! Ce n'est pas parce qu'il règle votre température à 37°C qu'il va oublier d'accélérer votre cœur si c'est nécessaire, de régler votre pression artérielle, de faire sécréter vos hormones ou de vous faire respirer. Alors, si votre cerveau raisonnable et volontaire vous a fait décider de faire un régime, de ne plus boire ou de ne plus fumer, vous allez vous surveiller, monter une garde ferme et vigilante. Si je décide que ma main gauche empêchera ma main droite d'amener une cigarette à ma bouche, que fais-je d'autre dans la vie ? Impossible de ne penser qu'à cela jusqu'à la fin de mes jours, la vie à ses impératifs. Ils viendront heureusement me libérer, en m'orientant vers d'autres sujets plus urgents. Je me laisserai obligatoirement distraire. L'automate, toujours en éveil, ne me loupera pas. Il saura guetter l'occasion. Au moindre relâchement de vigilance, je me retrouverai une cigarette au bec, ou dans la main un pain-beurre ou un verre. Tout comme je me surprends à croquer le bonbon que je m'étais pourtant juré de sucer jusqu'au bout, parce que se met à jouer le réflexe automatique de mastication.

Le cerveau affectif ne fait pas non plus le poids devant les exigences de l'automate. Certes il est mieux armé, car il a lui aussi une influence prolongée, durable sur notre activité. Mais on ne peut rester toute sa vie en colère ou en extase amoureuse. Même avec de l'eau fraîche, l'amour ne suffit pas à faire vivre. L'automate est donc en position de gagner *à l'usure* toutes les fois qu'il est en conflit durable avec les deux autres sur une question vitale. S'il est raisonnable de s'arrêter de respirer une minute, la volonté pourra dominer l'automate ce court laps de temps. S'il faut lutter contre l'automate, le cerveau affectif est plus efficace que le cerveau raisonnable. Si j'ai très envie d'être champion de plongée, je tiendrai beaucoup plus longtemps, je trouverai même du temps pour m'entraîner à faire comme les dauphins. Je peux par raison me mettre à un régime pour maigrir. Je tiendrai quelques semaines, pour me retrouver avec un kilo de plus qu'avant d'avoir commencé. Par contre, c'est pour des causes affectives que se font les grèves de la faim. Elles s'arrêtent en général, mais si la passion s'y met, quelques Irlandais et Kurdes nous l'ont prouvé, on peut exceptionnellement les poursuivre jusqu'à la mort. Quand il s'agira de dompter le cerveau automatique, c'est donc sur le seul cerveau affectif qu'on pourra compter,

Si l'automate gagne toujours, c'est aussi parce qu'il nous parle avec une voix qui vient du fond des âges. Lorsqu'il nous dit "Si tu ne manges pas tu crèves ", il faut obéir, autrement on meurt. Mais seul notre cerveau raisonnable sait bien que pour ce qui est de fumer, c'est faux. Il sait qu'on ne meurt pas de s'arrêter et qu'au contraire on vit mieux, physiquement et financièrement. Mais l'autre ne le sait pas. Magasinier impitoyable en charge de l'approvisionnement en tabac, il continue inlassablement à chercher à nous protéger du danger mortel que serait pour nous l'abandon de la cigarette.

L'automate gagne aussi toujours parce que le cerveau rationnel est souvent seul. Si l'on a pris la décision raisonnable de modifier un de nos comportements sans l'adhésion et le soutien du cerveau affectif, celui-ci devient l'allié de l'automate. Il peut être très raisonnable de s'arrêter de fumer. Si, pour des raisons obscures, on n'a profondément pas envie de le faire, les chances de succès sont alors tout à fait nulles.

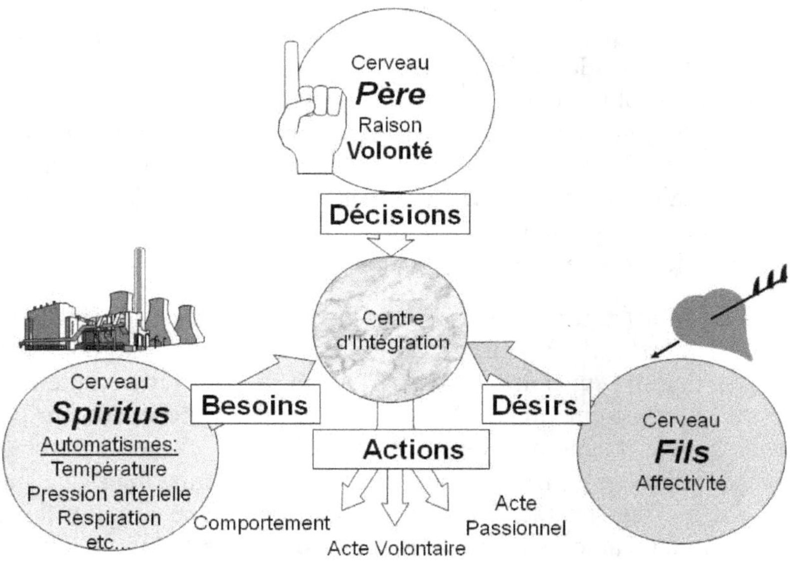

Figure 4: La Sainte Trinité

Le plaisir

"Si je fume, c'est par plaisir", disent beaucoup de fumeurs. Ils reconnaissent cependant qu'ils allument la plupart de leurs cigarettes tout à fait automatiquement, et qu'elles ne leur procurent pas réellement de plaisir. Certaines consultations *anti-tabac* recommandent de diminuer progressivement sa consommation en ne gardant que *les cigarettes-plaisir* et en éliminant les *cigarettes automatiques* qui n'apportent rien. J'espère pouvoir démontrer que ce conseil, comme beaucoup de ceux donnés au nom du *bon sens*, ne résiste pas à une analyse plus fine des réactions du fumeur.

Le plaisir archaïque

À l'affamé, la nourriture la plus commune procure un plaisir intense. Je me souviens d'une petite balade avec mon oncle Roger, peu de temps après qu'il soit rentré de Rawa-Ruska et eut repris un peu de forces. C'était à la Montagne Percée, sur la route du Puy de Dôme, un peu au dessus de Clermont-Ferrand. Tout d'un coup, je l'entends me dire: "Robert, il faut absolument que tu goûtes ça, c'est tout à fait extraordinaire, on passe sans le savoir à côté de ce qui est bon". Le voilà qui se précipite sur un chardon, en arrache une fleur, l'épluche et en extrait un modèle réduit de fond d'artichaut, un centimètre de diamètre. Il le partage en deux. Nous mâchonnons chacun notre moitié. Je ne suis apparemment pas convaincu. Je lis la déception sur son visage. Non, pour lui non plus cela n'avait vraiment pas le goût de ceux de Rawa-Ruska.

Vous rentrez un soir avec *la dalle.* Vous avez sauté le repas de midi, le dîner n'est pas prêt. Vous ouvrez le frigidaire: Oh joie ! Quelques restes desséchés de patates de la veille. Un délice, vous n'avez jamais rien mangé d'aussi bon. Le soir de Noël, après les huîtres, le foie gras, la dinde aux marrons, le fromage et la bûche, si l'on vous dit: "Il y a un reste de patates d'hier soir qui va se perdre", y trouverez-vous autant de plaisir ? Quand on vous force à finir un plat qui vous plaisait beaucoup, la sensation vire au dégoût, voire à la nausée. Ainsi, le *bon* peut ne pas tenir à la nature de ce qu'on mange, mais à ce qu'on le mange au bon moment, quand on a faim. Le plaisir ressenti n'est pas lié au produit consommé. C'est la récompense du comportement qui nous a permis de l'obtenir. Lorsqu'on a très faim et qu'on trouve quelque chose à manger, le plaisir est immédiat. En un éclair, les nerfs gustatifs informent le cerveau de la présence d'aliments dans la bouche. Il sait par expérience qu'après une telle sensation il sera quelque temps plus tard baigné par un sang porteur de substances nutritives, digérées et puis absorbées. Pourtant, ce plaisir est ressenti *avant* qu'aucune molécule avalée ne soit encore passée dans le sang, avertissant l'automate que le ravitaillement était réellement arrivé. Les aliments sont encore tout bonnement stockés dans l'estomac. C'est un plaisir anticipatoire, d'origine nerveuse.

Pourquoi le comportement serait-il récompensé ? Imaginons une grand-mère impotente ne pouvant faire ses courses. Elle est un peu dans la situation de l'automate. Elle dépend de sa voisine à qui elle dit: "Vous qui allez en ville, pourriez-vous me rapporter quelques petites choses ?" Complaisante, la voisine revient, un filet à provisions à chaque main. "Gardez donc quelques oranges pour vous, je vous en ai commandé un peu trop", dit alors la grand-mère, qui aimerait bien que la voisine recommence le lendemain. Accorder une récompense est le meilleur moyen pour que le comportement souhaité se reproduise à chaque retour du besoin.

J'appellerais volontiers *plaisir archaïque* ce plaisir. Il récompense un comportement qui comble un déficit détecté par l'automate. Archaïque parce qu'il est imprimé dans notre cerveau depuis aussi longtemps que les comportements eux-mêmes. Il en est indissociable. Il apparaît dès la naissance. A 100 ans, oublié de tous au fond d'un hospice, n'ayant plus toute sa tête, lapant la première cuillérée de l'insipide brouet quotidien, on se dit: "Que c'est bon !" Même si c'est toujours la même pitance, *on ne se lasse jamais* du plaisir de manger quand on a faim.

Manger est bien souvent très automatique. On mange presque inconsciemment, pris dans une conversation. On n'en tire pas toujours un plaisir conscient. On se met souvent à table sans grande faim. Dans nos civilisations d'abondance, on mange plus souvent parce que c'est l'heure de passer à table que parce qu'on a réellement faim. De même, la majorité des cigarettes qu'on fume au long d'une journée sont allumées de façon préventive, par anticipation, avant que le sentiment de manque ait encore atteint la conscience. De ce fait, le plaisir, dont l'intensité est proportionnelle à celle du sentiment de manque qui précédait, n'est plus perçu. Les fumeurs décrivent alors ces cigarettes comme neutres, automatiques, n'apportant pas un plaisir authentique. Lorsque l'approvisionnement en tabac n'est pas limité, on peut dire que la seule cigarette qui procure un tel plaisir archaïque est la première du matin, quand la nuit a permis d'éliminer du corps toutes les réserves de nicotine.

Le plaisir hédonique

C'est le plaisir *pour le plaisir*. Lorsque à la fin du repas de Noël vous avez pour la deuxième fois repris de la dinde aux marrons, que vous vous dites: "Cette fois-ci c'est fini, j'arrête là", arrive le plateau de fromages. Vous n'avez vraiment plus *besoin* de manger. S'il n'y avait que le quartier de camembert plâtreux qu'on vous sert tous les jours à la cantine, la résolution tiendrait peut-être... mais vous repérez quelques inconnus plutôt engageants. Une voix intérieure vous rappelle qu'il n'y a pas de bon repas sans fromage, et vous vous entendez dire: "Juste un petit peu de celui-ci,... et peut-être de cet autre et.... c'est quoi ce petit rond, du chèvre? " Arrive alors une superbe charlotte. "Vous ne m'en mettez qu'un tout petit peu." Mais vous en reprenez. La maîtresse de maison, après le dessert, propose alors des truffes au chocolat: "Je les ai faites moi-même ! Vous n'auriez pas pris le carré de chocolat de supermarché que vous vous accordez parfois, mais la curiosité, la gourmandise et la courtoisie aidant, vous vous laissez fléchir. Vous avez très largement dépassé ce qui était nécessaire à assouvir votre faim. Vous êtes allé au-delà du rassasiement, et pourtant vous en avez tiré du plaisir. C'est donc un plaisir différent, que j'appellerai *plaisir hédonique*. A la base de ce plaisir, une stimulation des sens reconnue comme agréable, et surtout l'attrait de la nouveauté. Vous vous enthousiasmez pour une confiture exotique de mangue et de papaye et en achetez dix pots. Gageons que vous ne pourrez aller au-delà du troisième. Le propre du plaisir hédonique, c'est qu'on s'en lasse. On se lasse des meilleures choses. Quand vous aurez fait passer cent fois le disque, le tube de l'année deviendra pour vous une rengaine insupportable. Cette prime à la satisfaction de la curiosité me parait le propre de l'Homme, son véritable moteur, le désir cher à Spinoza. C'est cette soif de connaissance, ce désir qui lui a sans doute permis de quitter les cavernes, où l'ours est resté. L'homme a besoin de savoir ce qu'il y a au-delà de son horizon, ce qu'on fait dans la lune. Il préfère souvent ce rêve à des satisfactions plus concrètes. Le désir siège dans le cerveau affectif. Entre un banal morceau de sucre et un bonbon multicolore, le chien prendra le sucre, l'enfant le bonbon. En fait, ce type de plaisir ne me paraît plus jouer grand rôle chez le fumeur dépendant, très fidèle à sa marque de cigarettes. En revanche, changer les emballages, créer de nouveaux produits est un moyen efficace d'attirer vers le tabac de nouveaux adeptes ou de ramener au bercail quelques brebis égarées.

Le plaisir-transfert

Le plaisir retiré de certaines cigarettes, alors que le fumeur n'est pas réellement en manque, me paraît relever d'un troisième mécanisme. Je l'appellerai *plaisir-transfert*. La fameuse cigarette avec le café, après le repas de midi, m'en semble un bon exemple. La situation est en elle-même source de plaisir. C'est celui de la détente, après une matinée de travail. On a déjeuné, on est repu, on serait prêt pour une petite sieste, il reste un peu de temps pour se relaxer avant de reprendre le travail. On discute avec les collègues, on parle voitures, vacances, on dit du mal de ceux ou celles qui ne sont pas là. Le paradis. Pour le fumeur, c'est aussi l'heure de la cigarette. Mais s'il n'en a plus dans son paquet, il ne peut pas jouir de la situation parce que le manque est là, prégnant, exacerbé par l'habitude d'en allumer une dans cette circonstance. Il fouille ses poches: rien. Il voit les autres fumer. Ils ont déjà rangé leur paquét. Ils ne lui en offriront certainement pas... Ils plaisantent et rient. Lui n'entend rien, il ne peut savourer le bonheur de l'instant, il ne pense qu'à ça. Osera t'il en quémander une à son voisin, à sa pire ennemie qui guigne sa place… Ça y est, toute honte bue, il l'a fait. Il aspire longuement la première bouffée. Le manque s'évanouit. Le plaisir archaïque l'envahit. Mais le plaisir se prolonge. Il est devenu *comme les autres*. On chahute. Il participe. Qu'il est bien. Et il pense: "Que cette cigarette est bonne !" Pourtant, ce qui est bon en réalité, ce n'est pas la cigarette, c'est le moment, c'est l'ambiance. Le manque l'empêchait de savourer cet instant délicieux. La cigarette a levé l'obstacle. Mais par un glissement sémantique, un *transfert* de sens, c'est à la cigarette qu'il attribue la paternité du plaisir. C'est vrai en un sens, puisqu'elle a permis de le ressentir, mais ce n'est vrai que pour celui qui fume encore. Ceux qui ont arrêté de fumer, dès que le sentiment de manque s'est estompé, retrouvent intact, sans qu'il soit besoin de cigarette, le bonheur qu'ils avaient en cet instant béni. On pourrait penser que ces cigarettes-plaisir sont des occasions privilégiées de rechute. Il n'en est rien. Après les premières semaines d'abstinence, je n'ai jamais observé de reprise du tabagisme dans les situations censées propices au plaisir à fumer.

Le plaisir et le goût

Goût et plaisir à fumer sont souvent confondus, sans doute parce que la fumée met en jeu des sensations orales. "Pourquoi fumez-vous, Monsieur ?" La réponse est bien souvent: "Parce que c'est bon." Que répondre, sachant qu'on ne discute pas des goûts et des couleurs. Pourtant, la plupart des fumeurs n'ont pas trouvé bon goût à leur première cigarette. En fait, seules deux préférences gustatives semblent innées: le goût sucré et le goût amer. Le goût sucré a été sélectionné comme bon au cours des millions d'années d'évolution. Les animaux ont trouvé qu'il correspondait à des aliments riches en énergie essentiels à la vie. Ils ont sélectionné le goût amer comme aversif, peut-être parce qu'il est souvent associé à des plantes toxiques. Hormis ces deux cas extrêmes, il n'y a pas de *bon* et de *mauvais* goût, pas de *bonnes* ou *mauvaises* odeurs. Trouver bon ou mauvais un goût est habituellement un effet d'apprentissage. On a associé cette odeur ou de ce goût à une expérience, soit de bien-être ou de malaise physique, soit émotionnelle. Les rats adorent le goût sucré. On considère cette préférence comme innée. Pourtant, lorsqu'on leur propose pour la première fois de l'eau sucrée, ils en boivent moins qu'ils ne buvaient d'eau pure. C'est la *néophobie*, un mécanisme de protection à l'égard de ce qui est nouveau, donc potentiellement dangereux. Mais si tout s'est bien passé, si cette nouvelle boisson ne les a pas rendus malades, si au contraire ils en ont ressenti un bien-être, les rats se mettent dès le lendemain à en boire comme des trous. Cette néophobie est évidente chez les jeunes enfants. C'est pourquoi j'ai toujours utilisé avec succès la formule magique: "Tu as le droit de ne pas aimer, tu n'as pas le droit de ne pas goûter." Il ne faut surtout pas les forcer à faire plus que goûter le chou de Bruxelles s'ils ne le trouvent pas bon. Mais, chaque fois que des choux de Bruxelles arrivent par la suite sur la table, et qu'ils disent: "J'ai déjà goûté, je n'aime pas," la formule devient: "D'accord, tu n'as pas aimé ceux de la dernière fois, mais tu n'as pas goûté ceux-ci, que tu as le droit de ne pas aimer, mais pas de ne pas goûter." A l'opposé, les rats n'aiment pas naturellement le goût amer. Ils n'aiment pas du tout une eau additionnée d'un peu de quinine qui est très amère. Ils n'en boivent que s'ils n'ont rien d'autre à boire. Mais si l'on y ajoute du sucre, après un certain temps d'apprentissage, l'aversion disparaît. Tout comme un fumeur finit par trouver sa cigarette agréable au goût, et a d'ailleurs du mal à changer de marque.

Si, à l'occasion d'un premier contact avec le goût sucré, on injecte au rat un produit qui le rende malade, il va naturellement attribuer la cause de son malaise à ce qu'il a bu. On utilise de préférence une solution de saccharine pour qu'il ne ressente pas le bienfait de l'arrivée du sucre dans le sang. Ce malaise va provoquer un dégoût, une aversion pour la solution de saccharine qui n'y est évidemment pour rien. Ayant surmonté la néophobie, il l'aurait pourtant bue avidement du fait de son goût sucré. Nous avons observé ce phénomène au laboratoire en rendant les rats malades avec de la nicotine. L'extraordinaire est qu'un long apprentissage n'est pas nécessaire: une seule expérience suffit pour déclencher un rejet absolu et définitif. On l'observe aussi chez l'homme. Si, la première fois où vous avec mangé des choux de Bruxelles, vous avez attrapé un virus de gastro-entérite qui vous a rendu malade et si vous les avez vomis, ils seront rayés à vie de vos menus, même préparés par les meilleurs chefs. Il est possible que certains non-fumeurs aient dû leur salut à des malaises associés à leur première cigarette, qu'elle en soit ou non responsable. Certains y voient une possibilité de prévention, voire de traitement du tabagisme. Mais pour déclencher une aversion définitive, il est nécessaire que le malaise accompagne la première expérience. Si l'on a pu auparavant fumer, manger des moules ou des choux de Bruxelles sans être malade et en les appréciant, on pourra certes développer une aversion, mais plus transitoire et surmontable.

Le plaisir du fumeur

Un des premiers exercices que devrait tenter un fumeur est d'analyser quel type de plaisir sous-tend son "Parce que c'est bon". Qu'il s'attache à étudier ses sensations, il s'apercevra vite que la première bouffée est porteuse de plaisir, mais que s'il s'attarde à rechercher les vertus de la quatrième ou cinquième, comme on cherche à définir les qualités d'un bon vin, il n'y trouvera déjà plus rien qu'il puisse qualifier de *bon*. Evidemment chacun aura son expérience particulière. Mon autoanalyse me pousse à conclure que je n'avais guère de plaisir hédonique à fumer. J'aimais l'odeur du tabac, que ce soit du tabac brun, du tabac à priser ou des cigarettes blondes dans mon porte-cigarettes argenté. Peut-être ces arômes s'associaient-ils à mes souvenirs d'enfance à l'Entrepôt des tabacs de Clermont-Ferrand. Ils chargeaient affectivement la première bouffée que je trouvais agréable. Mais l'âcreté de la fumée dominait vite, et laissait sur la langue une trace réellement aversive. Le plaisir était initial, plutôt un plaisir archaïque acquis. La première bouffée apportait un plaisir anticipatoire, annonçant l'arrivée du soulagement du manque. Mais la dominante tenait plutôt au lien à la situation, au plaisir-transfert. Quand à 16 ans, assis le soir au bord du vide en travers de l'appui de ma fenêtre qui donnait sur la *place des Gras*, je rêvassais en regardant s'élever la fumée de mes premières cigarettes, le plaisir venait-il des vertus chimiques du tabac, ou n'avait-il pas plutôt une parenté avec la béatitude douillette que l'on peut avoir à contempler, calé dans un fauteuil confortable, les flammes ondoyantes montant des bûches dans la cheminée ?

CHAPITRE IV

Apprentissage

C'est en forgeant qu'on devient forgeron

L'automate accomplit sans fatigue et sans défaillance une infinité de tâches fastidieuses et répétitives. Il le fait avec une précision extrême et une vigilance permanente, que le cerveau conscient et rationnel est incapable d'assumer. Mais il a bien d'autres aptitudes, notamment de pouvoir acquérir des automatismes nouveaux.

Pavlov

Devant un aréopage de savants, Ivan Petrovitch Pavlov agitait désespérément une clochette. Le chien ne salivait pas. Tout avait pourtant jusqu'ici très bien marché. Il lui avait inséré un petit tuyau dans le canal qui amène dans la bouche la salive venant des glandes parotides. Il l'avait fait ressortir sur le côté du cou. Il avait vu la salive couler en gouttes pressées lorsqu'il lui avait mis dans la gueule de la poudre de viande. C'est un réflexe naturel. Puis l'idée géniale: plusieurs jours de suite, il avait agité la clochette juste avant de donner la poudre. Finalement, le miracle: il se contentait d'agiter la clochette…, et la salive coulait. Pavlov voulait faire en public la démonstration ce que l'on appelle désormais un *réflexe conditionné.* Qu'était-il donc arrivé au chien qui ne salivait plus ? Était-ce même le même chien ? On partit chercher l'assistant du laboratoire, qui arriva en blouse blanche. Il agita la sonnette, et la salive coula. Cette anecdote illustre la complexité du rôle de l'environnement. La réponse du chien n'était pas conditionnée au son de la clochette, mais au son de la clochette *quant elle était agitée par l'assistant en blouse blanche.*

Le cerveau du chien sait de façon innée que, lorsque lui parvient par les nerfs gustatifs l'information que des aliments sont dans la bouche, il doit stimuler les glandes salivaires. La salive humidifie les aliments, facilite la mastication et la déglutition et amorce la digestion. Il s'agit bien d'une fonction naturelle, réflexe, totalement automatique. Lorsqu'il a compris que la cloche annonçait l'arrivée de la viande dans la bouche, l'automate a donc *appris* à prendre de l'avance, à l'anticiper. Pavlov avait d'ailleurs utilisé la *poudre* de viande, parce qu'un chien a déjà appris à saliver à la vue d'un *morceau* de viande. Notre expérience de l'efficacité de ces signaux annonciateurs est riche. Chacun connaît ces montées d'eau à la bouche provoquées par d'appétissantes odeurs de plats au four quand approche midi, voire par leur simple évocation mentale. Le cœur du nageur de compétition s'accélère bien avant l'effort physique, lorsque, penché en avant sur sa borne il attend le coup de sifflet du départ. Mais l'activité du cerveau va au-delà de la simple anticipation. La maîtresse de maison est parfois un peu blessée que sa daube bien mijotée soit prétexte à comparaisons avec toutes les daubes déjà expérimentées par tous les convives. L'automate à table sait susciter les conversations qui, par les images évoquées, sont capables de prolonger et d'amplifier les sécrétions favorables à une bonne digestion.

La capacité d'apprentissage de l'automate concerne également des tâches qui n'entrent pas dans ses attributions naturelles, parfois délicates et complexes, mais qui deviendraient très ennuyeuses si l'on devait en permanence contrôler chaque détail d'exécution. L'automate les assume plus vite et avec moins d'erreurs, sauf si un imprévu demandait qu'on modifie la routine. Sans lui, que de métiers des temps modernes seraient insupportables. Il permet de travailler en pensant à autre chose, en attendant l'heure de la sortie.

Le désir

Le moteur de l'apprentissage est dans le cerveau affectif. C'est le *Désir*. Si vous n'avez pas envie d'apprendre le violon, vous pourrez baigner dans la musique depuis votre enfance, avec un père chef d'orchestre réputé et une mère cantatrice. Ils vous trouveront le meilleur des professeurs, on vous offrira un Stradivarius tout neuf, vous aurez droit à des stages musicaux. Au mieux, vous arriverez à jouer *Mon beau sapin* le soir de Noël, et vous abandonnerez votre instrument de torture dès que vous aurez l'âge de rébellion. Mais si vous avez envie de jouer du violon, vous êtes le cinquième d'une famille de dix enfants dans une banlieue sensible, le père est au chômage, la mère fait des ménages, un grand frère fait des bêtises, un copain d'école vous prêtera le vieux crincrin de son grand-père qui dormait dans le grenier, le père gitan d'un autre, qui ne connaît pas une note, vous apprendra à jouer *les yeux noirs*...et vous deviendrez Yehudi Menuhin ...ou Stéphane Grappelli.

Si vous n'avez pas envie d'apprendre à conduire une voiture ou à piloter un avion, vous n'essaierez jamais. Mais l'envie ne suffit pas. Si vous sautez dans un avion, à condition déjà d'avoir pu le faire démarrer, vous n'irez pas loin. Il faut passer par l'école, où le cerveau rationnel va comprendre ce que dit l'instructeur. Mais quand le moniteur d'auto-école dit: "Changez de vitesse !", cet acte apparemment simple nécessite deux actions simultanées: enfoncer la pédale de débrayage et la relâcher, et entre temps avoir poussé le levier de vitesse. Or le cerveau rationnel ne peut penser à deux choses à la fois. Alors, on entend: "Crac !". Et le moniteur dit: "Attention, vous n'avez pas mis le clignotant, vous êtes passé au feu très orange, vous avez failli écraser le flic et arracher l'aile gauche de la Mercedes." Conduire, c'est intégrer, analyser des milliers d'informations à la fois, et leur donner en temps réel une réponse adaptée. Seul l'automate est capable de réaliser cet exploit.

La répétition

La base de l'apprentissage, c'est la *répétition*. Lorsqu'un même geste a été répété un nombre de fois suffisant, *il devient automatique*. Quand un acteur veut apprendre un texte, il répète. Les orchestres répètent. Jadis, les maîtres d'école étaient appelés répétiteurs. Tout le travail d'apprentissage de la conduite automobile est de répéter assez souvent une série d'actes élémentaires pour les faire prendre en charge globalement par le cerveau automatique. Quelques années plus tard, l'élève peu doué qui s'y est pris à trois fois pour avoir son permis discute avec son passager. Son automate perçoit que le moteur peine un peu. La vitesse est passée sans même que son cerveau rationnel en ait conscience, sans que la conversation ait cessé un dixième de seconde. Nul besoin de changement de vitesse automatique si l'on n'a pas une arthrose de l'épaule ou une jambe de bois. La boite automatique est là, dans votre crâne.

L'automatisme qui consiste à éviter une crotte de chien sur un trottoir peut s'acquérir dès la première expérience malheureuse. Mais les automatismes complexes sont longs à apprendre, et les conditions sont très diverses et changeantes. Ils doivent s'adapter à toutes les situations nouvelles. C'est pour cela que les nouveaux conducteurs ont un ***A*** pour *Apprenti* à l'arrière de leur voiture, et que leurs primes d'assurances sont plus élevées. Je me souviens de mon permis tout neuf. Mon père m'avait laissé le volant. Un ballon traverse la rue. J'essaie instinctivement de ne pas écraser le ballon. Mon père de hurler à côté de moi: "Le gosse !.., le gosse !" J'ai vu d'autres ballons traverser la rue, mais mon réflexe était désormais de voir si *le gosse* ne courait pas derrière. Plus tard, pas nécessaire de voir rouler le ballon. Un gamin jouant au ballon sur un trottoir, je levais le pied. Maintenant, voir un gamin sur un trottoir tenant simplement un ballon dans les mains suffit pour que le pied quitte l'accélérateur. Plus on acquiert d'expérience, plus on anticipe, moins on a d'accidents. Mais si demain on me propose d'essayer sur une route de Corse un de ces petits bolides de rallyes, si je ne colle pas un *A* sur mon coffre et ne me comporte pas en conséquence, le premier ravin est pour moi.

S'il est un geste répété, c'est bien celui d'allumer une cigarette. Pas besoin de prévoir un mode d'emploi. Quand le besoin se fait sentir, la main glisse toute seule dans la poche, extrait entre deux doigts une cigarette du paquet, la met à la bouche, le briquet apparaît, la flamme jaillit, la conversation n'a pas cessé, parfois même la phrase en cours ne s'est pas interrompue, simplement hachée entre les deux ou trois bouffées d'allumage. Observer le visage du fumeur allumant une cigarette suffit à convaincre de l'automatisme du geste et de l'attitude.

Le réflexe conditionné de Pavlov concernait une réaction d'apprentissage du système nerveux dit *végétatif* qui fait sécréter les glandes salivaires. Mais le phénomène est plus général. Lorsqu'un automatisme est installé, tout événement qui lui est habituellement associé peut suffire à le déclencher. Le téléphone sonne, et la secrétaire coince le combiné entre sa joue et son épaule pour prendre une cigarette. C'est l'heure de la pause, c'est le café qui arrive après le déjeuner, le moment où l'on sort le chien, où l'on allume la télé pour le 20 heures. Omniprésente, la cigarette finit par être associée à une foule de petits événements, internes ou extérieurs. Ils vont peu à peu constituer les déclencheurs d'autant de réflexes conditionnés qui suffiront à en faire allumer une, bien qu'on ait déjà suffisamment fumé pour ne plus en avoir le besoin chimique. Ces *renforçateurs secondaires d'*automatismes enrichissent et compliquent énormément le phénomène de dépendance, même quand il s'agit de besoins naturels comme celui de nourriture. A ce propos, on peut mesurer combien est étroit le parallèle entre le besoin de manger et celui de fumer. Une fonction primaire essentielle de l'automate est de déclencher la recherche de nourriture lorsque le taux de sucre dans le sang est trop bas. C'est un *renforçateur primaire*. Un rat dort, parce que c'est le jour. La nuit, il lui faudra être éveillé pour pouvoir jouer avec les chats. Pour ne pas le réveiller en lui faisant une piqûre, vous lui avez mis un petit tube plastique dans une veine par où vous lui injectez de l'insuline: il se réveille et va grignoter un biscuit. Parce que l'insuline a fait baisser le taux du sucre dans le sang, les diabétiques le savent bien. Son automate a ressenti le manque de sucre. De la même manière, lorsque le taux sanguin de nicotine ou d'autres substances de la fumée devient insuffisant, le fumeur allume automatiquement une cigarette. Mais le besoin et le comportement peuvent survenir en dehors de tout manque. Vous avez été invité à un *pot* à 11 heures du matin. Vous vous êtes bourré de petits canapés qui ont largement remonté votre glycémie. Vous ne devriez plus avoir faim. Pourtant, si vous avez l'habitude de déjeuner à midi, vous sortirez de la réception avec l'idée que "C'est bien, ces amuse-gueules, mais il faudrait quelque chose de chaud pour caler tout ça". Vous irez donc vous caler l'estomac avec l'escalope milanaise de la cantine. Au retour d'un séjour aux USA, je me souviens de ces réveils à trois heures du matin où nous retrouvions ma femme et moi devant le frigo avec une commune et irrésistible envie d'un pain-beurre. On pouvait ainsi calculer exactement le décalage horaire, car c'était l'heure du dîner à New York. De même, quand vient l'heure de la pause, vous allumez une cigarette alors que vous avez fumé toute la matinée, n'en ayant donc pas un besoin chimique.

Vous arrivez au bureau, l'estomac plein des petits canapés du *pot* et des spaghettis de la cantine. Une collègue vous propose alors de partager un gâteau au chocolat. C'est sa spécialité. Vous acceptez évidemment: convivialité. De même, vous venez de fumer coup sur coup trois cigarettes. Un collègue vous tend son paquet. Vous ne la fumerez qu'à moitié sans doute, mais vous en prenez une et l'allumez: convivialité. Quand je fumais, que j'essayais d'écrire et que la phrase ne venait pas, j'allumais une cigarette. Cela permettait de résoudre ce blocage d'action, de m'évader pour un instant d'une situation sans issue. Maintenant, c'est souvent hélas une expédition dans le réfrigérateur qui remplit cette fonction.

Quelles sont les autres raisons qui nous font manger ? Pour tromper l'ennui, parce qu'on est triste, parce qu'on est heureux et qu'il faut fêter quelque chose... On prend une cigarette pour les mêmes raisons. Ainsi, aussi bien l'horloge interne, les évènements de l'environnement, l'humeur du moment sont des prétextes à manger, comme à fumer.

L'identité du fumeur

Des comportements aussi fortement ancrés dans la vie de tous les jours finissent par en faire partie intégrante. Mieux, prendre une cigarette est un moyen de réagir socialement. Cacher sa timidité derrière un écran de fumée, parader avec un gros cigare, être celui qui offre, celui qui a l'air de penser, celle qui fait de beaux gestes, etc. Fumer est une manière d'être, de se montrer aux autres, de se voir soi-même comme fumeur. "Quand je n'ai pas ma cigarette, je suis sans arme" me disait un patient. On a appris à être fumeur. On *est* fumeur, fumer est partie intégrante de la personnalité, de l'*identité* même du fumeur. Cette caractéristique pourrait figurer dans sa description anthropométrique et sur sa carte d'identité, le décrivant même mieux que l'ancien classique "Nez droit, yeux bleus, cheveux clairs". Plus que l'arrêt de l'absorption des substances addictives, c'est en fait la transformation profonde de la personnalité, de la manière d'être et de réagir, le sentiment de perte d'identité qui seront un des obstacles les plus forts à l'arrêt du tabac.

Pourtant, il n'y a pas de tabagisme sans tabac. Sans tabac, les gestes, les attitudes ne s'implantent pas. Les cigarettes d'eucalyptus n'ont jamais connu de succès durable. La mode des cigarettes électroniques est d'évidence une provocation contre les interdictions de fumer. Même quand elles contiennent de la nicotine, je doute fort qu'elles créent une véritable dépendance. Cigarettes, cigares, prise, chique, pipe, les formes d'usage sont variées et les comportements tout à fait différents. Le seul dénominateur commun est le tabac. Il faut donc absolument que la dépendance soit entretenue par quelque chose qu'apporte le tabac.

CHAPITRE V

La fée nicotine

Ce que l'on sait, savoir qu'on le sait
Ce que l'on ne sait pas, savoir qu'on ne le sait pas
Voilà le véritable savoir
Confucius

L'histoire

La vigie criait: "Terre !" Le moindre filet de fumée s'étirant au-dessus des cocotiers révélait une présence humaine. Etait-ce celle d'un havane s'élevant au-dessus de Cuba, ce 28 octobre 1492, qui indiqua à Colomb et à ses compagnons, *penchés à l'avant des blanches caravelles*[11], que l'île était habitée ? Ce qui frappa le plus ses lieutenants Luis de Torres et Rodrigo de Jerez, descendus de la Pinta pour explorer la région, fût de rencontrer en chemin beaucoup d'Indiens, hommes et femmes, portant à leur bouche un petit tison allumé, composé d'une sorte d'herbe dont ils aspiraient le parfum. Colomb rapporte que les Indiens n'attribuaient à la fumée ni caractère sacré ni vertus thérapeutiques. Ils fumaient habituellement le cigare, mais la pipe lui était préférée par les indiens de rang social élevé, et à l'occasion des fêtes et des banquets. Le mot *tabac* dériverait du nom indien de ces pipes primitives. Le tabac était souvent fumé dans des pipes à double fourneau associé à d'autres produits, en particulier des cervelles d'animaux séchées. On prisait aussi, on chiquait des feuilles de tabac et on en aurait même bu des décoctions. Mais cet usage n'est jamais devenu courant, même si certains taverniers tartares relevaient la force d'une vodka quelque peu allongée en y faisant abondamment macérer de la *maxhorka*, qui est un tabac de basse qualité, comme le relate Vladimir Korolenko dans *Le rêve de Makar*[12].

L'usage du tabac s'est répandu rapidement à travers toute l'Europe parce que cela faisait très *chic*. Derrière Jean Nicot, ambassadeur au Portugal, qui envoya à Catherine de Médicis de la poudre de tabac pour tenter de la guérir de ses migraines, il faut peut-être voir la main de ce moine cordelier, André Thevet. C'était l'Aumônier de la Reine. Il avait été de l'expédition de Villegaignon partie coloniser le Brésil en 1555. Thevet, malade, avait dû regagner la France l'année suivante, et s'était fait l'apôtre du tabac. La poudre arriva en 1559. Le succès thérapeutique fut sans doute suffisant pour que la mode à la Cour tournât à la furie et que l'usage se répandit de façon

---

[11] *"Les Conquérants",* du poète franco-cubain J.M. de Heredia

[12] Korolienko W: *Son Makara.* Raskazi i Poviesti. Kiev .Izdatelstvo TsK LKSMY. 1987; p.37

fulgurante. Le tabac était le remède universel. Il guérissait nausées, plaies, ulcères, dartres, rhumatismes, morsures de chiens enragés. On le vendait dans des pots d'apothicaire. Cette utilisation médicinale fit certainement beaucoup pour la progression de son usage dans la société bourgeoise. Bien entendu, les Anglais revendiquent une priorité sur Nicot en faveur de leur célèbre Amiral Drake, bien que l'introduction en Grande Bretagne du tabac et aussi de la pomme de terre soit également attribuée à Sir William Raleigh, fondateur de la Virginie et favori de la Reine Elisabeth.

Les réactions

Tout le monde ne partageait pas cet enthousiasme. Jacques 1er d'Angleterre trouvait que la fumée le faisait tousser. En conséquence, il interdit en 1619 l'usage du tabac. Il écrivit tout un traité, le *Misocapnos*, ce qui, pour qui entend le grec, doit signifier c*elui qui n'aime pas la respiration*. Le pape Urbain VIII excommunia tous ceux qui prisaient ou fumaient dans l'église. Le Shah de Perse Sophi, comme Amurat IV empereur des Turcs et Boris, tsar de Moscovie, avait interdit strictement l'usage du tabac. Il punissait les contrevenants par où ils avaient pêché en leur coupant selon le cas le nez ou la lèvre supérieure. La décapitation sanctionnait la récidive. Cependant, quand on sait comment le tabagisme s'est répandu malgré la sévérité de ces prohibitions, on ne peut qu'être très sceptique sur la portée des lois répressives. La force d'une dépendance ne doit jamais être sous-estimée. Alexandre Dumas fils, évoquant la possible suppression du vin et du tabac, déclarait: "Il n'y faut pas songer. Tous nos articles et toutes les sociétés de tempérance du monde n'y feront rien. Le phylloxera lui-même y a renoncé. On n'a jamais fait tant de vin que depuis que la vigne n'en produit plus, et l'on n'a jamais tant fumé que depuis que les cigares ordinaires sont infumables et que les bons cigares sont hors de prix." On ne peut qu'admirer la perspicacité de Bartholomé de Las Casas qui, dans l'euphorie générale, relatait déjà la dépendance que le tabac induisait chez les Indiens: "Comme on les réprimandait sur cette vilaine coutume, ils répondaient qu'il leur était impossible de s'en défaire".

Le pouvoir de cette herbe a quelque chose de magique et d'incompréhensible. On n'observe aucun effet extérieurement visible sur les fumeurs. De plus, je ne retrouve pas dans mes souvenirs de fume de sensation particulièrement extatique provoquée par le tabac, tout au plus le soulagement du malaise créé par le manque. C'est pourquoi on ne peut être que surpris par l'emphase qui s'emparait d'écrivains et poètes à propos du tabac. Molière par exemple faisait dire à Sganarelle dans Don Juan: "C'est la passion des honnêtes gens, et qui vit sans tabac n'est pas digne de vivre... Il inspire des sentiments d'honneur et de vertu à tous ceux qui le prennent". George Sand écrivait: "Le cigare est partout, il est le complément indispensable de toute vie oisive et élégante, tout homme qui ne fume pas est un homme incomplet. Le cigare a remplacé aujourd'hui les petits romans du

XVIIIe siècle, le café et les vers alexandrins. Le cigare endort la douleur, distrait l'inaction, nous fait l'oisiveté douce et légère et peuple la solitude de mille gracieuses images." Alphonse Daudet notait bien la différence entre les effets de l'alcool et ceux du tabac, puisqu'il écrivait: "Lorsque, jeune, il m'est arrivé de me griser, j'étais incapable d'écrire ou de concevoir une ligne. En revanche, j'ai fumé beaucoup en travaillant, et, plus je fumais, mieux je travaillais." C'est le paradoxe du tabac qui fait tout et son contraire, à la fois calmant compagnon de l'oisiveté chez Sand, et stimulant facilitant le travail chez Daudet. Les fumeurs d'aujourd'hui ne disent pas autre chose.

Quant aux effets nocifs du tabac, il est curieux que ce qui inquiétait au XIXe siècle n'était pas le cancer du poumon, la bronchite chronique ou l'artérite. Ces affections n'étaient d'ailleurs pas encore individualisées. On lui reprochait des effets délétères sur l'intelligence et la morale, au point que l'Association Française contre l'Abus du Tabac, fondée en 1877, avait organisé en 1988 un concours sur le thème: "Des effets du tabac sur la santé des gens de lettres et de son influence sur l'avenir de la littérature française." L'épigraphe au Bulletin de la Société contre l'Abus du Tabac est de Balzac: "Le tabac détruit le corps, attaque l'intelligence et hébète les nations."

Les écrivains étaient très divisés sur le chapitre du tabac. Qui veut comprendre le tabac et son usage devrait prêter une grande attention à ces analyses de fins observateurs de l'âme humaine. Dumas fils faisait part dans une de ses lettres de son expérience: "Moi, qui avais heureusement commencé très tard à fumer, j'y ai renoncé malgré une grande habitude prise très vite, comme toutes les mauvaises, quand j'ai vu que le tabac me donnait des vertiges, lesquels ont disparu dans les six mois suivant la cessation (...). Le tabac est selon moi, avec l'alcool, le plus redoutable adversaire de l'intelligence, mais rien n'en détruira l'abus, les imbéciles étant les plus nombreux et le tabac n'ayant rien à détruire chez eux." Victor Hugo écrivait: "Le tabac change la pensée en rêverie. La pensée est le labeur de l'intelligence, la rêverie en est la volupté. Malheur à celui qui tombe de la pensée dans la rêverie. Remplacer la pensée par la rêverie, c'est confondre un poison avec une nourriture." Mais François Coppée récupère ce pouvoir d'induction de rêverie en disant: "Je n'ai aucune raison d'attribuer ma médiocre santé au tabac que je considère, jusqu'à preuve du contraire, comme un excitant au travail et au rêve, et, pour le poète, ces deux mots sont synonymes." Quant à Zola, il défendait le tabac ainsi: "… croire que le tabac a une influence sur la littérature française, cela est si gros qu'il faudrait vraiment des preuves scientifiques pour tenter de le prouver. J'ai vu de grands écrivains fumer beaucoup et leur intelligence ne pas s'en porter plus mal. Si le génie est une névrose, pourquoi vouloir la guérir ? La perfection est une chose si ennuyeuse que je regrette souvent de m'être corrigé du tabac." Quant à la morale, le flambeau a été porté par Léon Tolstoï:

"L'explication de cette habitude, aujourd'hui répandue dans l'univers entier, de fumer et de s'alcooliser ne nous est fournie ni par un penchant naturel, ni par le plaisir et la distraction que cela donne, mais par la nécessité de se dissimuler à soi-même les manifestations de la conscience (....), pour endormir la conscience afin de ne pas remarquer le désaccord flagrant qui existe entre la vie moderne et les exigences de la conscience. ....supposons que (...) vous sentiez trop vivement le remords d'une faute que vous avez commise: fumez une cigarette et le remords rongeur s'évanouira dans la fumée du tabac. Vous pouvez aussitôt vous occuper à autre chose et oublier ce qui a provoqué votre dépit." Gounod était d'accord avec l'engourdissement des facultés intellectuelles, mais ne se rappelait pas que fumer ait jamais modifié le jugement de sa conscience sur la moralité de ses actes.

Beaucoup de ces jugements sont des réponses publiées par Madame Halpérine-Kaminsky qui avait sollicité l'avis d'un éventail de célébrités de la fin du XIXe siècle sur une diatribe de Léon Tolstoï qui fustigeait l'alcool et le tabac[13]. Notre grand médecin et physiologiste Charles Richet voyait dans l'action du tabac la réponse à un *mal-être* en face d'un présent peu agréable, apportant une stimulation ou plutôt un engourdissement. Il obscurcissait la conscience non pas au sens moral, mais au sens physiologique du terme, sans agir le moins du monde sur l'intelligence: "Ce n'est pas un poison psychique et il n'agit sur l'intelligence qu'indirectement: parce qu'il émousse la sensibilité de nos organes en laissant peut-être plus de liberté à nos fonctions psychiques." Cette analyse extrêmement perspicace pourrait peut-être ouvrir une voie pour donner une réponse au mystère le plus intriguant du tabac: pourquoi s'accroche-t-on aussi fort à utiliser une substance qui donne si peu d'effets psychiques objectifs ? Bien que Richet ne le dise pas explicitement, on peut affirmer que sa réflexion vient d'un fumeur, ayant vécu une expérience de l'intérieur. Cela ne donne que plus de valeur à l'admirable réponse de Louis Pasteur qui, en véritable homme de science, répond à Madame Halpérine: "Je vous suis très obligé d'avoir bien voulu m'adresser un exemplaire de la Revue Scientifique, où vous avez fait paraître une étude très intéressante du Comte Léon Tolstoï. Vous me faites l'honneur de me demander mon appréciation sur ce travail. J'ai le regret de ne pouvoir vous en donner aucune, n'étant ni fumeur, ni buveur de liquides alcooliques."

Méfaits et bienfaits du tabac

Un siècle plus tard, on sait combien fumer comporte de risques. Une simple calculette suffit pour prendre conscience des ravages qu'il exerce sur le budget des fumeurs. Une masse de travaux scientifiques démontre ses

[13] Halperine-Kaminsky E.: Le tabac et l'alcool entravent-ils le travail intellectuel ? *Le Gaulois du Dimanche*, Novembre 1913, p.10-12

conséquences désastreuses pour la santé. Il tue par cancer, surtout du poumon, de la gorge et de la vessie, par insuffisance respiratoire liée à la bronchite chronique, par oblitération des artères des membres, du cœur, du cerveau. Son procès n'est donc plus à faire. Les revues, les journaux, radio et télévision le font en permanence. Plus personne ne peut ignorer ces risques, et les fumeurs en sont les plus informés.

Si le tabac n'avait aucun avantage, sans doute serait-il depuis longtemps abandonné. Pour qui considère fumer comme le mal absolu, il serait urgent de débaptiser la rue Jean Nicot à Paris, d'effacer tout souvenir de ce malfaiteur de l'humanité. Ce serait oublier que le tabac a été introduit comme une plante médicinale. On en attendait de grandes vertus. Jean Nicot n'est pas plus responsable de l'usage qui en a été fait que Becquerel et Marie Curie ne le sont d'Hiroshima, Tchernobyl et Fukushima. Occulter les bénéfices qu'un fumeur retire du tabac est se priver des moyens de comprendre pourquoi il lui est si difficile de s'en passer. Si l'on cherche à saisir ce qui l'attache au tabac, si l'on compatit à la perspective déchirante que représente pour lui le sevrage, on s'affranchit d'une image de castrateur. On est alors à même d'établir avec lui une relation de confiance qui peut grandement l'aider. Cette recherche peut même conduire à décider qu'il lui serait nuisible d'arrêter. Sur un plan plus général, serait-il même éthique de ne pas étudier ce qui peut rester du caractère médicinal de cette plante, voire conduire à d'éventuelles utilisations nouvelles.

C'est le traitement des migraines de Catherine de Médicis qui a justifié l'introduction du tabac en Europe. Théoriquement, la migraine traduit une dilatation douloureuse des artères crâniennes, que pourrait contrarier la nicotine. Mais d'éventuelles enquêtes sur la prévalence de la migraine chez les fumeurs ne nous avanceraient guère. Chez un fumeur invétéré, la tolérance aux effets vasculaires de la nicotine peut masquer entièrement de tels éventuels effets bénéfiques. De plus, qu'étaient donc ces *migraines* de la Reine. Peut être pas aussi bien définies qu'actuellement. Nicot lui avait fourni de la poudre de tabac, vraisemblablement poudre à priser. Eventuellement associée à une vasoconstriction provoquée par la nicotine, l'irritation de la muqueuse nasale provoquant quelques vigoureux éternuements et purgeant des fosses nasales encombrées pouvait peut-être soulager des maux de tête relevant de quelque sinusite...

Lorsque apparaît actuellement un nouveau médicament vraiment actif, il ne se passe guère de temps qu'il ne soit essayé, officiellement ou officieusement, dans une foule d'indications sans lien avec l'originelle. Comment ne pas comprendre que lorsque l'arsenal thérapeutique se résumait à la purge et la saignée, l'apparition d'une plante exotique de quelque vertu ait donné lieu à des essais, évidemment non-contrôlés. Toute évolution favorable d'une affection était naturellement mise au crédit du nouveau traitement. A l'opposé, pour ses détracteurs, le tabac devenait responsable de tout désordre de santé survenant chez un des ses utilisateurs, même si la cause réelle était ailleurs. Ainsi l'association si commune du tabac avec l'alcool rend peut-être compte du paradoxe qui faisait attribuer au tabac des effets délétères sur les fonctions psychiques, alors que les connaissances actuelles lui trouveraient plutôt une action favorable sur la mémoire et la vigilance.

Un des effets les plus pervers de la grande diffusion du tabac est que sa banalisation a fait échapper la plante à l'étude scientifique moderne. Seuls sont assez bien connus certains effets de la nicotine, parce qu'elle s'est révélée un véritable bistouri pharmacologique pour l'étude du système nerveux, et parce que son efficacité pour arrêter de fumer a conduit l'industrie pharmaceutique à financer de nombreuses études à son sujet. Encore s'agit-il beaucoup d'études animales. On connaît très peu ses effets chez l'Homme normal, non-fumeur. La peur de le rendre dépendant, dont le bien-fondé mériterait discussion, freine considérablement ce type de recherches. Si l'on croit vraiment que la nicotine porte l'entière responsabilité exclusive de la dépendance au tabac, cela pose effectivement un problème moral. Les effets du tabac lui-même ne sont guère connus qu'à travers les études épidémiologiques. Elles ne font guère que comptabiliser ses méfaits, qui n'ont plus guère besoin d'être prouvés. Ce n'est qu'à l'occasion de larges études prenant en compte de très nombreux facteurs que certains effets favorables ont pu être mis en lumière.

Les fumeurs sont d'accord pour dire qu'ils travaillent mieux lorsqu'ils fument. Mais ce pourrait être aussi qu'ils travaillent plus mal lorsqu'ils sont privés de tabac. Les travaux à ce sujet donnent des résultats plutôt discordants. Certes, chez le sujet normal, la nicotine produit une certaine activation psychique et accélère l'exécution des tâches complexes sans augmenter le nombre d'erreurs. Mais il est douteux que ces effets aigus soient durables. De toute façon, ces effets favorables sont mineurs, difficiles à démontrer. Ils ne justifient pas qu'on se mette à fumer pour avoir un meilleur rendement. La recherche d'une meilleure efficacité intellectuelle n'explique pas la dépendance.

De nombreuses enquêtes concluent que fumer diminue de moitié le risque de maladie d'Alzheimer et protègerait contre la maladie de Parkinson. Cette protection persiste même si l'on ne garde que les études bien menées, tenant compte que les fumeurs meurent plus jeunes et n'ont pas le temps de développer la maladie. Cet effet ayant été attribué à la nicotine, qui augmente la densité des récepteurs cholinergiques cérébraux, des essais thérapeutiques chez ces patients étaient justifiés. Il a ainsi été montré qu'une dose unique de nicotine améliorait l'attention -mais non la mémorisation- chez des patients souffrant d'Alzheimer léger ou modéré. Cependant un travail récent de l'équipe de Doll sur leur cohorte célèbre de près de 35.000 médecins ne retrouve aucun effet protecteur, ni sur la fréquence, ni sur l'âge de début des démences.

L'effet bénéfique le plus souvent mis en avant par les fumeurs est la détente. Fumer relaxe, soulage l'anxiété. Les consultants pour sevrage ont souvent des scores élevés aux tests d'anxiété et de dépression. Des dépressions authentiques se révèlent parfois au sevrage chez de gros fumeurs. Elles cèdent à la reprise du tabagisme, voire au traitement par la nicotine, comme si certains avaient trouvé dans la cigarette un traitement de leur état dépressif. Qu'une dépression se démasquant à l'arrêt d'un timbre à la nicotine puisse régresser à la reprise du traitement suggère que la nicotine soit l'agent actif. Cependant, certains composants de la fumée sont apparentés à des médicaments antidépresseurs. Leur concentration dans la fumée est suffisante pour être une explication plausible à cet effet.

90% des schizophrènes sont de gros fumeurs. D'où l'hypothèse qu'ils y trouvent un bénéfice de type médicamenteux. Mais on n'est pas d'accord sur sa nature. Serait-ce un effet direct positif de la nicotine ou d'autres composants de la fumée ? Y trouveraient-ils un antidote aux effets désagréables de leur traitement neuroleptique, rigidité évoquant la maladie de Parkinson, sécheresse de la bouche, hypotension ? La discussion n'est pas close. Pour rester dans le domaine des affections du système nerveux, sous forme de timbre ou de pulvérisation nasale, la nicotine s'est montrée efficace dans des spasmes rebelles des paupières, ainsi que dans des tics de la bouche et du visage.

Fumer fait maigrir. Certaines fumeuses utilisent le tabac pour contrôler leur poids. La nicotine est responsable de cet effet favorable. Mais elle diminue la synthèse des hormones féminines, et favorise chez la femme celle d'hormones de type mâle. Une transformation masculine du corps féminin en résulte, les graisses quittent les fesses pour se porter sur le ventre, la voix devient plus grave. Ces effets ont pour corollaire favorable la moindre incidence du cancer du corps de l'utérus chez les fumeuses. Cependant, fumer à l'adolescence lors du développement des seins favoriserait beaucoup le développement ultérieur de cancers du sein.

Hormis la fréquence des remontées acides dans l'œsophage et une influence fâcheuse sur les ulcères de l'estomac, les effets du tabac sur le tube digestif seraient plutôt favorables. Beaucoup de constipés chroniques comptent sur la cigarette du matin pour s'exonérer. Mais fumer diminue aussi l'incidence de la colite ulcéreuse, qui est améliorée par la nicotine sous forme de gomme ou de timbre. Pour les auteurs des siècles passés, le tabac guérissait plaies, ulcères et dartres, et l'obstruction intestinale. De telles observations devraient conduire à réexaminer ces allégations à la lumière des connaissances actuelles avant de les rejeter en bloc.

Enfin l'hypertension de la grossesse et l'éclampsie sont moins fréquentes chez les fumeuses. Ce n'est cependant pas une raison pour conseiller à une femme enceinte de se mettre à fumer.

La nicotine dans le tabac

En hommage à Nicot, les chimistes allemands Posselt et Reimann baptisèrent nicotine une substance active qu'ils avaient retirée en 1828 des feuilles de tabac. Dès 1809 le chimiste français Vauquelin aurait décelé dans le jus de tabac un principe actif basique, volatil et entraînable à la vapeur. Mais la formule chimique ne fut établie que par Pinner en 1895. Depuis, les chimistes ont trouvé dans le tabac et sa fumée plusieurs milliers de substances différentes. Certaines préexistent dans la plante, ou sont de simples polluants. D'autres sont formées par des réactions chimiques lors de la combustion. La liste des composants n'est pas close. Parmi eux, certains sont inoffensifs et sans activité particulière, par exemple l'eau ou le gaz carbonique. D'autres sont extrêmement dangereux, mais n'interviennent pas dans le phénomène de dépendance. Ainsi les nitrosamines provoquent des cancers à des doses infinitésimales. Elles ne sont pas pour autant responsables du fait que le fumeur aime fumer. Elles n'apparaissent que lors de la fermentation. Leur production est favorisée par l'abus des engrais contenant des nitrates, que la fermentation transforme en nitrites. Ces nitrites réagissent avec d'autres composants pour former ces redoutables nitrosamines. La feuille de tabac est hérissée d'une multitude de poils qui capturent les poussières de l'atmosphère, comme le Polonium radioactif, qui pourrait être aussi une des causes des cancers. Mais les engrais phosphatés en sont vraisemblablement une source importante. Parmi les toxiques formés lors de la combustion, l'oxyde de carbone est le principal. Les fréquents suicides et les intoxications accidentelles au gaz d'éclairage ont disparu depuis que le gaz de ville n'en contient plus, mais on connaît les accidents parfois mortels qu'il provoque par sa présence dans les gaz de combustion, chauffe-eau mal réglé, gaz d'échappement de voitures dans un garage clos. Or fumer une cigarette, c'est avoir dans la bouche un poêle qui tire mal. Lors des combustions lentes comme celle du tabac se forme aussi du goudron. Tous ces produits ne sont pas du tout propres au tabac. On les inhalerait de la même manière si l'on fumait n'importe quelle feuille, de la paille ou du papier.

Parmi toutes les substances que fabriquent les plantes, les chimistes ont isolé une catégorie de molécules qu'ils ont appelées *alcaloïdes*, parce qu'elles sont alcalines comme la soude, la potasse ou l'ammoniaque. On trouve dans ce grand groupe la plupart des poisons que les plantes excellent à élaborer, sans doute pour se défendre contre les animaux trop voraces. Ces armes chimiques sont bien entendu adaptées à l'adversaire à éliminer. Beaucoup sont des poisons du système nerveux, tout à fait dangereux pour ceux qui en ont un, et pas du tout pour la plante qui n'en a pas et peut donc se permettre d'en stocker des quantités considérables sans en souffrir.

Un gramme de tabac sec contient entre 15 et 25mg d'alcaloïdes, selon la variété, les conditions de culture, l'ensoleillement, et le niveau de la plante où la feuille a été cueillie. Plus les feuilles sont basses, plus elles en sont riches. La nicotine en représente environ 90%. Mais il y a 10% d'autres alcaloïdes, anabasine, anatabine, myosmine pour n'en citer que quelques uns. Leurs propriétés sont encore très mal connues. Ils sont peut-être responsables de certains effets du tabac. La plus grande partie est cependant due à la nicotine, dont les propriétés pharmacologiques ont au contraire été spécialement bien étudiées.

Pharmacologie

De Claude Bernard aux récepteurs

Depuis très longtemps, en particulier depuis que Claude Bernard s'y est intéressé au milieu du XIXe siècle, la nicotine a passionné les chercheurs. Les ganglions sympathiques contiennent des neurones dont les fibres constituent les nerfs qui accompagnent les artères dans leur trajet. Lorsqu'on les badigeonne avec de la nicotine, elle stimule ces neurones. Ils font alors se contracter les branches lointaines de ces artères. C'est très visible lorsqu'il s'agit de celles de l'oreille d'un lapin albinos que l'on voit blanchir. Il s'agit bien d'une stimulation, car si l'on coupe les nerfs, les artères se dilatent et l'oreille rougit. Cette expérience est à la base d'une l'énorme avancée scientifique. On a découvert que les nerfs agissaient parce qu'ils libéraient certaines molécules chimiques à l'extrémité de leurs fibres. Quand on stimule son nerf, le muscle se contracte ou se relâche selon la substance chimique libérée et le type de muscle. De la même façon, quand un neurone s'articule avec d'autres neurones, les substances qu'il sécrète à leur contact peuvent stimuler ou freiner leur activité. Tout se passe comme si les neurones émettaient des odeurs, reçues par divers *nez* qui réagissent selon la nature de leur porteur. Tout comme celle d'une fumée de cigare attirera le fumeur en manque et fera fuir un non-fumeur. Cette transmission chimique de l'information a fait donner à ces molécules le nom de *neurotransmetteurs* ou *neuromédiateurs*. Pour que l'information passe d'un neurone à un autre neurone ou à un muscle, il faut non seulement que le neuromédiateur soit libéré, mais que le muscle ou le neurone qui en est la cible le reconnaisse. Il le fait grâce à des *récepteurs* à la surface de sa membrane qui sont comme des serrures dont le neuromédiateur serait la clé. Bien évidemment, qui dit serrures dit fausses clés. La nicotine en est une.

La bonne clé du récepteur sur lequel agit la nicotine est une molécule simple, l'*acétylcholine*. C'est pourquoi on les appelle récepteurs cholinergiques. Mais il y a deux variétés de ces serrures cholinergiques. La nicotine ne sait ouvrir que l'une d'entre elles. C'est pourquoi on donne à ce type de récepteurs le nom de récepteurs *nicotiniques* (l'autre est ouvert par une autre *fausse clé,* la *muscarine*, qui est le poison de l'amanite tue-mouches, ce fameux champignon rouge à points blancs). La nicotine a donc été un merveilleux outil d'analyse pour les chercheurs, en pharmacologie et en biologie moléculaire. C'est le mérite de Jean-Pierre Changeux[14] d'avoir le premier révélé, à partir de l'organe électrique du poisson-torpille, comment était constitué un récepteur nicotinique et comment il fonctionnait. On a depuis décrit de nombreuses variétés de ces récepteurs, aussi bien au niveau de muscles divers que des neurones du système nerveux central. Ces récepteurs sont présents un peu partout dans l'organisme, même sur la membrane de cellules comme les globules blancs qui n'ont rien à voir avec le système nerveux. Ils participent à des fonctions vitales essentielles et très variées. Cela explique la très grande toxicité des poisons qui perturbent leur fonctionnement, comme la nicotine ou certains venins de serpents.

Pendant que ce groupe de chercheurs se passionnait d'une façon tout à fait indépendante pour ces récepteurs, ceux qui s'intéressaient au tabagisme étaient également obligés de prendre en compte la nicotine, puisque c'est tout de même l'alcaloïde principal du tabac. Hormis quelques curiosités botaniques comme tomates, aubergines et chèvrefeuille où l'on en trouve des traces, elle n'existe en abondance que dans le tabac. Ces chercheurs questionnaient donc les premiers pour tenter de comprendre pourquoi il était si difficile de se passer de tabac. Dialogue de sourds.

Les choses avancèrent cependant quand l'industrie pharmaceutique se mit à financer des travaux sur la nicotine. En effet l'habitude des équipages de sous-marins de se mettre à la chique quand ils étaient à bord où ils n'avaient pas le droit de fumer donna l'idée à un suédois, Fernö, de faire préparer un chewing-gum à la nicotine pour aider les fumeurs à s'arrêter. Certes, les succès n'étaient pas mirobolants, mais c'était la première fois qu'un médicament améliorait le pourcentage de réussite d'arrêt du tabac dans des études scientifiquement contrôlées le comparant à un produit *placebo*[15]. Une quantité considérable de travaux scientifiques vit alors le jour, souvent hélas clairement destinés à stimuler les ventes de nicotine pharmaceutique. Dès

---

14 Jean-Pierre Changeux. Neurophysiologiste (Institut Pasteur). Spécialiste de Biologie Moléculaire, il a isolé et décrit les récepteurs nicotiniques à l'acétylcholine des neurones et des muscles.

15 Un placebo est un médicament factice qui doit être indiscernable du médicament actif avec lequel on le compare. On peut ainsi séparer l'effet propre du produit actif du simple effet psychologique de prendre un médicament.

lors, on assimila peut-être un peu hâtivement l'attachement au tabac aux seuls effets de la nicotine.

L'important en effet est d'essayer de comprendre pourquoi le fumeur est si accroché au tabac. Charles Richet parlait d'engourdissement, émoussant la sensibilité des organes, d'une sorte d'anesthésie. Il est vrai qu'avant la découverte des anesthésiques, les chirurgiens des guerres de l'Empire faisaient fumer une pipe aux blessés pendant qu'ils les amputaient[16]. Les vertus anesthésiques de la nicotine ne sont cependant pas majeures. Seuls quelques chercheurs ont dit que le rat recevant de la nicotine était moins sensible à la douleur, mais cet effet est léger et n'est pas toujours retrouvé. En cela la nicotine se différencie radicalement de la morphine et même de l'alcool.

Un stimulant cérébral

Selon beaucoup de travaux, la nicotine stimulerait la mémoire, la vigilance et les performances intellectuelles. Il est clair qu'elle modifie le fonctionnement du système nerveux. D'une manière générale, elle provoque la sécrétion de substances appelées catécholamines, dont l'adrénaline et la dopamine sont les représentants les plus connus. L'adrénaline est une hormone fabriquée par la glande surrénale qui la déverse dans le sang. Les nerfs sympathiques, lorsqu'ils sont stimulés, libèrent à leur extrémité une molécule voisine, la noradrénaline qui est un neuromédiateur. Les effets de l'adrénaline et ceux de la stimulation du système nerveux sympathique sont voisins. Ces substances stimulent une zone particulière du cerveau (*locus cœruleus, substance réticulée activatrice*) et réveillent un animal qui dort. Elles augmentent la vigilance, l'attention.

La dopamine est un autre neuromédiateur. La nicotine provoque sa sécrétion dans d'autres structures cérébrales (*striatum ventral* chez l'Homme, *nucleus accumbens* chez le Rat), ce qui augmente l'activité motrice. On peut facilement observer qu'un rat devient plus actif dans sa cage sous l'influence de la nicotine. On mesure cette activité en comptant le nombre de fois où il coupe le faisceau d'une barrière infrarouge lors de ses déplacements. On peut donc attribuer sans discussion à la nicotine le pouvoir d'éveil.

Des tests un peu compliqués permettent de démontrer que la nicotine facilite la mise en mémoire immédiate et la rapidité d'exécution d'une tâche. Mais ces effets sont relativement discrets. Ils sont difficiles à mettre en évidence chez l'Homme. Le fumeur dit souvent que le tabac améliore ses performances intellectuelles. Est-ce une réelle amélioration, ou est-il incapable de faire quelque chose de sensé lorsqu'il est privé de tabac, parce qu'il ne peut penser qu'à çà ? La cigarette lui permettrait simplement de retrouver la possibilité de fonctionner normalement. Pour démontrer un effet réellement positif, il faudrait qu'elle améliore les performances d'un non-

[16] Ils ne survivaient hélas pas toujours. D'où peut être l'origine de l'expression *casser sa pipe*.

fumeur. Mais, aux doses absorbées par le fumeur, elle le rend tout bonnement malade et ses performances s'en ressentent défavorablement. Administrée à très faible dose à des non-fumeurs, elle accélère un peu leur vitesse de réaction. Ils répondent un peu plus vite aux tests et font un peu moins d'erreurs. Mais il s'agit d'expériences aiguës, jugeant de l'action immédiate de la nicotine. Or une tolérance à ses effets se développe rapidement. Qu'en serait-il si le non-fumeur en prenait de façon continue ?

Si les fumeurs étaient systématiquement plus efficaces dans la vie, plus rapides, s'ils avaient meilleure mémoire que les non-fumeurs, cela finirait par se savoir. Les entreprises recruteraient de préférence ceux dont le *curriculum vitae* dirait qu'ils en sont à trois paquets par jour. Les fumeurs seraient majoritaires dans les classes de très bons élèves préparant des concours difficiles. Les plus gros fumeurs sortiraient de polytechnique *dans la botte*. Au contraire, ce sont les élèves en difficulté scolaire, dans les classes de rattrapage qui fument le plus. Pour ma part, les premières semaines d'abstinence passées, je n'ai pas eu l'impression en rejoignant les ex-fumeurs d'avoir senti diminuer mes capacités de travail intellectuel. Surtout, contrairement à une opinion un peu à la mode, je suis certain que ce qui me poussait à fumer n'était pas la recherche d'une stimulation intellectuelle.

Dans mon laboratoire, un de mes étudiants a fait passer des tests de mémoire et d'efficacité psychomotrice à trois groupes de personnes. Il y avait des non-fumeurs de toujours, des fumeurs et des fumeurs en cours d'arrêt du tabac. Toutes les semaines pendant 6 semaines, et la veille de l'arrêt pour ceux du dernier groupe, on leur présentait des images d'objets variés. On leur lisait aussi à haute voix une liste de mots. On leur demandait alors à intervalles divers ce dont ils se souvenaient. De plus, un écran d'ordinateur se remplissait de lettres de l'alphabet tirées au hasard. Ils devaient en maniant la souris cliquer sur une lettre X sur deux dans une séance de trois minutes. Un logiciel comptait le nombre de clics corrects et le nombre d'erreurs. Nous n'avons relevé aucune différence entre les performances des trois groupes. Peut-être le groupe de ceux qui s'arrêtaient aurait-il été un peu perturbé si nous l'avions testé le lendemain ou le surlendemain de l'arrêt. Mais, après une semaine, on ne voyait absolument rien. Il est donc peu vraisemblable que la recherche d'un meilleur fonctionnement psychique soit la clé de l'accrochage à la cigarette.

Relaxant et anxiogène

L'éveil n'est qu'un des aspects des effets de la sécrétion d'adrénaline et de la stimulation sympathique tels qu'ils ont été vus par le physiologiste américain Walter Cannon. Il observait les réactions du chat quand il est agressé (il se contentait de lui envoyer un jet d'air dans les moustaches). La pupille se dilate, le poil se hérisse, l'animal fait le gros dos, ses pattes sont raidies parce que ses muscles sont tendus (le mot anglais *stress* qui signifie tension insiste bien sur cet état particulier). Dans le même temps, le cœur s'accélère, le foie libère du glucose dans le sang pour faire face à l'effort musculaire à venir. Ainsi, l'animal mobilise son énergie pour une réponse rapide et efficace. Selon l'expression célèbre de Cannon, il se prépare soit au combat soit à une fuite éperdue (*fight or flight*). On sent bien que ce sont les mêmes effets physiologiques que déclenche chez nous une agression. Un bruit anormal dans la maison la nuit, le cœur se met à battre, on est immédiatement tout à fait éveillé, on devient sensible au moindre craquement. Surtout, on se sent tendu, contracté, prêt à la défense. Cet éveil et cette tension musculaire ont une même cause, la stimulation cérébrale par l'adrénaline et la noradrénaline. La nicotine fait sécréter ces catécholamines. Elle a les mêmes effets d'éveil que le stress. Beaucoup de fumeurs disent que le tabac les stimule, les éveille, leur permet de mieux travailler. Ils tiennent mieux le coup dans des conditions difficiles demandant des efforts intenses, une lutte contre le froid. Ils peuvent rester vigilants tout au long d'une nuit de garde. L'effet cérébral de la nicotine devrait donc être absolument superposable à celui du stress. Elle devrait donc de même augmenter la tension muscula--*ire.

Or la majorité des fumeurs dit au contraire que le tabac les calme, les détend, les relaxe lorsqu'ils sont anxieux et stressés. C'est même la réponse qui vient en premier dans 80% des cas quand on pose la question: "Quelle vertu trouvez-vous à la cigarette ?" Ce paradoxe a été souligné par l'Américain Nesbitt qui lui a donné son nom. Certes il n'est pas paradoxal qu'un produit puisse être stimulant et également sédatif, mais pas *en même temps*. Cela dépend de la dose et aussi du délai après l'absorption. C'est clair avec l'alcool. Les débuts de l'ivresse se caractérisent par une excitation parfois violente, puis c'est la torpeur, quand on cuve son vin. Mais il est tout à fait paradoxal qu'un produit puisse stimuler et détendre *simultanément*.

On a cherché des explications biologiques. La nicotine en effet ne se contente pas de faire sécréter des catécholamines. Il existe dans le cerveau des récepteurs sur lesquels agissent les tranquillisants de type benzodiazépine (*Valium*®, *Temesta*®...). Le neuromédiateur qui stimule naturellement ces récepteurs est le GABA (acide gamma aminobutyrique). La nicotine est capable d'en faire sécréter. Elle peut faire également sécréter certaines endorphines, qui sont des substances analogues à la morphine normalement produites dans l'organisme. Cette hypothèse pose cependant le problème de la simultanéité de l'action stimulante et relaxante. Si l'on plonge la main dans un mélange d'eau chaude et d'eau froide, on n'a pas à la fois une sensation de chaud et de froid, mais la sensation intermédiaire plus ou moins tiède.

D'autres explications seraient plus psychologiques. Nesbitt en propose deux. La première est que le fumeur est habitué aux effets stimulants de la fumée de tabac, qui sont analogues à ceux du stress. Face à une situation stressante, il attribuerait à sa cigarette les effets ressentis, ce qui le rassurerait. La seconde serait que la stimulation quasi permanente de son système nerveux sympathique par la cigarette serait d'un niveau déjà tellement élevé qu'il ne pourrait guère être accru. L'effet d'un stress extérieur serait alors à peine perçu, noyé dans un *bruit de fond* intense, comme on perçoit mal ce que l'on essaie de vous dire dans le brouhaha d'une foule bruyante. L'objection est que les fumeurs déclarent que, face à une situation stressante, une cigarette les calme et les détend. Ils attribuent donc à la cigarette un effet *curatif* sur le stress. Or, selon les hypothèses avancées, il serait *préventif*, celui qui aurait déjà beaucoup fumé percevant moins les effets du stress.

On a beaucoup trop tendance à confondre stress et anxiété. La différence est importante. Le stress est une réaction physiologique à une agression. Il n'implique pas l'anxiété. Un boxeur sur un ring est dans un état de stress extrême. Muscles tendus, cœur battant à tout rompre, hypervigilant au moindre mouvement de l'adversaire. Mais il n'est pas anxieux du tout, il est entièrement dans l'action. L'anxiété est au contraire le sentiment diffus qu'une catastrophe, une attaque va se produire. Cela déclenche une réaction physiologique de stress, mais sans qu'il y ait agression réelle. J'imagine que le malaise ressenti vient de la discordance entre la préparation intense à l'action, combattre ou fuir, et l'impossibilité d'agir. Ne sachant d'où peut venir le danger, on ne peut savoir contre qui ou quoi se battre, ni où fuir pour trouver la sécurité. Mais le cœur bat fort, on est tendu. On perçoit ces manifestations physiques liées au stress. Elles donnent une réalité à la situation. Cela vient augmenter l'angoisse. Il peut alors s'instituer un cercle vicieux conduisant à un accès de panique.

Il n'est que deux solutions pour sortir de cet état. Ou bien étouffer la réaction physiologique par des médicaments, tranquillisants, bêtabloquants qui vont détendre les muscles et ralentir le cœur. Ou bien agir, de quelque manière que ce soit, pour évacuer ce besoin d'action qui n'a pas d'objet défini. On peut le faire par une agitation désordonnée, mais elle risque d'accroître la panique. On peut aussi trouver un bouc émissaire sur qui décharger son agressivité. On peut canaliser son énergie dans des actions structurées, rituels, prières, sacrifices symboliques…

La cigarette peut faire tout cela. D'où les explications comportementales justifiant son usage. La tripoter, l'allumer, même les mains tremblantes d'angoisse, c'est déjà agir, faire quelque chose. C'est aussi satisfaire à un rituel déjà bien appris. C'est aussi un exutoire à l'agressivité, un simulacre de combat, un sacrifice, une destruction par le feu qu'on complète en écrasant ce mégot plusieurs fois dans tous les sens dans le cendrier, voire en finissant de le détruire en le dilacérant avec un reste d'allumette. C'est aussi un simulacre de fuite derrière un écran de fumée protecteur, qui enveloppe de plus dans une atmosphère chaude et rassurante. C'est aussi la fumée qui racle la trachée, ce qui prouve que quelque chose peut quand même passer au travers de la gorge serrée par l'angoisse, et donc qu'on respire, *spiritus*, donc qu'on vit.

Tout ceci joue certainement un rôle majeur pour expliquer que la cigarette permet de gérer une situation angoissante. Mais si le soulagement de l'anxiété par la simple manipulation d'une cigarette expliquait que certains deviennent dépendants, pourquoi serait-elle nécessairement de tabac ? Une cigarette d'eucalyptus, voire toute autre fumée, même non directement inhalée comme celle d'un bâtonnet d'encens ? Elle ferait d'autant mieux l'affaire que, ne contenant pas de nicotine, elle n'augmenterait pas l'anxiété. Car nous avons la preuve que le tabac élève le niveau d'anxiété, vraisemblablement par un effet de la nicotine, car les scores aux tests psychologiques qui le mesurent diminuent progressivement quand on arrête de fumer.

Lorsqu'un fumeur tente de s'arrêter, il se plaint souvent d'être énervé, agressif et irritable. C'est sans doute en partie un stress lié à l'agression que représente l'arrêt. Tout s'arrange lorsqu'il refume. Il est donc difficile de dire si cet effet calmant est un effet primaire de la nicotine, sur certains sujets et dans certaines conditions, ou si c'est simplement que fumer supprime le manque. Il faudrait savoir si la nicotine a un effet calmant chez les non-fumeurs, mais elle les rend malades à des doses parfaitement tolérées par les fumeurs.

Je crois que la solution du paradoxe de Nesbitt était connue bien avant qu'il soit décrit. En 1969, Domino, un physiologiste américain, avait montré dans l'indifférence générale que le réflexe rotulien diminuait si l'on fumait une cigarette[17]. Ce réflexe que recherchent tous les médecins en vous tapant sur le genou avec leur petit marteau caoutchouté explore entre autres le niveau du tonus musculaire, c'est-à-dire le degré de tension des muscles. Cette tension varie selon l'état de vigilance. Celui qui s'endort sur sa chaise a tendance à s'écrouler parce que ses muscles se relâchent. La nuit, lors du sommeil, on est parfaitement détendu. Mais que le réveil sonne brutalement, les muscles se mettent violemment en tension. C'est le réveil en sursaut, qui vous met debout hors du lit, hagard, avant que vous ayez retrouvé tous vos esprits. Ainsi, normalement, l'activité des neurones moteurs module le niveau de contraction permanente des muscles, qu'on appelle le *tonus musculaire*. La diminution du réflexe rotulien sous l'influence de la cigarette démontre bien qu'elle provoque une réelle détente musculaire, comme celle que l'on a dans le sommeil. Nous connaissons depuis longtemps le mécanisme par lequel la nicotine obtient cette relaxation. Lorsqu'un nerf moteur de la moelle épinière commande la contraction d'un muscle, il

[17] Domino EF, Von Baumgarten AM: Tobacco, cigarette smoking and patella reflex depression.*Clin. Pharmacol. Ther. 1969; 10: 72-9*

renvoie vers la moelle un duplicata de cette commande. C'est un dispositif de contrôle. Il freine la stimulation excessive du muscle. C'est très analogue au système de régulateur de vitesse sur les voitures. Ce duplicata est enregistré par de petits neurones de la moelle. Lorsqu'ils jugent excessive l'activité du neurone moteur, qui risquerait de provoquer des contractures, des crampes, ces neurones inhibiteurs disent à ceux du nerf moteur de se calmer. C'est le fonctionnement normal de rétrocontrôle. Or la nicotine *stimule directement ces neurones inhibiteurs*, et diminue donc directement la tension musculaire. Ainsi la nicotine a un effet opposé selon le lieu où elle agit. Son effet cérébral devrait s'accompagner d'une augmentation du tonus musculaire, mais son action directe sur la moelle, non seulement prévient totalement cette augmentation de tension, mais encore supprime le tonus musculaire normal.

Il ne s'agit donc pas d'un paradoxe. Le cerveau du fumeur est réellement stimulé, *stressé* par la nicotine, mais celle-ci, par son action sur la moelle, relâche réellement les muscles. C'est ce relâchement que perçoit le fumeur sous forme d'une *détente.* Une conséquence inattendue est peut-être l'extraordinaire succès commercial des cigarettes *Marlboro*®. Car leur cow-boy fétiche est l'image même de l'effet pharmacologique de la nicotine. Regardez ce héros de westerns redresseur de torts, s'avançant dans la grande rue du village, passant devant le saloon, longeant les échoppes d'où peuvent surgir les méchants. Relax, cool, décontracté, la démarche chaloupée, les bras ballants. Mais si la caméra fait un gros plan sur son visage calme et impassible, l'hypervigilance est manifeste. A l'ombre du Stetson, les yeux sautent rapidement de droite à gauche, rien ne lui est inaperçu…Soudain, le déluge de mitraille, le bond derrière un tonneau, un tir calme d'une précision et d'une efficacité hallucinante. En effet, lorsque se déclenche un mouvement volontaire, les petits neurones inhibiteurs de la moelle qui masquaient l'augmentation de tension musculaire qu'aurait dû produire l'effet stressant de la nicotine sur le cerveau sont mis hors circuit. Le geste bénéficie alors à plein de l'effet cérébral de la nicotine qui, à l'instar du stress, favorise le mouvement volontaire.

Et voilà pourquoi Lucky Luke tire plus vite que son ombre. Regardez-le sur la dernière page de la couverture des bandes dessinées de Dargaud, alors qu'on lui avait encore laissé sa cigarette. Morris, avec le coup d'œil des grands dessinateurs, avait tout vu et tout traduit. Le saut du Stetson et du foulard, symbole de l'hypervigilance et de la vivacité de la réponse motrice. Les bras et les jambes demi fléchis, pas du tout ce qu'on enseigne à l'école de tir de la police, témoignent de la relaxation musculaire. La précision du tir qui troue en plein nombril l'ombre sur la palissade et, pour couronner le tout, n'énorme nuage de fumée protecteur comme on n'en a jamais vu sortir du canon d'un revolver.[18]

Paraître *cool, relax*, détendu mais prêt à l'action, bien que l'angoisse tenaille le ventre, voilà une image qui peut attirer les adolescents qui cherchent leur place dans un monde de peurs. Finalement, pour le fumeur, le tabac apparaît comme le produit à tout faire, se stimuler lorsqu'il a besoin de l'être, ou se calmer lorsqu'il le faut. On peut tenter d'expliquer la dépendance par le pouvoir du tabac d'apaiser les manifestations du sevrage. Il s'instaurerait un cercle vicieux: on fumerait pour calmer les malaises qui surviennent lorsqu'on s'arrête de fumer. Mais ce mécanisme ne peut tout expliquer, en particulier pourquoi, après un an et plus d'abstinence, on reprendrait une cigarette alors que ces troubles ne durent guère plus d'une quinzaine de jours.

Un antidépresseur

Ceux qui s'arrêtent de fumer le font en grande majorité seuls, sans aucune aide. Ceux qui viennent à une consultation de tabacologie sont en règle très accrochés au tabac. Ils ont souvent fait de multiples essais infructueux et consultent en dernier recours. Des tests psychologiques ont montré à Gilbert Lagrue[19] que près de la moitié de ces fumeurs avaient une tendance dépressive. Une vraie dépression peut se démasquer à l'arrêt du tabac, et céder dès qu'ils reprennent une cigarette. Certains sujets très dépendants ont vraisemblablement trouvé dans le tabac le médicament qui leur assurait un équilibre. Qui est responsable de l'effet ? La nicotine ? Certains ont vu leur dépression apparaître à l'arrêt d'un traitement par des timbres à la nicotine et disparaître à la reprise du traitement. Il est difficile de trancher formellement en faveur d'un rôle antidépresseur de la nicotine, quand on connaît l'importance des facteurs psychologiques lors de l'arrêt. Une autre possibilité est la cotinine. Elle résulte de la transformation de la nicotine par le foie. Elle a perdu les vertus stimulantes de la nicotine, mais serait douée de propriétés antidépressives. Elle a même été utilisée dans ce but comme médicament aux USA sous le nom de *Scotine*®. Enfin, on a trouvé dans la fumée des substances qui avaient l'activité d'une classe de médicaments antidépresseurs, les IMAO[20]. Ces médicaments empêchent la destruction de l'adrénaline, de la noradrénaline ou de la dopamine par des enzymes des cellules cérébrales. En étudiant *in vivo* le cerveau des fumeurs grâce à la tomographie à positrons, on a montré que tout se passait comme s'ils étaient

[18] J'aurais aimé reproduire ici ce dessin. Les Editions Dargaud ont justifié ainsi leur refus: "Ce document associe le personnage de Lucky Luke aux éventuels effets positifs de la cigarette, or cette association va totalement à l'encontre de la volonté de Morris qui a remplacé à dessein la cigarette par un brin de paille. Il a reçu à ce titre une médaille de l'OMS."

[19] Gilbert Lagrue. Professeur de Médecine, pionnier de l'aide au sevrage tabagique. Auteur d'*Arrêter de fumer* (Odile Jacob).

[20] Inhibiteurs de monoamine oxydases

traités par des IMAO. Cependant, ces médicaments ont été pratiquement abandonnés à cause de phénomènes d'intolérance importants, qui s'opposent à leur utilisation pour aider à arrêter le tabac.

Un hyperglycémiant

Fumer fait maigrir. C'est l'effet de la nicotine. Si l'on arrête de fumer, on grossit. Les fumeurs pèsent en moyenne 3,6 kg de moins que les non-fumeurs. Les rats à qui l'on donne de la nicotine de façon continue prennent moins de poids que des rats témoins, dont ils rattrapent le poids si l'on arrête le traitement. Les choses paraissent simples. La nicotine active le système nerveux sympathique et fait libérer de l'adrénaline par la médullo-surrénale. L'adrénaline fait libérer dans le sang du glucose par le foie, et des graisses par les cellules graisseuses. L'abondance de ce carburant a comme premier effet de couper la faim. La cigarette est un coupe-faim. Une deuxième conséquence est l'augmentation des combustions. Une partie de notre tissu graisseux, le *tissu adipeux brun* se mettrait à brûler les graisses comme un fou, pour rien, rien que pour faire de la chaleur, comme une torchère. L'activité musculaire même la plus faible coûte plus cher en calories si l'on fume. En plus, à l'arrêt du tabac, on se sent pousser un goût irrésistible pour tout ce qui est sucré. Or c'est bien connu, si l'on se gave de sucreries, cela fait grossir. A vrai dire, comme me l'a montré une étude portant sur plus de 3000 parisiens, qui comparait des non-fumeurs de toujours, des fumeurs et des ex-fumeurs, c'est fumer qui diminue le goût pour les aliments sucrés et augmente l'attrait pour les viandes. Ceux qui ont arrêté ne font que retrouver les préférences des non-fumeurs.

Certains effets du tabac pourraient être la conséquence directe de l'élévation de la glycémie sous l'effet de la nicotine. L'arrêt du tabac se fait bien souvent sans aucun trouble, mais parfois surviennent des malaises. Certains, comme les fringales, l'irritabilité, évoquent l'hypoglycémie. Un comprimé de glucose calme alors le désir de fumer. Ce n'est pas le goût sucré qui est en cause mais l'élévation de la glycémie. En effet le sorbitol, qui a le même goût sucré que le glucose mais n'est pas absorbé par l'intestin, est totalement inefficace. L'augmentation de la disponibilité en glucose des cellules cérébrales pourrait expliquer la stimulation intellectuelle attribuée à la nicotine. A en juger par des tests, les capacités de mémorisation sont améliorées par la prise de glucose, mais non par la saccharine. Les performances intellectuelles, en particulier chez le sujet âgé, sont d'autant meilleures que la glycémie monte plus haut après la prise de glucose. Le simple fait de ne pas prendre de petit déjeuner les diminue. Il est important de ne pas laisser partir les enfants à l'école l'estomac vide.

La glycémie à jeun est plus basse chez les fumeurs. Il y a sur ce point des divergences entre les auteurs. Elles tiennent peut-être au fait que les sujets aient ou non fumé avant la prise de sang. En effet, la nicotine élève la glycémie plus vite que ne le fait un petit déjeuner. Mais dans la journée, la glycémie des fumeurs qui continuent à se stimuler à la nicotine du matin au soir est au contraire en permanence élevée. On peut le prouver car l'hémoglobine des globules rouges est transformée en *hémoglobine glycosylée* par le glucose, proportionnellement à sa concentration dans le sang. Si l'on dose cette hémoglobine, on a une idée du niveau moyen de glycémie dans la journée. C'est un dosage couramment pratiqué pour juger du bon équilibre du traitement d'un diabétique. Cette hémoglobine modifiée est élevée chez le fumeur, ce qui contraste avec sa glycémie basse du matin, quand il est à jeun et n'a pas encore fumé. On peut donc penser qu'un fumeur est plutôt hypoglycémique le matin quand la nicotine dans son sang est au plus bas, mais qu'il maintient grâce à elle une glycémie élevée tout au long de la journée.

Certains sujets très dépendants pourraient donc être des hypoglycémiques qui s'ignorent. Ils auraient trouvé dans le tabac un moyen de relever rapidement leur glycémie défaillante. J'ai coordonné une étude contrôlée d'un timbre à la nicotine qui n'a pas été publiée[21]. Le jour choisi pour arrêter, les sujets venaient à jeun et sans avoir fumé depuis la veille. On pouvait considérer alors qu'ils avaient totalement éliminé leur nicotine, dont la demi-vie[22] n'est que de 2 heures. On leur faisait une prise de sang où l'on dosait entre autres la glycémie, puis on leur posait leur premier timbre. On dosait à nouveau la glycémie après les 6 semaines de traitement. Lors de ce contrôle, la glycémie des 218 sujets qui avaient recommencé à fumer avait augmenté de 4,7% par rapport au premier jour, ce qui confirme l'effet hyperglycémiant du tabac. Elle n'avait pas varié (-1,3%) chez les 76 sujets restés abstinents. Mais surtout, dans le groupe des 126 sujets assignés au timbre placebo et qui n'avaient donc par reçu de nicotine, la glycémie de départ des 25 sujets qui allaient réussir avait été supérieure de 8,4% à celle des 101 qui avaient recommencé à fumer. Comme si les sujets qui avaient une glycémie initiale basse n'avaient pu se passer de l'effet hyperglycémiant de la nicotine.

Une personne qui a naturellement quelques troubles dus à glycémie trop basse peut avoir trouvé dans le tabac le moyen de la relever, pour avoir un fonctionnement cérébral normal. S'il arrête de fumer, il va ressentir les malaises de l'hypoglycémie. A cela deux solutions: ou bien il reprend une cigarette, et c'est l'échec de sa tentative, ou bien il mange un peu plus, et des

---

[21] C'est un de ces cas de *biais de publication*. Lorsque les résultats de l'expérimentation d'un médicament ne lui sont pas favorables, le laboratoire pharmaceutique qui a organisé l'étude peut *oublier* de les publier. Mais il n'oubliera pas de publier un résultat qui serait positif par l'effet d'un seul hasard favorable. Cela crée une distorsion dans l'appréciation réelle de l'efficacité des médicaments.

[22] La demi-vie d'une substance est le temps nécessaire pour que sa concentration dans le sang diminue de moitié. On considère qu'elle est pratiquement éliminée après 5 demi-vies, soit en 10 heures environ pour la nicotine.

choses sucrées. Comme il prend trop de poids, il finit par reprendre une cigarette.

La nicotine et le système de récompense du cerveau

Dans les années 1950, deux chercheurs américains, Olds et Milne, ont implanté des électrodes dans diverses régions du cerveau de rats. Lorsque le rat appuyait accidentellement sur un levier placé dans la cage, une brève décharge électrique était envoyée dans son cerveau. Ses réactions variaient selon les zones stimulées. Beaucoup étaient muettes, sans manifestation extérieure visible. Parfois, le rat évitait de passer sur le levier, ce qui suggère qu'il éprouvait une sensation désagréable. Mais lorsque l'électrode était placée dans certaines régions, l'animal pressait le levier de plus en plus fréquemment, jusqu'à 100 fois par minute, en oubliant de boire et de manger.

L'interprétation, à vrai dire très anthropomorphique, fut que le rat ressentait un plaisir, et un besoin irrésistible de recommencer. Un rat apprend assez rapidement à presser sur un levier pour obtenir un biscuit. Par analogie avec le comportement humain, on suppose que manger le biscuit est la *récompense* qu'il reçoit pour ce comportement, ressentie comme un plaisir archaïque. On a donc donné à ces structures cérébrales le nom de ***système de récompense du cerveau***. On a supposé que tout se passait comme si, en stimulant électriquement son cerveau, l'animal obtenait directement le plaisir sans avoir à passer par une longue chaîne comportementale, où la faim déclenche la recherche et la prise de nourriture.

Ce comportement d'autostimulation électrique évoque évidemment tous ceux pour qui le seul centre d'intérêt dans l'existence est de se procurer et s'administrer un produit dit *addictif*, tel qu'alcool, héroïne, cocaïne, pour un plaisir de plus en plus passager. On utilise volontiers désormais le mot *addiction* pour désigner les dépendances. C'est un très ancien terme juridique, la condamnation d'un débiteur insolvable à devenir littéralement l'esclave de son créancier On a montré que toutes les substances addictives connues stimulaient ce système de récompense. Elles augmentent de diverses façons la concentration d'un neuromédiateur, la dopamine, dans un groupe de neurones de la base du cerveau (le *striatum ventral*). La stimulation électrique agit de la même manière. Elle fait libérer de la dopamine au voisinage de ces neurones. La dopamine stimule de plus d'autres structures impliquées dans l'affectivité, les émotions, la mémoire et facilite le passage de la motivation à l'acte.

La nicotine et l'addiction au tabac

Il est généralement admis que la nicotine confère au tabac son pouvoir addictif, au point que le Surgeon General[23] n'a pas hésité à intituler *Nicotine*

[23] Conseiller du gouvernement des Etats Unis en matière de santé

Addiction son rapport 1988. Mais l'argumentation repose sur un syllogisme, où deux propositions vraies justifient la troisième censée en découler:

Prémisse 1: Le tabac induit une puissante dépendance
Prémisse 2: La nicotine ne se trouve pratiquement en abondance que dans le tabac. Ce poison pénètre très bien dans le système nerveux central. Il y stimule des neurones pourvus de récepteurs cholinergiques nicotiniques qui innervent le striatum ventral, où il augmente la concentration de dopamine, au cœur du système de récompense. C'est un effet commun à pratiquement tous les produits addictifs.
Conclusion: La nicotine est responsable de la dépendance au tabac.

En fait, il ne s'agit pas d'un syllogisme mais d'un sophisme. En effet, une telle conclusion est inacceptable, car les arguments en sa faveur sont faibles. L'un d'eux est qu'un fumeur tend à contrôler sa nicotinémie à un niveau relativement constant. Lorsqu'on lui propose des cigarettes fortes ou légères, ou des cigarettes raccourcies, il modifie sa façon de fumer pour obtenir ce résultat en changeant le volume et le nombre des bouffées et la profondeur de l'inhalation. C'est ce qu'on a appelé le *titrage* de la nicotine. Mais cela ne prouve absolument rien, car le résultat serait identique si la substance responsable de la dépendance était un autre composant de la fumée, ou toute autre chose, dont la nicotine suivrait passivement la destinée.

Les études expérimentales rigoureuses qui en feraient la preuve irréfutable sont éthiquement inconcevables. Il faudrait tirer au sort deux groupes de non-fumeurs de toujours. L'un recevrait de la nicotine et l'autre un placebo. On verrait alors si le groupe recevant la nicotine en deviendrait dépendant ! Ce serait proprement scandaleux. Certes, en 1942, le chercheur américain Johnson s'est injecté de la nicotine, et a déclaré que cela lui donnait une sensation agréable. Mais il ne compara pas avec une solution placebo, injectée sans qu'il connaisse le contenu réel de la seringue, et ne devint jamais un adepte de la nicotine sous cutanée. D'autres essais chez l'homme ont montré que des volontaires préféraient s'injecter de la nicotine plutôt que du sérum salé[24], mais on est surpris de constater qu'il s'agissait de poly-toxicomanes, évidemment prêts à choisir tout ce qui pouvait leur apporter une sensation quelconque. Mais il n'est nul besoin de telles preuves pour se faire une opinion.

Tout d'abord, une simple constatation. Toutes les fois qu'un chimiste a extrait d'une plante douée de propriétés addictives une molécule responsable de ses effets et à la purifier, on peut faire confiance aux toxicomanes. Ils ont estimé cette molécule plus intéressante que la plante originelle, parce que plus active. Ils ont trouvé la meilleure manière de se l'administrer aux

[24] Appelé également "sérum physiologique". C'est de l'eau salée à 9g par litre, ce qui est à peu près la concentration dans le sérum du sang, qu'elle n'altère pas. Son injection est indolore.

bonnes concentrations en évitant les effets toxiques. Personne en France ne mastique une feuille de coca, on se fait une *ligne* de cocaïne. Les fumeries d'opium ont disparu pour laisser la place aux injections de morphine. Lorsqu'un chimiste bien intentionné a synthétisé l'héroïne à partir de la morphine pour aider les morphinomanes à se sevrer, ceux-ci ont bien vite adopté cette nouvelle molécule plus active.

Rien de tel avec la nicotine. Elle est connue, isolée, purifiée depuis un siècle et demi. Jamais elle n'a été utilisée seule à des fins toxicomaniaques. Même en période de guerre, où le tabac était rare et hors de prix au marché noir, jamais on n'a utilisé la nicotine pour doper les feuilles d'armoise ou de noyer que l'on fumait pour tromper son manque. Pourtant le trafic eût été facile et rentable. Sachant qu'une cigarette apportait alors au fumeur environ 1 mg de nicotine, passer la frontière suisse ou espagnole un jerrican à chaque main, c'était de chaque côté l'équivalent d'un million de paquets de cigarettes. On peut d'ailleurs se procurer aisément la nicotine sans documents spéciaux auprès de fournisseurs de produits chimiques pour laboratoires. Bien que de pureté extrême, on en trouve sur internet à moins de 200€ le litre en 2017. Une cigarette actuelle apportant environ 0,8mg de nicotine, un litre représenterait donc 1 200 000 cigarettes, ce qui mettrait la nicotine d'un paquet de cigarettes à 0,0033 euros, 300 paquets pour un euro ! Bien peu pour une drogue !

L'introduction de la nicotine comme traitement du tabagisme a réalisé une expérience grandeur nature. Clairement, comme ce sera discuté au chapitre des médicaments, même si elle atténue certaines manifestations désagréables de sevrage, un fumeur ne semble pas prêt à échanger sa cigarette contre de la seule nicotine. On ne peut pas identifier la puissante dépendance au tabac à une seule dépendance à la nicotine.

L'expérimentation animale du tabac

Le rêve du chercheur serait d'avoir facilement des animaux fumeurs. Cela permettrait d'explorer ce qui fait la puissance addictive du tabac, et éventuellement d'étudier les médicaments qui pourraient aider à s'en détacher. Malheureusement, l'homme est pour l'instant le seul animal qui en devienne aussi aisément et fortement dépendant.

Le singe est l'animal le plus proche. On voit dans les zoos des singes qui fument. Il n'y a pas vraiment d'étude scientifique à leur sujet. Fument-ils spontanément, par instinct d'imitation, ou pour obtenir des cacahuètes ou des bananes ? Après un an d'efforts, une équipe japonaise a réussi à faire fumer des singes. Il a d'abord fallu leur apprendre à aspirer un liquide sucré à travers un tube, comme on boit avec une paille. Puis ce liquide était distribué par une fontaine lorsqu'aspirer dans le même tube donnait seulement de l'air. On augmentait ensuite la force avec laquelle ils devaient aspirer pour faire fonctionner la fontaine. Enfin, on faisait arriver de la fumée de cigarette par le tube. Finalement, deux singes sur 14 ont appris. Un seul cependant fumait assez régulièrement. On a alors remplacé la fumée de cigarette normale par celle d'une cigarette faite de feuilles d'un tabac greffé sur des plants de tomate. Comme les alcaloïdes sont formés dans les racines, ces feuilles étaient exemptes de nicotine. On a observé alors le phénomène d'*extinction* décrit par Pavlov, car le singe a rapidement délaissé le tube qui amenait la fumée. En redonnant alors de la fumée de tabac véritable, le comportement de fume reprenait très vite. Bien que basée sur un seul animal, cette expérience est assez démonstrative. Elle ne prouve cependant pas le rôle exclusif de la nicotine, car cette greffe a pu priver les feuilles de beaucoup d'autres composants du tabac. Par ailleurs, un protocole expérimental aussi lourd est en pratique inutilisable pour des études sur le tabac. De toutes façons, le travail sur les singes est très difficile, extrêmement onéreux, et se heurte aux difficultés éthiques que soulèvent les études sur ces animaux si sensibles et évolués.

L'animal idéal serait le rat, ou la souris. Une reproduction rapide, la possibilité de travailler sur un grand nombre d'animaux, une résistance à toute épreuve. En outre, leur image dans le public ne suscite pas l'attendrissement et les attaques trop virulentes des antivivisectionnistes, qui eux-mêmes n'hésitent sans doute pas à mettre du raticide ou des tapettes dans leur grenier. Paradoxalement, seuls les chercheurs qui ont un contact direct et répété avec les rats apprécient leur gentillesse lorsqu'on ne les brutalise pas, leur intelligence, leur grâce d'écureuils quand ils grignotent un petit pois tenu à deux mains. On développe une véritable tendresse pour eux. Les souris ont bien moins bon caractère.

Malheureusement, on se heurte là aussi à de grandes difficultés. Pas question de faire fumer une mini-cigarette à un rat. On ne peut que l'enfumer. Ivan Chouroulinkov[25] enfumait des rats pour étudier les cancers provoqués par la fumée. Une cuve cylindrique en plexiglas était remplie de la fumée fraîche de cigarettes fumées par une machine. Une douzaine d'orifices latéraux permettaient d'y brancher des tubes en plexiglas, suffisamment étroits pour que les rats qu'on avait enfermés ne puissent se retourner. Du côté de leur nez, le tube était fermé par un bouchon percé d'un trou, par où arrivait la fumée, qui circulait autour de l'animal. Chouroulinkov me disait: "Ils deviennent vite dépendants car, le lundi matin, comme ils n'ont pas été enfumés pendant le week-end, ils sont en manque et se précipitent dans leur tube dès qu'on les sort de leur cage."

Afin d'en avoir le cœur net, je construisis une sorte de ratodrome: une boite de plexiglas cylindrique, portant en étoile 6 tubes à rats. Un seul était relié au réservoir de fumée. J'utilisai une dizaine de mâles et autant de femelles que Chouroulinkov avait enfumés pendant trois mois. Mis dans la

[25] Ivan Chouroulinkov ‡. Chercheur en cancérologie. CNRS Villejuif

boite, les rats explorèrent tous les tubes, mais se gardèrent bien de s'aventurer dans le seul qui donnait accès à la fumée. Mieux, quand on les y poussait, c'était une marche arrière effrénée pour s'en sortir. La réponse était claire. L'enfumage ne rendait pas les rats dépendants. S'ils se précipitaient dans les tubes, c'est que le propre des rats est de rentrer dans les trous. A vrai dire, l'enfumage ne rend pas l'Homme dépendant non plus. Les enfants qui font leurs devoirs sur un coin de table dans la brume du café-tabac des parents ne deviennent pas fumeurs plus souvent que les autres. Pour devenir dépendant, il faut une démarche active, mue par le désir d'essayer une cigarette et de persister malgré les éventuelles sensations désagréables.

L'Homme est également dépendant du tabac non fumé, chique ou prise nasale. Il n'y a hélas pratiquement aucun travail expérimental étudiant les effets de ces tabacs sur l'animal, à la recherche de composants actifs autres que la nicotine[26].

Expérimentation animale de la nicotine

Pour l'expérimentation animale, il est plus facile d'utiliser la nicotine. Elle est miscible à l'eau, on peut l'administrer en injections, et c'est une molécule bien définie qu'on peut se procurer pure dans des firmes de produits chimiques. Certains chercheurs ont obtenu que des singes s'en injectent. Non pas en se piquant comme n'importe quel toxicomane, mais en appuyant sur un levier qui déclenche une injection par un cathéter[27] implanté dans une veine du cou. Là encore, la capacité de la nicotine à susciter ces auto-injections est très faible par rapport à ce que l'on peut obtenir avec la cocaïne ou les opiacés.

On obtient facilement que des rats ou des souris s'injectent de la morphine ou de la cocaïne en appuyant sur des leviers dans leur cage. Certains auteurs ont réussi avec la nicotine, mais c'est beaucoup plus difficile. Ils utilisent le plus souvent des artifices. On commence à habituer les rats à presser le levier pour avoir de la cocaïne. On la remplace alors par la nicotine. Même avec cet artifice, j'ai tenté pendant 15 ans d'obtenir que mes rats s'injectent de la nicotine, sans un seul succès. Est-ce une question de souche de rats, de détails techniques qui m'ont valu autant d'échecs ? Pourtant, avec la même technique, mes rats se faisaient 300 injections de cocaïne par jour. Mystères de l'expérimentation. C'est toujours le même problème. Un résultat expérimental publié dans les journaux scientifiques doit pouvoir être reproduit par d'autres expérimentateurs pour être considéré comme décisif. De plus, l'interprétation donnée à des résultats positifs doit être irréfutable. A titre d'exemple, une publication montrant que des rats

---

[26] Le laboratoire de neuro-psycho-pharmacologie du Dr Renaud de Beaurepaire à l'Hôpital psychiatrique de Villejuif est le seul au monde à ma connaissance qui se consacre à de telles recherches sur des extraits de tabac.

[27] Tube de plastique souple, en polyéthylène, en élastomère de silicone, en téflon...

pouvaient s'auto-injecter de la nicotine concluait qu'ils en étaient devenus dépendants. Mais les détails du protocole laissaient place au doute. On *affamait* des rats. Ils apprenaient vite alors à appuyer sur un levier pour obtenir de l'eau sucrée. Ultérieurement, l'appui *sur le même levier* provoquait l'injection de nicotine. Dans la cage, un autre levier, levier-témoin, ne faisait injecter que du sérum salé. Les rats se mettaient alors à préférer le levier-nicotine. J'ai également tenté ce type d'expérience sans succès. Mais l'interprétation n'est pas aisée, sachant que la nicotine élève rapidement la glycémie. S'agit-il donc d'une réelle dépendance à la nicotine agissant sur les centres de récompense du cerveau, ou bien ces animaux affamés ont-ils appris que la nicotine leur apportait le même bien-être que l'eau sucrée ?

La *préférence de place* est un autre moyen de mesurer l'attachement d'un animal à une substance. Deux cages sont très différentes pour que les rats ne les confondent pas. Par exemple, l'une a un sol lisse, des parois à pois noirs sur fond blanc, l'autre un sol rugueux et des parois à rayures. Elles communiquent par un sas. On place un rat dans une des cages où on lui injecte simplement du sérum salé. Le lendemain, on le met dans l'autre cage où on lui injecte la substance à étudier dissoute dans du sérum salé. On répète plusieurs jours de suite, le rat recevant toujours la même chose dans la même cage. Après quoi, on place le rat dans le sas, libre d'aller dans l'une ou l'autre des cages. S'il passe plus de temps dans celle où il avait l'habitude de recevoir la substance, on suppose qu'il l'a ressentie comme agréable et souhaiterait en recevoir à nouveau. S'il l'évite, on suppose que ce fut une expérience désagréable à ne pas renouveler. Sinon, on suppose que la substance est neutre, ne produisant ni attirance, ni déplaisir.

Les rats passent ainsi beaucoup plus de temps dans une cage où ils ont reçu une injection de morphine. Mais la nicotine donne des résultats contradictoires. Certains auteurs ont trouvé qu'elle induit une préférence de place, d'autres le nient catégoriquement. La *Société de Tabacologie* avait il y a quelques années accordé une bourse d'études sur le sujet à un jeune chercheur travaillant dans un laboratoire CNRS de Gif-sur-Yvette. Après deux ans d'efforts, n'ayant pu obtenir un seul résultat positif, il a abandonné ce sujet de thèse.

Dans un excellent ouvrage, les auteurs passent en revue tous les pièges où peuvent tomber les chercheurs les plus honnêtes et les mieux intentionnés en quête de vérité[28]. Encore n'abordent-ils pas les pures tromperies que suscitent l'appât du gain ou des honneurs, ou les énormes intérêts financiers de multinationales anonymes. Ils voudraient inoculer une affection salvatrice qu'en éloge au scepticisme ils dénomment *scepticémie*. Douter, remettre en question des vérités qui semblent acquises est la plus grande vertu d'un esprit

---

[28] Petr Skrabanek et James Mc Cormick. *Follies and Fallacies in Medicine* Prometheus Books 1990 (en anglais)

scientifique. Mais la recherche scientifique demande des équipes de plus en plus spécialisées, disposant d'équipements lourds et d'un solide soutien financier. Soumettre les résultats d'expériences complexes à l'épreuve de reproductibilité par d'autres équipes relève donc parfois de l'utopie, et leur accorder confiance d'un véritable acte de foi.

Quel peut être le rôle de la nicotine ?

Pour un fumeur, la nicotine ne remplace pas le tabac. Pourtant les cigarettes pratiquement dépourvues de nicotine comme la *Premier®* ont été un flop commercial. On peut donc en conclure que la nicotine est indispensable au phénomène de dépendance, sans en être la cause unique.

Une expérience apporte peut-être une lumière nouvelle[29]. Au service de recherches de Sanofi-Synthélabo qui l'avait recrutée, une de mes anciennes étudiantes, Caroline Cohen, a réussi ce que les faibles moyens de mon laboratoire ne lui avaient pas permis d'obtenir. Elle a sélectionné par actométrie[30] des rats supposés particulièrement sensibles à la nicotine parce qu'une injection les rendait hyperactifs. Selon un protocole déjà décrit, elle les a mis à jeun, affamés, dans une cage à deux leviers. L'un distribuait un petit biscuit, l'autre était inactif et comptait les appuis accidentels. Elle n'a conservé que les rats qui avaient appris à presser le bon levier-biscuit. Alors, au lieu du biscuit, ce même levier a désormais commandé une seringue électrique qui injectait une dose de nicotine intraveineuse. L'autre levier faisait injecter du sérum salé. Après un certain temps, un groupe de rats avaient appris à choisir le levier-nicotine. Elle ne conserva que ces rats pour la suite de l'expérience.

Afin d'étudier l'influence de stimulations de l'environnement sur ces injections, elle associa alors à la pression du levier-nicotine un spectacle son-et-lumière (pour rats !). Un vibreur pour le son, une petite lampe pour la lumière. Elle divisa alors ces rats en deux groupes. Dans le premier groupe, le levier-nicotine continuait à fournir de la nicotine. Dans les cages du second groupe, les deux leviers ne faisaient plus injecter que du sérum salé. Dans ce groupe, le spectacle se montra si peu intéressant que les appuis sur l'ancien levier-nicotine cessèrent presque complètement, tombant au niveau de l'autre levier. Quant aux rats recevant de la nicotine, ils continuaient à appuyer au même rythme.

Tout autre que Caroline aurait conclu que ces rats étaient dépendants de la nicotine. Pour le vérifier, elle la supprima: les deux leviers n'injectèrent plus que du sérum salé. C'est alors que l'incroyable se produisit. *Les rats*

---

[29] Cohen C, Perrault G, Griebel G, Soubrié P. Nicotine-associated cues maintain nicotine-seeking behavior in Rats several weeks after nicotine withdrawal: Reversal by the cannabinoid (CB1) receptor antagonist, Rimonabant (SR141716) *Neuropsychopharmacology.* 2005; 30(1): 145-55.

[30] Actométrie ; l'animal est mis dans une cage équipée de faisceaux infrarouges qui enregistrent tous ses déplacements.

continuèrent à appuyer préférentiellement sur le levier qui avait fourni de la nicotine, pendant les trois mois où elle poursuivit l'expérience, ce qui est considérable dans la durée de vie d'un rat. Qui plus est, ils augmentèrent même la fréquence de leurs auto-injections. Cela, on peut le comprendre. Lorsqu'ils recevaient de la nicotine, ils seraient vite arrivés à des doses toxiques, ce qui limitait leurs injections. Mais comment interpréter la persistance de ces injections ? S'agissait-il d'une habitude acquise, d'un véritable tic à presser ce levier ? Pour en avoir le cœur net, elle supprima alors le son-et-lumière, et les rats cessèrent vite d'appuyer sur ce levier.

J'estime cette expérience *fondamentale*. Le spectacle son-et-lumière, que les rats-témoins considéraient comme banal, avait acquis une importance et un attrait particulier lorsqu'il avait été associé de façon répétée à une injection de nicotine. Une fois ce *marquage* réalisé, la nicotine ne s'est plus montrée indispensable, l'évènement son-et-lumière a désormais sa vie, son influence propre, il est recherché pour lui-même.

Je me permets de risquer une interprétation. Nous avons tous ces photographies des moments forts de fêtes de famille ou de vacances, que l'on colle dans des albums. Avec le temps, ces photos finissent pas résumer à elles seules le fameux voyage au Maroc, tout le reste s'efface. De même, au long de la vie, nous avons tous vécu des situations, des évènements qui ont pris une place particulière. Leurs images sont vives dans le souvenir, fixées dans le cerveau. Ce sont des *évènements marquants*. Or nous savons ce qui réalise ce marquage. En général, ces évènements ont été associés à des émotions fortes, agréables ou désagréables, une fête, un deuil, un accident, un stress important. Dans ces occasions, l'organisme sécrète de nombreuses hormones, comme l'adrénaline, le cortisol. Ces *hormones du stress* agissent sur certaines structures du cerveau: l'amygdale[31] et l'hippocampe, responsables de la mémoire. Elles facilitent la mise en mémoire de la situation responsable de cette activation émotionnelle. Or, tout comme le stress et les émotions, la nicotine fait sécréter exactement les mêmes hormones. On peut donc penser que des évènements banaux que l'on a coutume de vivre une cigarette à la main, boire le café de midi, écrire, une pause sur le chantier sont des *évènements marqués* en présence de nicotine. Mais le marquage réalisé, elle n'est plus nécessaire. C'est ce qui me semble être arrivé aux rats de Caroline Cohen. Une preuve est que les fumeurs privés de tabac préfèrent une cigarette sans nicotine à une gomme ou à une injection de nicotine.

Mais pourquoi préfèrent-ils justement la cigarette ? Parce qu'elle fait toujours partie de la situation ainsi marquée. Elle est sur la photo. Mieux, dans toutes les situations que vit ainsi un fumeur, la cigarette est le seul

---

[31] Comme l'hippocampe, cette région du cerveau doit son nom à sa forme (latin *amygdala*: amande). Rien à voir avec les amygdales de la gorge, hormis la forme.

élément constant. Elle est toujours là, comme quand le photographe met en marche son retardement pour se mettre à l'arrière du groupe. Les groupes changent, il est toujours là. Comme ces émissions télévisées où défilent des invités prix Goncourt, prix Nobel, artistes, chercheurs brillants qu'on aura oublié le lendemain, le seul élément constant est l'animateur, qu'il s'appelle Bernard Pivot, Patrick Poivre d'Arvor ou Michel Drucker. C'est lui l'homme célèbre, qu'on n'oubliera pas: il est le seul élément constant.

Mais la nicotine a un goût, a des effets que l'on ressent. Cela fait aussi partie du tableau. Et c'est sans doute pourquoi un fumeur n'accroche pas à une cigarette de tussilage ou d'eucalyptus, même si elle peut être un substitut temporaire plus efficace que la nicotine elle-même.

En résumé

1.- La nicotine a trois effets principaux: Elle stimule l'activité cérébrale, elle relâche les muscles et elle augmente la glycémie.

2.- Ces effets peuvent être appréciés par certains fumeurs, mais n'expliquent pas à eux seuls la dépendance.

3.- Leur absence lors de l'arrêt du tabac peut expliquer certaines manifestations *de sevrage* et l'effet thérapeutique de la nicotine.

4.- La nicotine peut marquer en mémoire certaines situations environnementales qui appelleront à fumer, mais elle n'est pas nécessaire à la persistance de l'influence de ces situations.

5.- La nicotine ne remplace pas le tabac. Indispensable à la dépendance, elle ne la résume pas.

CHAPITRE VI

Le tabac et son usage

Du gris, que l'on prend dans ses doigts
et qu'on roule...
E. Dumont . Musique F.L . Benech. *Du gris*

La fumée

La fumée, subtile émanation du feu, semble lui emprunter sa force en s'élevant. Au point que les frères Montgolfier lui attribuaient la *vertu ascensionnelle*. Ils empilaient des herbes vertes humides sur le feu qui gonflait leurs ballons, afin que la fumée soit visible et bien épaisse. La fumée, qui emporte et exalte les arômes des plantes, a fasciné l'homme bien avant qu'il connaisse le tabac. En Inde, mille cinq cent ans avant notre ère, les fumigations constituaient la partie essentielle des rituels religieux de la période védique. Le chanvre faisait vraisemblablement partie de ces rituels, puisque parmi les substances utilisées on comptait le *soma* et le *bhangas*, et que *bhang* est le nom indou usuel du cannabis. Selon Hérodote, les Scythes répandirent l'usage religieux du cannabis de la Sibérie à l'Europe au VIe et Ve siècle avant Jésus-Christ. Lors de cérémonies, ils inhalaient la fumée exhalée par les graines et les sommités fleuries de chanvre jetées sur des pierres brûlantes. C'est vraisemblablement la fumée de jusquiame qu'inhalait la Pythie de Delphes pour se mettre en transes et rendre ses oracles. Dans de nombreux cultes, les aromates, l'encens mêlés à la myrrhe et le benjoin ont été brûlés dans des rites de purification et d'exorcisme. Un autel des encens existait au temple de Jérusalem. L'usage s'en répandait d'autant plus que certaines fumées génèrent une sorte d'enthousiasme, une élévation de l'âme et un obscurcissement de la conscience. Par un glissement sémantique, le mot de fumée en est venu à exprimer ces vertus, si bien qu'on parle encore de nos jours des *fumées* de l'alcool.

L'utilisation individuelle n'était d'ailleurs pas inconnue. Un cylindre assyrien du VIe siècle avant Jésus-Christ représente un roi aspirant par un tuyau la fumée d'un petit fourneau rond. On aurait retrouvé dans des tombeaux celtiques d'Irlande et au Danemark certains ustensiles se rapprochant des pipes modernes, qui auraient pu servir à aspirer la fumée de quelque aromate. Le tabac semble exclu, puisque les nicotianées sont des plantes américaines et australiennes. Pourtant l'utilisation d'une sorte de tabac sauvage à fleurs jaunes, qui pourrait être une variété de *Nicotiana rustica*, aurait déjà été signalée en Chine dans la province de Gan Su en 225 de notre ère. Quelques données récentes sont troublantes. Ainsi, en 1992, une équipe de Munich a pu doser de la cocaïne, du haschich, mais également de la nicotine dans des momies égyptiennes d'un millénaire avant notre ère. L'hypothèse la plus immédiate, en particulier pour les cheveux et les tissus mous, est celle d'une contamination par le tabagisme des archéologues. La présence dans les os pose un peu plus problème, mais pour emporter la conviction, il faudrait des études sur des momies de découverte récente, vierges de tout contact avec de la fumée de tabac environnementale car la nicotine a une prodigieuse capacité de diffusion. L'analyse devrait plutôt porter sur la cotinine. La cotinine traduit la transformation de la nicotine par un organisme vivant. C'est le produit de destruction de la nicotine par le foie. Elle n'est pas volatile, elle ne diffuse pas et ne se fixe pas sur n'importe quoi, cheveux, vêtements comme le fait la nicotine. Aucun texte égyptien ne faisant état d'utilisation d'une plante pouvant être du tabac, cette nicotine pourrait provenir d'autres sources, puisqu'elle est présente en petites quantités dans d'autres espèces. Il pourrait s'agir d'une nicotianée sauvage comme il vient d'en être découvert une en Afrique. Mais on a aussi retrouvé dans ces momies de la cocaïne, qui n'a pas les propriétés de diffusion et d'adsorption de la nicotine. C'est beaucoup moins explicable, et pourrait suggérer l'existence de liens commerciaux très anciens avec le nouveau monde, peut être par le détroit de Behring. Quoi qu'il en soit, le terrain n'était pas vierge à la fin du XVe siècle et était propice à l'implantation d'une nouvelle plante à faire de la fumée.

Les tabacs

Les variétés botaniques

Les graines de tabac sont minuscules, mais donnent en une saison des plantes qui atteignent facilement un mètre de hauteur. Le seul tabac autorisé en France est *Nicotiana tabacum.* Mais, en fonction du climat, des conditions de culture, une grande diversification s'est faite. On peut grossièrement distinguer quatre grandes variétés:

Le tabac brun. Les grandes et larges feuilles de ce tabac ont facilement 60cm de longueur. Il est essentiellement cultivé en Europe et en Amérique du sud. Séché à l'air dans des hangars bien aérés, il prend une coloration brun foncé. Il subit une fermentation active qui consomme une grande partie des sucres de la plante. On en fait des cigarettes brunes, du tabac à chiquer ou à priser, des cigares (sauf les capes qui sont des feuilles très fines qui en constituent l'enveloppe extérieure. Elles sont à Cuba l'objet d'une production et d'un traitement particulier).

On cultive pour certaines utilisations deux variétés de production peu importante. Le Maryland est un tabac brun léger cultivé aux USA et en Suisse. Le Kentucky est un tabac brun corsé séché au feu direct. Il est cultivé en Italie, en Pologne, aux USA. Il est surtout utilisé pour la pipe.

Le Burley. Un agriculteur américain a repéré dans son champ de tabac un plant à feuilles jaunâtres, qui s'est avéré un mutant pauvre en chlorophylle. Il a été isolé, reproduit et sa culture s'est répandue essentiellement aux USA. Il est également séché à l'air naturel, prenant alors une coloration brun clair. Cependant, à la différence des tabacs bruns, il n'est pas fermenté, conservant donc une grande proportion de ses sucres.

Le Virginie. Largement cultivé aux USA, il est séché à l'étuve à 70° (flue-cured), où il prend une coloration jaune clair. Ce traitement arrête toute fermentation, ce qui lui confère une richesse particulière en sucres.

Le tabac d'orient. Cultivé en Grèce, en Turquie, il pousse dans des conditions de sécheresse extrême. Lorsqu'il est replanté, on lui accorde un fond de boite de conserve d'eau, *une goutte pour la vie.* Dans ces conditions de misère ne peut se développer qu'une toute petite plante avec de très petites feuilles d'environ 10 cm, qui sont enfilées et séchées au soleil. En contrepartie, ces petites feuilles contiennent autant de poils sécréteurs que celles des grandes variétés, ce qui donne un tabac très aromatique. Il est très rarement fumé seul, essentiellement utilisé en mélange avec les autres tabacs.

Le tabac des différentes variétés est découpé en fines lanières pour la confection des cigarettes, du tabac à rouler ou à fumer dans la pipe. On l'appelle alors *scaferlati.* L'origine de ce mot est obscure. Ce pourrait être une altération de l'italien *scarpellati* qui signifierait *taillé aux ciseaux.* Les boucles souples de ces lanières aèrent le tabac, favorisant le passage de l'air et la combustion.

Les cigarettes

Une façon de s'administrer les composants chimiques du tabac, dont la nicotine et beaucoup d'autres substances, sans parler des arômes, est de le distiller par la chaleur et d'en inhaler les vapeurs. Qu'il s'agisse de pipe, de cigare ou de cigarettes, le principe est le même: une partie du tabac est brûlée à température élevée, environ 800°C, donc détruite. Les gaz chauds provenant du foyer de combustion traversent une colonne de tabac. Ils entraînent par distillation la nicotine et d'autres alcaloïdes, volatilisés par la chaleur et la vapeur d'eau. L'élévation de température crée aussi des conditions favorables à des réactions chimiques entre les différents composants de la fumée naissante, préexistant dans le tabac ou provenant de leur destruction. Des molécules nouvelles sont formées qui peuvent avoir des propriétés particulières.

La cigarette est devenue de loin le mode de consommation du tabac le plus répandu. Pourtant on a beaucoup prisé pendant tout le XVIIIe siècle. Le tabac était râpé directement par les fumeurs, ou acheté en poudre et conservé dans des tabatières qui allaient de la simple boite à des objets de luxe de bois précieux, ouvragés, incrustés de nacre, d'or ou d'argent, qui faisaient partie des cadeaux diplomatiques aux grands de ce monde. Les premières cigarettes auraient été le produit d'une petite industrie. Quelques espagnols peu fortunés auraient récupéré et roulé dans du papier des mégots de cigares jetés par les riches négociants. Un tel petit commerce existait en France après 1940 pendant l'occupation allemande, à partir de la récupération de mégots de cigarettes. Que l'anecdote soit ou non véridique, la cigarette aurait été fumée en Espagne dès la seconde moitié du XVIe siècle. Elle n'arriva en France qu'après 1809 avec les troupes napoléoniennes, et se développa extrêmement rapidement à partir de 1830. Le mot *cigaret* (petit cigare, 1830) devint *cigarette* en 1840. La première manufacture fut créée à Gros Caillou en 1842, là où se trouvait le siège de la SEITA[32], quai d'Orsay à Paris. Une première machine, le *cigarettotype* de Le Maire fut construite en 1843. L'ancêtre du filtre, un bout de bois de marronnier poli de 3 cm de long, apparaissait la même année, remplacé en 1847 par un véritable filtre en carton roulé, plus économique. Le tabac était cependant encore essentiellement fumé avec les pipes, ou roulé à la main dans des feuilles de maïs ou de papier journal, puis dans des papiers spécialement étudiés. Vers 1880 apparurent des machines capables d'assurer un grand débit de fabrication. Surini et Durand ont présenté à l'exposition universelle de 1878 une machine qui confectionnait 3600 cigarettes à l'heure. Ce passage au stade de la grande industrie et les améliorations technologiques a permis de fournir des *cigarettes toutes faites,* comme on les appelait encore entre les deux guerres, à un prix tout à fait compétitif avec la confection manuelle individuelle. Il porte la grande responsabilité de l'énorme diffusion du tabagisme. En 1900, on produisait en France un million de cigarettes. En 1923, dix milliards, en 1939, près de 20 milliards. Les machines actuelles arrivent à des cadences supérieures à 12.000 unités par minute, et la consommation annuelle française avant la loi Evin frôlait les 100 milliards de cigarettes. La première fabrique moderne de cigarettes équipées d'un filtre a été construite en Suisse dans les années 30. En France, l'*ANIC*, munie d'un filtre en coton, a été commercialisée en 1937. Actuellement, les cigarettes-filtre occupent la plus grande part du marché. La présentation s'est également mécanisée. Les machines à empaqueter fabriquent maintenant près de 400 paquets à la minute, dans des emballages non seulement propres, mais aussi luxueux, colorés, attractifs, ce qui compte certainement pour beaucoup dans l'adoption de la cigarette par les femmes, très sensibles à l'esthétique.

Les raisons de la prééminence de la cigarette industrielle sur les autres formes d'utilisation tiennent sans doute à la facilité d'utilisation. Le laboureur

---

[32] Service, puis Société d'Exploitation Industrielle des Tabacs et Allumettes. Privatisée en 1995. Fusionne en 1999 avec l'espagnol Tabacalera pour former Altadis, acheté après OPA par Imperial Tobacco en 2007

qui roulait une cigarette au bout du sillon pouvait y trouver le temps de laisser souffler ses bœufs. Maintenant, deux doigts plongent dans une poche et la cigarette est là, le stylo dans l'autre main a à peine interrompu sa course.

D'autres possibilités ont été avancées pour expliquer ce succès. Elles sont basées sur la manière dont la nicotine est absorbée à partir de la fumée. Mélangée à de l'air, elle est inhalée profondément, atteignant les alvéoles pulmonaires. La surface totale de celles-ci est énorme, une centaine de m^2, un terrain de tennis. C'est essentiel à la rapidité des échanges gazeux, l'oxygène entrant, le gaz carbonique sortant. Cela permet aussi l'absorption rapide et pratiquement totale de la nicotine. Le sang qui vient des poumons l'amène dans l'oreillette gauche du cœur, puis dans le ventricule gauche d'où elle est immédiatement envoyée dans les artères. En 7 secondes, elle arrive au cerveau. Cette rapidité d'imprégnation des cellules du système de récompense après inhalation de fumée est considérée, à mon sens assez abusivement, comme une des raisons importantes de l'abandon du tabac chiqué ou prisé en faveur de la cigarette.

Technologie de la cigarette

Le tabac

Théoriquement, seule *Nicotiana tabacum* est utilisée dans les cigarettes fumées en France, bien que l'industrie ait souhaité introduire d'autres nicotianées, comme *Nicotiana rustica*, consommée en particulier dans l'ex-URSS comme tabac de seconde qualité sous le nom de *maxhorka*. Selon le tabac utilisé et la préparation, on distingue trois grands types de cigarettes:

Les cigarettes brunes. Elles sont faites de tabac brun, sans additifs. Une légère torréfaction développe les arômes. La fermentation a éliminé les sucres et donne à la fumée une légère alcalinité (pH d'environ 7,5). Jadis les seules consommées en Europe, leur part de marché diminue au profit des cigarettes de *goût américain*.

Les cigarettes de goût anglais sont faites de tabac de Virginie pur, utilisé généralement sans additifs. La fumée est très acide (pH autour de 5,5).

Les cigarettes de goût américain sont un mélange de Virginie, de Burley et de tabac d'orient dans des proportions variant selon les marques. Ces tabacs non fermentés sont riches en sucres. Leur fumée est acide, voisine de pH 6,5, avec des variations selon les mélanges. La tendance du Burley à perdre ses arômes lorsqu'il est découpé en scaferlati a conduit à chercher une compensation en traitant ces mélanges de tabacs avec des *sauces* aromatiques.

Une cigarette est un boudin de tabac scaferlati roulé dans du papier fin et poreux. On lui associe maintenant le plus souvent un filtre. Il est fixé aux 5 derniers millimètres de la cigarette par un *papier-manchette* qui l'entoure, habituellement coloré en jaune pour imiter le liège qui était l'apanage d'anciennes cigarettes de luxe.

La fumée et les rendements

La culture du tabac est soumise aux mêmes aléas météorologiques que celles des autres plantes. Une vigne, qui donnera une année de grand soleil un vin titrant spontanément 13° d'alcool, obligera à le chaptaliser l'année suivante froide et pluvieuse. Les compagnies tabagières souhaitaient assurer une certaine constance à leurs produits, ne pas s'entendre dire une année que la cigarette était si forte et âcre qu'elle était infumable, l'année suivante que c'était du foin. Il leur fallait choisir des mélanges de tabac pour obtenir le goût et la force caractéristiques de chaque marque. Il fallait des mesures objectives. Doser ce que contient le tabac n'a pas de sens. On n'y trouve par exemple pas de produits qui se forment lorsqu'il brûle, comme le goudron. Il fallait évaluer ce que recevait le fumeur. C'est donc les tabagiers qui, autour de 1930, ont observé, mesuré la façon dont on fumait alors. On à estimé qu'en moyenne un fumeur moyen tirait de sa cigarette toutes les minutes une bouffée de 35ml, aspirée en deux secondes, jusqu'à ce que le mégot mesure 23mm.

Sur cette base, on a alors construit des machines à fumer des cigarettes. (Figure 5). Une seringue mue par un moteur électrique aspire des bouffées de 35ml en 2 secondes toutes les minutes. C'est le standard international.

Figure 5

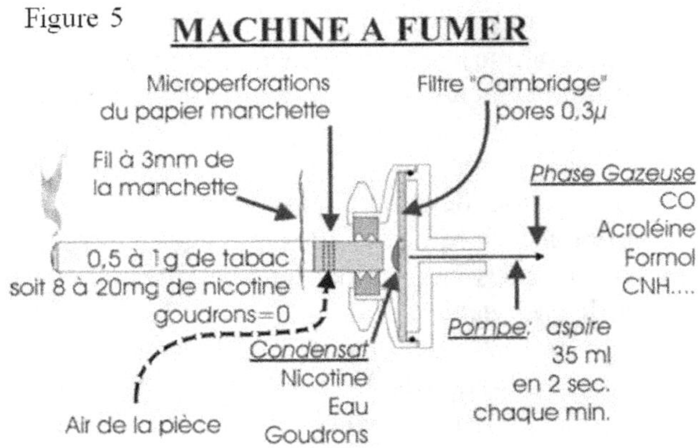

De 8 et 9 bouffées sont prises d'une cigarette dans ces conditions. Un fil est tendu à au contact de la cigarette, 23 mm avant le bout buccal, ou mieux 8mm avant le filtre, car la plupart des cigarettes en ont un. Le fil est brûlé et casse quand le foyer arrive à son niveau. Cela coupe un contact électrique et arrête la machine. L'humidité du tabac, la température de la pièce, la vitesse maximum des courants d'air sont parfaitement définies.

La fumée est rendue visible du fait de particules en suspension. Aspirée par la machine, elle les dépose sur un filtre de cellulose très épais, avec des pores de 0,3 microns. Les fumeurs qui ont un jour soufflé de la fumée à travers un mouchoir ont vu ce dépôt marron. On pèse le filtre avant et après la fume pour avoir le poids de ce qu'on appelle le *condensat*. Il contient toute la nicotine et la vapeur d'eau condensée, qui provient de l'humidité du tabac, ou est produite par la combustion. On y dose l'eau et la nicotine. Ce qui reste est une masse brunâtre qu'on appelle goudron. Si l'on a recueilli par exemple 0,8mg de nicotine et 12mg de goudron sur le filtre, c'est ce qui sera obligatoirement imprimé sur le paquet de cigarettes. Il ne s'agit donc pas du contenu de la cigarette, de sa *teneur* comme on le dit trop souvent, mais d'un *rendement,* à savoir la quantité de nicotine et de goudron recueillis *lorsque la cigarette est fumée par une machine dans les conditions standardisées internationales.* De plus, le goudron n'est pas une molécule pure. On y a identifié plusieurs milliers de substances différentes. La plupart sont inoffensives, mais certaines très dangereuses par leur capacité à induire des cancers.

Hélas pour l'intérêt de ces dosages, le fumeur n'est pas une machine. Il peut faire varier énormément ce rendement selon sa façon de fumer. Entre celui qui tire trois bouffées et jette un mégot de 7cm et celui qui tire quatre grosses bouffées à la minute et fume un peu du filtre, que de différences ! D'autant qu'une partie du goudron et de la nicotine produits par les premières bouffées se condense dans le tabac restant, qui joue le rôle de filtre. Ainsi, plus on se rapproche de la fin de la cigarette, plus la fumée en est riche et dangereuse.

Les gaz qui ont traversé le filtre ne sont pas anodins. Comme tous ceux formés lors d'une combustion incomplète, ils contiennent de l'oxyde de carbone. Son rendement est aussi imprimé sur les paquets de cigarettes. L'oxyde de carbone se fixe vigoureusement sur l'hémoglobine des globules rouges à l'endroit où s'accroche normalement l'oxygène. Elle perd donc la capacité de se charger complètement d'oxygène au niveau des poumons pour le transporter vers le reste du corps. Pour pallier cette insuffisance de capacité de transport, les fumeurs fabriquent un peu plus de globules rouges, comme le font les gens qui vivent en altitude. Cela diminue la fluidité du sang. La myoglobine est une forme spéciale d'hémoglobine qui constitue une petite réserve locale d'oxygène. Elle est également empoisonnée par l'oxyde de carbone. Cela peut expliquer la fatigabilité de grands fumeurs. L'oxyde de carbone est tenu pour une grande part responsable de l'oblitération des artères des fumeurs.

On trouve aussi dans ces gaz une quantité de substances irritantes, comme le formol, qui peut accélérer la formation de cancers, ou l'acroléine. C'est elle qui donne leur âcreté aux vapeurs qui se forment quand de l'huile brûle dans une poêle trop chaude. Elles détruisent les délicates cellules des bronches qui sont munies de cils vibratiles. Leurs battements ordonnés en font un véritable tapis roulant qui fait remonter à la gorge le mucus, sur lequel sont venus se coller les poussières et les microbes inhalés. D'autres cellules qui fabriquent ce mucus augmentent leur production par une réaction de défense. Au lieu d'être en permanence remonté vers la gorge où il est dégluti, le mucus s'accumule dans les bronches. Il ne peut en être rejeté que par des efforts de toux. A la longue, les microbes s'y développent, les bronches s'infectent, les crachats deviennent purulents. Tout peut se réparer rapidement si l'on arrête de fumer. Mais si la bronchite chronique s'installe, les bronches perdent leur souplesse. L'air peut encore entrer assez facilement car la dépression qui se crée dans la poitrine lors de l'inspiration à tendance à les ouvrir, mais il a de la peine à ressortir. Il faut forcer pour y arriver. Cela aplatit les bronches, ce qui est une gêne supplémentaire pour que le poumon se vide normalement. Il gonfle, c'est l'emphysème. L'insuffisance respiratoire devient un énorme handicap.

Comment modifier les rendements

Les fabricants doivent respecter la norme ISO pour la mesure du rendement en nicotine, goudron et oxyde de carbone. Aucune des cigarettes des différentes marques qu'ils produisent ne doit dépasser les limites fixées réglementairement. Les rendements doivent être clairement affichés sur leurs paquets, la véracité des déclarations étant contrôlée par le Laboratoire National d'Essais. Pour respecter ces contraintes, le fabricant peut jouer sur les mélanges de différentes variétés. Des tabacs pauvres ou riches en nicotine ont été obtenus par sélection. Certains tabacs, comme le Maryland, sont utilisés pour leur combustion plus lente. Mais il est d'autres techniques.

Les alcaloïdes, essentiellement la nicotine, sont produits dans les racines, puis transportés dans les feuilles par la sève. La suppression des sommités florales (écimage) augmente fortement la concentration en alcaloïdes dans les feuilles, et n'augmente que légèrement le rendement en goudron. Le rendement en nicotine et en goudron est d'autant plus élevé que les feuilles sont plus basses. Récolter les feuilles en les classant selon leur étage dans la plante permet donc déjà d'obtenir des tabacs différents.

Toutes les parties des feuilles de tabac ne sont pas propres à fabriquer un scaferlati convenable. Jadis, les nervures étaient jetées, ou utilisées pour fabriquer des cigarettes de qualité inférieure, comme les cigarettes de troupe. En brûlant, ces *bûches* se transformaient en tisons qui faisaient de beaux trous dans le drap des pantalons militaires. L'idée fut de récupérer tous les rebuts de fabrication, débris de feuilles, nervures, et d'en confectionner des feuilles artificielles, puis de les découper comme un scaferlati. Les feuilles de ce *tabac reconstitué* peuvent être obtenues par compression-moulage avec un liant, ce qui donne un produit très dense. Une autre technique s'inspire de la fabrication du papier. On broie les nervures et débris de feuilles dans de l'eau pour en faire une pâte que l'on fait sécher en feuilles minces. Cela donne un scaferlati léger très foisonnant. Il est très pauvre en nicotine, qui est éliminée avec l'eau lors de l'essorage.

Le rendement en oxyde de carbone, en nicotine et en goudron dépend énormément de la vivacité de la combustion. Quand on essaie de raviver un feu dans la cheminée à partir de quelques braises sur lesquelles on a jeté un peu de bois, on voit d'abord s'élever une épaisse fumée brunâtre. Elle dépose dans le conduit une noire couche de suie, c'est-à-dire de goudron. Lorsque la flamme jaillit, il n'y a pratiquement plus de fumée car le feu vif consume pratiquement totalement les particules qui la rendaient visible. L'air passe librement à travers les bûches. La combustion du carbone est plus complète, aboutissant non plus à l'oxyde de carbone (CO) qui est très toxique, mais au gaz carbonique (CO^2) qui ne l'est pas. De même, si le tabac brûle bien, il se produit moins de goudron et d'oxyde de carbone, et la fumée contient également moins de nicotine qui est en partie détruite par la température élevée du foyer.

Les tabacs reconstitués sont plus combustibles et produisent donc moins d'oxyde de carbone. Le tabac-papier a un rendement en nicotine très inférieur du fait des pertes liées à la fabrication, et un faible rendement en goudron. Il produit un peu moins de cancérigènes comme le benzopyrène et de benzanthracène. Le tabac reconstitué représente environ 20% du poids des cigarettes commerciales actuelles, et peut atteindre 50%.

Mettre moins de tabac dans les cigarettes est une façon simple de diminuer leur rendement en nicotine, goudron et oxyde de carbone. Mais il est commercialement important que les fumeurs ne s'estiment pas volés. Il faut donc garder à la cigarette la forme et le volume auxquels ils sont habitués. Le tabac expansé permet de résoudre ce problème. Il est produit selon une technique apparentée à la fabrication du polystyrène expansé. On imprègne le tabac avec un liquide très vaporisable, puis on le chauffe brutalement. La vapeur gonfle les structures cellulaires comme de petits ballons. Le scaferlati ainsi obtenu est très léger et foisonnant, avec une forte résistance au tirage. A poids égal, le rendement en nicotine et en la plupart des constituants de la fumée n'est qu'un peu plus faible, mais la capacité de remplissage de ce tabac permet d'en mettre beaucoup moins dans chaque cigarette. L'utilisation de tabacs reconstitués et expansés dans les mélanges permet de jouer sur les rendements en fonction des demandes du législateur, tout en gardant des caractéristiques de volume, de résistance au tirage et de goût qui fidélisent le consommateur.

Une arnaque: Les cigarettes légères

Le public a de plus en plus connaissance de toutes ces horreurs. Mais comme un fumeur n'est en général pas prêt à s'arrêter, il était tout à fait prêt à accepter les solutions douces. Ce fut la course à la baisse des rendements en nicotine et en goudron. Après les légères vinrent les ultralégères. De 1,5 mg de nicotine et près de 30 mg de goudron, on passa à 1,2 mg pour les cigarettes fortes (les *full flavor*), puis à 0,8 mg de nicotine et 12 mg de goudron. Actuellement aucune cigarette sur le marché européen n'atteint un rendement en nicotine de 1 mg. Quant aux *mild, light*, qui rendaient 0,4 mg de nicotine autour de 1990, elles sont devenues des *Ultralight* avec des rendements de 0,1 mg de nicotine et 4 mg de goudron.

Comment arriver à une telle réduction des rendements ? On croit que l'industrie a utilisé des tabacs pauvres en nicotine. Grossière erreur: plus une cigarette est *légère*, plus son tabac est riche en nicotine. Ce paradoxe est aisément explicable. La richesse en nicotine et les arômes vont de pair. Un tabac pauvre en nicotine est moins parfumé. Si l'industrie avait proposé de telles cigarettes, c'eût été un flop commercial. La solution fut donc d'utiliser des tabacs plus corsés, mais d'en mettre moins. De ce fait, le contenu en nicotine par cigarette est sensiblement identique, que la cigarette soit forte ou légère. Mais comme il y a moins de matière brûlée, la cigarette *légère* produit évidemment moins de goudron. Un deuxième moyen est d'utiliser des papiers très poreux et des tabacs reconstitués qui foisonnent beaucoup et laissent passer beaucoup d'oxygène. La combustion étant plus complète et la température plus élevée, il se produit moins de goudron et d'oxyde de carbone, et une plus grande partie de la nicotine est détruite. De plus, pendant le long l'intervalle entre les bouffées, la combustion est encore active. Ainsi, la machine arrive à n'aspirer que 6 à 7 bouffées au lieu de 8 à 9, ce qui est autant de gagné sur le rendement. En outre, la porosité du papier laisse s'échapper de la nicotine et de l'oxyde de carbone, qui n'arriveront pas dans la machine.

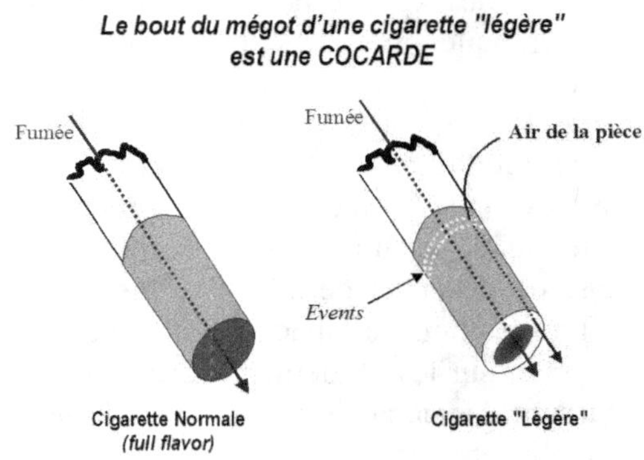

Figure 6 – Mégots de cigarette normale ou ventilée

Enfin, le trait de génie marketing, c'est la ventilation des filtres. On fait de toutes petites perforations dans le papier manchette, souvent au laser. Il faut un microscope pour les voir. Associées à l'effet d'un papier poreux, de l'air de la pièce peut ainsi entrer pour constituer jusqu'à 85% du volume de la bouffée ! Comme la machine n'aspire plus alors en réalité que 15% de fumée, il est clair qu'on recueillera moins de goudron et de nicotine sur le filtre Cambridge. Il est facile reconnaître si un mégot provient d'une cigarette à filtre ventilé d'après l'aspect de l''extrémité du filtre. C'est une cocarde, car seule la partie centrale a été traversée par la fumée qui l'a teintée de brun. La périphérie n'a vu passer que de l'air extérieur, qui n'a aucune raison de colorer le filtre. (Figure 6). De plus, cette ventilation refroidit le filtre, ce qui y favorise la condensation de la nicotine et le dépôt de goudron. Cette dilution de la fumée par de l'air la rend évidemment moins âcre, plus douce, plus facile à inhaler profondément. Cela conforte le fumeur dans le sentiment qu'il fume une cigarette moins dangereuse. Comme le beurre allégé, la cigarette légère a été un très grand succès commercial.

Réduit-elle au moins le risque à fumer ? Avec le recul, on sait maintenant que les cancers du poumon sont aussi fréquents chez les fumeurs de cigarettes légères. Ils ont simplement changé de type et de localisation. La dilution de la fumée exige et autorise une inhalation plus profonde. Les particules se déposent donc dans des bronches plus lointaines. La sclérose du poumon et l'emphysème sont plus marqués. Sous l'angle de la santé publique, le résultat est donc nul. Pire, il a mis dans la tête des fumeurs qu'on pouvait fumer moins dangereusement si l'on fumait des *légères*.

La raison de cet échec est qu'un fumeur a besoin de sa dose de fumée. Pour l'obtenir, il adapte son comportement. Il fume plus intensément. Selon la formule de Lynn Kozlowski[33] : "Si par temps chaud, votre cornet de glace se met à fondre, que faites-vous ? Le regarder fondre, ou le consommer plus rapidement ?" Le fumeur a de multiples moyens d'arriver à ses fins. Tout d'abord, rien ne l'oblige à fumer comme la machine. Le volume moyen d'une bouffée de cigarette ultralégère a été évalué à 82ml, soit plus du double du standard. S'il prend une bouffée toutes les 20 secondes, il multiplie encore par trois le volume total de fumée inhalée. Il peut aussi, avec les cigarettes ultralégères, obturer partiellement les perforations du papier manchette avec les doigts qui tiennent la cigarette, avec les lèvres (le rouge à lèvres peut trahir), voire en entourant le filtre avec du scotch. Certains enlèvent même le filtre, croyant de bonne foi qu'ils fument un tabac plus léger...

En modifiant le réglage de la machine et en obturant les trous de ventilation, Kozlowski a pu multiplier par 22 le rendement en nicotine et par 29 le rendement en goudron d'une même cigarette légère par rapport aux valeurs obtenues avec la méthode standard. Il suffit d'ailleurs pour s'en convaincre de regarder les différences de coloration des mégots d'un même type de cigarettes fumées par des fumeurs différents. (Figure 7)

---

[33] Lynn T. Kozlowski. Professeur à l'Université de Pennsyvanie, Philadelphie. Un des rares chercheurs académiques étudiant la combustion des cigarettes. Il a montré que la mesure des rendements en nicotine et goudron ne traduisait pas ce que recevait effectivement le fumeur, et le caractère trompeur des appellations "légère" ou "ultralégère

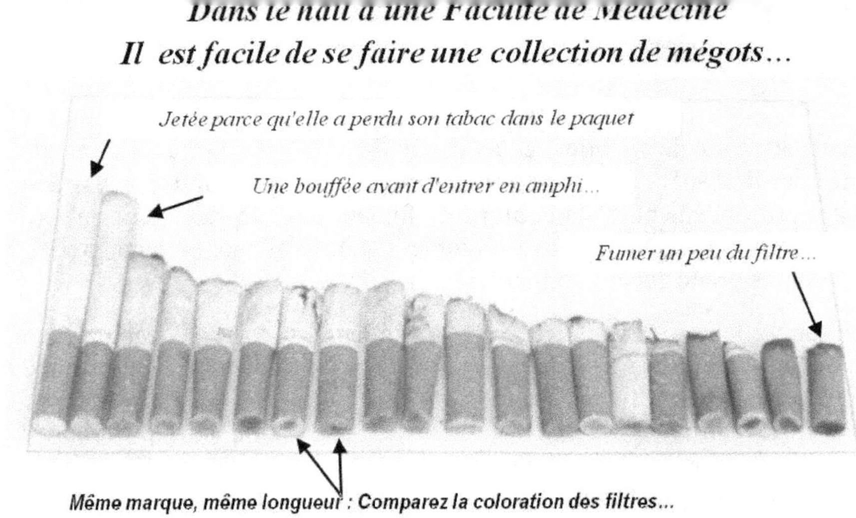

Figure 7

Connaître la quantité de nicotine réellement absorbée par un fumeur est donc une tache difficile. La doser dans le sang n'est pas une mesure fiable.

Figure 8. Cotinine sanguine selon le rendement et le nombre de cigarettes

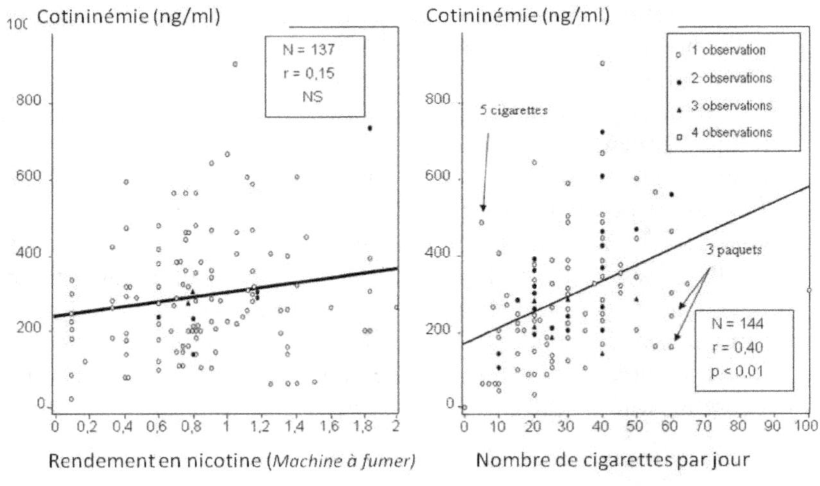

Le sang est prélevé dans l'après-midi

En effet, elle est rapidement détruite par le foie qui la transforme en cotinine. Comme la nicotinémie diminue de moitié toutes les deux heures, on peut calculer qu'après dix heures d'abstinence nocturne un grand fumeur a pratiquement purgé son sang de toute sa nicotine quand il se réveille le matin. Par contre, la cotinine est éliminée beaucoup plus lentement. Sa demi-vie est en moyenne d'une quinzaine d'heures. Elle est le meilleur moyen d'évaluer la quantité de nicotine absorbée. On peut la doser dans le sang, la salive, les urines. Connaissant les possibilités d'adaptation d'un fumeur, il n'est pas étonnant, qu'à en juger par la cotinine sanguine, Benowitz[34] n'ait guère trouvé de rapport entre la nicotine qu'il absorbe et la force ou le nombre de cigarettes qu'il fume (Figure 8).

Les additifs

Aucun additif n'est ajouté aux tabacs bruns. Les tabacs *américains* peuvent contenir jusqu'à 10% de produits ajoutés, soit pour des raisons techniques, soit pour modifier l'acceptabilité de la cigarette et l'accrochage du fumeur, avec à la base évidemment la compétition commerciale entre les marques. Près de 600 produits divers sont autorisés. Ils vont de la colle et des colorants pour le papier à des humectants, des sucres et des arômes divers. Leur liste est régulièrement mise à jour en fonction des données scientifiques et épidémiologiques. Mais la composition des *sauces* reste un secret. Les fabricants y mettent ce qu'ils veulent. La Commission Européenne n'a ni les moyens ni le pouvoir de les contrôler. Beaucoup de ces additifs sont autorisés pour l'alimentation humaine, inoffensifs lorsqu'ils sont ingérés. Cependant on manque d'études pour savoir si certains ne produiraient pas des composés nocifs lors de la combustion, par transformation ou réaction avec d'autres composants de la fumée. Ainsi, la réglisse donne naissance à des composés carcinogènes lorsqu'elle est brûlée. De plus, la muqueuse du tube digestif sélectionne ce qu'elle souhaite absorber, et le sang qui vient de l'intestin traverse obligatoirement le foie. Ainsi beaucoup de substances qui pourraient être toxiques ne font que traverser le tube digestif lorsqu'on les ingère et sont rejetées sans pénétrer dans l'organisme, ou sont détruites par le foie. Ce n'est pas le cas lorsque la fumée les amène aux poumons, où elles passent directement dans le sang.

Le *sauçage* (casing) imprègne le tabac de produits sucrés (mélasse, miel) et d'humectants (glycérol) et souvent de substances aromatiques. Ils rendent la fumée plus douce, plus facile à inhaler. Certains produits dérivant des sucres pourraient intervenir pour augmenter la dépendance. L'aldéhyde acétique renforcerait l'effet addictif de la nicotine, d'autant plus qu'il pourrait seul déclencher un comportement d'auto-administration chez les rats. L'acide lévulinique et d'autres acides organiques se combineraient à la nicotine, ce qui diminuerait l'âcreté de la fumée.

Le tabac subit le plus souvent une torréfaction (*toasting*) qui développe des arômes. En effet, lorsqu'on grille des produits contenant des sucres et des substances azotées (protéines, acides aminés), il se produit une réaction chimique très connue (réaction de Maillard) qui génère tout un éventail d'arômes, très appréciés des amateurs de café et de barbecues. C'est eux qui

[34] Neal Benowitz. Professeur à San-Francisco. Spécialiste du métabolisme de la nicotine.

émoustillent agréablement l'odorat quand on pénètre le matin dans une vraie boulangerie. On pulvérise ensuite sur le tabac des produits aromatiques divers, en général utilisés par ailleurs dans l'industrie alimentaire (cacao, citron, vanille…). Les cigarettes mentholées le sont soit par pulvérisation de menthol, soit par imprégnation du papier d'emballage par le menthol qui diffuse ensuite dans le tabac comme le beurre s'imprègne de l'odeur d'un melon dans le réfrigérateur. Toute cette aromatisation est évidemment destinée à masquer ce que la fumée peut avoir d'aversif, en particulier pour les débutants, ou à compenser les insuffisances de goût des *cigarettes légères*.

Le papier lui-même subit des additions, en particulier de carbonate de calcium, qui le rend plus blanc (alors que les Russes préfèrent un papier transparent). Ce calcium rendrait la fumée qui monte d'une cigarette moins visible et moins agressive, et le fumeur par conséquent mieux toléré par l'entourage.

Diminuer la nocivité des cigarettes

Diminuer la nicotine ?

Si le tabac ne posait pas plus de problèmes de santé que d'autres stimulants comme le café ou le thé, à moins d'être un puritain à la chasse de tout ce qui peut constituer un plaisir, pourquoi partir en guerre contre lui. En tant que médecin, je ne suis pas *anti-tabac*. Je suis anti-cancer, anti-infarctus, anti-bronchite chronique. Eradiquer le tabagisme me semble un vœu pieux. De plus, si le tabac a pris une telle part dans la vie des gens, c'est qu'il répond à un besoin. Les bénéfices de sa disparition risquent d'être entachés d'effets défavorables, voire graves chez certains sujets. Nombre de dépressions surviennent à l'arrêt du tabac, un suicidé a 12 fois plus de chances d'être fumeur que de ne pas fumer. Il serait donc important que ceux qui ne peuvent imaginer s'arrêter puissent au moins fumer à un moindre risque.

Les *Gauloises vertes*® ont été la première tentative en France pour diminuer voire éliminer la nicotine. Elles n'étaient d'ailleurs que partiellement dénicotinisées. Mais la nicotine n'est pas le produit le plus dangereux. Les cigarettes à très faible rendement, soit naturellement (*Next*®), soit après extraction par différents solvants ou dégradation microbienne de la nicotine ont été en général un échec commercial. La cigarette *OmniFree*®, (Vector) faites avec un tabac génétiquement modifié ne produisant pratiquement plus de nicotine ne semble pas un succès aux USA. Qui plus est, si obtenir un certain niveau de nicotinémie est important pour le fumeur, il devra inhaler davantage pour y parvenir, et donc absorber beaucoup plus de produits plus dangereux. Réduire le rendement en nicotine ne me paraît donc pas une excellente idée.

Goudron et cancérigènes

La plus grande partie du goudron est composée de produits inoffensifs. Mais il véhicule deux grandes catégories de carcinogènes: les hydrocarbures aromatiques polycycliques, en particulier le benzopyrène, et les redoutables nitrosamines. Les amines sont des molécules qui dérivent souvent des acides aminés, qui sont les constituants élémentaires des protéines. Elles sont donc très répandues dans la nature. Elles contiennent un atome d'azote (N) qui peut réagir avec un nitrite pour former une nitrosamine. Les nitrites sont également très courants. Ils proviennent des nitrates lorsque ceux-ci sont en contact avec des fermentations. C'est la raison pour laquelle on n'utilise plus le salpêtre, qui est un nitrate, pour donner une couleur rosée aux salaisons. Il se transformait dans l'estomac en nitrite qui réagissait avec les amines du jambon et donnait des nitrosamines.

Marque	Goudron mg/cig.	NNK ng/cig.	*NNN* ng/cig.
Caro	17	120	870
Extra Mocne	17	250	1120
Popularme	17	360	1190
Carmen	16	160	760
Stoleczne	16	230	620
Radomski	16	240	1120
Mars	16	260	840
Mocne	16	890	2830
Golden American	15	270	1330
Klubowe	15	310	1040
Camel	15	990	2230
Marlboro	14	580	2460

Tableau I: Goudron et nitrosamines de cigarettes vendues en Pologne.

Le tabac contient une grande variété de nitrosamines, dont celles qui lui sont particulières parce que certains de ses alcaloïdes sont des amines. Avec l'anabasine se forme la NAB (N-nitroso-anabasine), avec l'anatabine la NAT, avec la nornicotine la NNN, et d'autres produits (NNK, NNAL) qui ont une grande capacité à produire des cancers chez l'animal. La nicotine elle-même ne peut pas être transformée en nitrosamine[35]. Les nitrosamines sont formées essentiellement lors de la fermentation et du stockage du tabac, à partir de nitrates réduits en nitrites par la fermentation. Leur concentration est évidemment favorisée par l'utilisation importante d'engrais nitratés. Ces composés ne constituent que la dix-millième partie du poids de goudron. Le rendement en goudron n'est donc absolument pas représentatif du risque de cancer. Ainsi, dans une étude sur des cigarettes polonaises, ce sont les cigarettes à plus faible rendement en goudron qui contenaient le plus de nitrosamines, jusqu'à 8 fois plus pour le NNK et 4 fois pour la NNN. Les nitrosamines NNK et NNN sont des carcinogènes extrêmement puissants. On voit qu'elles ne représentent qu'une très faible partie du poids de goudron, dont la plus grande part est constituée de substances inoffensives (la plus forte concentration de NNN représente moins de 2/10.000^{e} du poids de goudron). De plus, leur concentration varie tellement que le poids de goudron ne donne aucune indication sur la dangerosité de la fumée.[36] (Tableau I)

On a proposé, de nombreux procédés pour éliminer ces produits, sans qu'ils soient toujours arrivés au stade industriel. Par exemple laver le tabac pour en extraire ce qui est soluble, éliminer par divers procédés les nitrates des eaux de lavage et réincorporer au tabac l'extrait concentré de ces eaux. On a employé des microbes utilisant les nitrates et nitrites comme source d'oxygène pour se développer. Les gaz azotés ainsi produits étaient éliminés par le vide. Cette technique est proposée pour éliminer également les composés d'ammonium (!).

Un nouveau procédé de préparation du tabac pourrait se révéler intéressant. Mis au point par *Star Scientific.Inc*, il consiste à faire sécher les feuilles de tabac à l'étuve dans une atmosphère dépourvue d'oxygène, puis à les soumettre à des micro-ondes. Ce procédé qui supprime toute fermentation élimine totalement les nitrosamines. Les fermiers américains s'engouffrent dans cette nouvelle technologie. A partir de tabacs de Virginie et de Kentucky préparés selon ce procédé, Brown & Williamson, une filiale de BAT, a fabriqué pour Star la cigarette *Advance*®, équipée d'un filtre au charbon actif, avec rendement en nitrosamines nettement diminué. L'élimination des nitrosamines constitue de toute façon un progrès à généraliser. Comme elles ne résument certainement pas le risque de cancers,

---

[35] Pour les férus de chimie, l'atome d'azote incriminé ne peut réagir car il est occupé par un radical méthyle CH_3 que ne possède pas la nornicotine. Le préfixe NOR est l'abréviation de l'allemand *N-Ohne-Radical*, azote sans radical.

[36] D'après Gray B, Boyle P, Zatonski W. Tar concentrations in cigarettes and carcinogen content. *Lancet* 1998; 352: 787-8

on ne peut cependant prévoir l'impact réel de leur disparition sur leur survenue.

Les traitements portant directement sur le tabac n'ont guère concerné les autres composés nocifs, hormis le traitement des feuilles par un acide pour éliminer le polonium radioactif et les métaux, le plomb, mais surtout le nickel, l'arsenic, le cadmium et le chrome qui sont des carcinogènes.

L'oxyde de carbone

L'oxyde de carbone est responsable des complications vasculaires certainement plus que la nicotine. Une combustion plus active peut diminuer sa production. Il est d'ailleurs de l'intérêt des fabricants de vendre des cigarettes qui brûlent plus vite. On peut jouer sur la porosité du papier, diminuer la résistance au tirage en comprimant moins le tabac et en utilisant des tabacs reconstitués. L'imprégnation du papier et du tabac avec du permanganate de potassium en diminuerait la production en activant la combustion et oxyderait de plus les nitrites. L'inclusion de particules d'écume de mer lors de la préparation de tabac reconstitué permettrait une rétention d'oxyde de carbone, d'acroléine, de nitriles (dont l'acide cyanhydrique), de phénols et hydrocarbures aromatiques.

Les filtres

Les filtres équipent maintenant la grande majorité des cigarettes industrielles. Ils cherchent à purifier la fumée de tous les composants nocifs de la phase particulaire, avec de plus une action sur la phase gazeuse, CO, poisons des cils vibratiles des bronches (acide cyanhydrique, acroléine, ammoniaque, aldéhyde formique et dioxyde d'azote). Les filtres ne contiennent désormais plus d'amiante. Ils sont actuellement essentiellement constitués de filaments d'acétate de cellulose d'environ 20 microns, avec des sections en I, X ou Y pour augmenter leur surface, liés par un plastifiant (triacétine) qui représente 6% du poids. Il existe aussi des filtres en papier. Les filtres peuvent être faits d'une partie papier et d'une partie acétate de cellulose. Ils retiennent environ 50% de la phase particulaire. Certains ménagent une chambre médiane contenant du charbon actif qui retient jusqu'à 60 à 95% de certains constituants de la phase gazeuse. Le filtre est plus efficace s'il offre une plus grande résistance au passage de la fumée, mais les efforts d'aspiration demandés au fumeur limitent cette possibilité.

Hormis la dilution de la fumée, la ventilation des filtres la refroidit et y favorise la condensation de nicotine et de goudron. De plus, comme elle diminue la résistance au tirage, le filtre peut être plus serré en amont des perforations. Il retient donc mieux la phase particulaire de la fumée qui le traverse. Enfin, le débit étant plus faible, le rendement en oxyde de carbone est diminué car il diffuse plus facilement vers l'extérieur. Le fumeur trouve hélas spontanément la parade en enlevant le filtre. Il trouve même alors ces cigarettes particulièrement bonnes. Rien d'étonnant puisque pour une meilleure acceptabilité des cigarettes ventilées, les tabacs utilisés sont paradoxalement plus corsés et riches en nicotine que ceux des *full flavor*.

Un nombre impressionnant de brevets a été pris pour des filtres retenant sélectivement certains composants nocifs, sans que ce soit passé à un stade industriel. On a même proposé un fume-cigarette ressemblant à un pot catalytique d'automobile, comportant un filament chargé en platine chauffé par une résistance électrique, ce qui nécessite évidemment une pile !

Géométrie

Hormis tabac, papier et filtres, la géométrie de la cigarette est importante aussi bien pour obtenir les rendements souhaités que pour des raisons de mode et d'acceptabilité Le diamètre, la longueur du filtre, celle du boudin de tabac ont été manipulés. Dans une cigarette de 120mm de long, le tabac constitue un filtre plus efficace que celui d'une cigarette standard de 70mm, mais elle contient plus de tabac et a un rendement plus élevé en nicotine et goudron. Un boudin plus court, c'est moins de tabac, moins de bouffées, un filtre éventuellement plus long et par conséquent une baisse du rendement en nicotine et goudron.

Le risque d'incendie et l'environnement

Beaucoup d'incendies sont dus à des mégots mal éteints. Mais aucune des tentatives faites par l'industrie pour réduire ce risque n'a abouti à un résultat vraiment probant. Une cigarette (*Merit*®) commercialisée par Philip Morris est faite avec un papier plus épais qui lui évite de brûler en dehors des bouffées. Mais ses ventes chutent de 8% quand celles de la *Marlboro*® restent stables.

Les mégots se dégradent lentement dans l'environnement. Le problème n'est pas tellement de pollution chimique car la plupart des composés sont biodégradables. Le lavage par les eaux de pluie dilue la nicotine. Le goudron ainsi dispersé n'est rien à côté des masses de bitume déversés pour la confection et l'entretien des routes, ou que répandent les gaz d'échappement des véhicules. Mais les constituants des filtres, acétate de cellulose, constituent un volume de déchets qui pose un grave problème d'élimination. La recherche de matériaux biodégradables ayant par ailleurs les qualités développées par les filtres actuels n'en est qu'à ses débuts.

La pipe et les cigares

Les fumeurs de pipe ou de cigares, que l'on dit *primaires* lorsqu'ils n'ont jamais pris l'habitude de la cigarette, n'inhalent habituellement pas la fumée. Son âcreté, du fait d'une combustion lente, rendrait l'inhalation difficile. C'est un avantage, car cela leur évite la bronchite chronique et le cancer du poumon. Bien sûr il leur reste les cancers de la bouche et de la gorge, qu'ont aussi les fumeurs de cigarettes. La pipe y ajoute un risque accru de cancers de la langue du fait des brûlures fréquentes très localisées au point d'arrivée de la fumée, ce qui favorise l'action néfaste du goudron. Il était tentant de dire aux fumeurs de cigarettes de passer à la pipe pour diminuer leur risque à fumer. Malheureusement, peu y parviennent, car la personnalité du fumeur de pipe ou de cigares, qui prend son temps et se veut volontiers hédoniste, est à l'opposé de celle du fumeur de cigarettes qui n'a pas envie de s'encombrer d'accessoires et cherche une satisfaction rapide. De plus et malheureusement, les anciens fumeurs de cigarettes ne tirent aucun bénéfice d'un tel changement, car ils ont gardé leurs habitudes d'inhalation. Malgré l'âcreté, ils inhalent la fumée de la pipe, ou du cigare.

L'absence d'inhalation devrait être théoriquement un sérieux handicap pour l'absorption de la nicotine. Mais celle-ci se fait de façon suffisante à travers la muqueuse buccale, car l'alcalinité de la fumée de cigare et de tabac brun met la nicotine sous forme de base soluble dans les lipides. Le temps de contact prolongé ferait le reste, car on ne fume pas une pipe ou un cigare à la vitesse d'une cigarette. Quand la nicotine est absorbée au niveau de la bouche ou du nez, le circuit est un peu plus long que par l'inhalation. Elle est en effet drainée dans des veines qui l'amènent tout d'abord dans les cavités droites du cœur avant d'atteindre le poumon puis le cœur gauche et le cerveau. Les dosages sanguins et urinaires de cotinine montrent que les fumeurs de pipe absorbent autant de nicotine que les fumeurs de cigarette. Il reste qu'on explique mal par ce mécanisme l'habitude de la pipe quand le tabac utilisé a une fumée acide.

Le narguilé

Chicha, hookah selon les régions, ce mode de consommation se répand dans le monde entier, non seulement redécouvert en Asie, mais gagne l'occident, peut-être en réaction avec son style de vie stressant, tout à fait opposé aux longues conversations orientales, peut-être parce que le lavage de la fumée lui a conféré la réputation d'un usage moins dangereux du tabac. Un de mes anciens étudiants a fait une remarquable étude socio-anthropologique de son usage en Tunisie et au Moyen-Orient, ainsi qu'une véritable approche scientifique[37].

Traditionnellement, on utilise un tabac pur, fort, le *Tumbak*, parfois additionné de mélasse et de fruits *(Jurak)* Humidifié, il est tassé dans le fourneau habituellement en terre de l'appareil. On place du charbon de bois en ignition au dessus. Dans le narghilé, c'est en effet le charbon et non la combustion du tabac qui produit la chaleur nécessaire à sa distillation. Plus récent, l*e tabamel*, à la fumée beaucoup plus douce, s'est largement répandu. C'est un mélange d'en moyenne 70% de mélasse et de 30% de tabac, contenant du glycérol pour conserver l'hydratation et des essences aromatiques diverses de fruits ou de fleurs. Le fourneau est le plus souvent métallique. Très visqueux, il se prête mal à l'humidification, aussi est-il

---

[37] Kamel Chaouachi. Le Monde du Narghilé.(2002) Maisonneuve & Larose ed. 1 vol. 156p

séparé du charbon par une feuille d''aluminium perforée qui répartit la chaleur et évite que le tabac soit directement brûlé. Le tabac est distillé par la vapeur d'eau. La température monte au long de la séance, à 100°, voire 200°C si la fume se prolonge, ce qui est très différent des 800° d'un foyer de cigarette. Du bas du fourneau part un tube métallique qui plonge dans l'eau souvent parfumée qui remplit aux deux tiers un grand flacon en verre. Un long tuyau souple d'environ 1,50m permet au fumeur d'aspirer la fumée du sommet du flacon. En barbotant dans l'eau, elle s'est refroidie. Du goudron s'y est condensé, et une partie de la nicotine et surtout des substances irritantes s'y sont dissoutes. Le goudron se dépose encore dans le long tuyau. Contrairement aux photomontages de certaines affiches, aucune fumée visible ne s'en dégage. L'usage est convivial. A la terrasse des cafés du Caire, on peut voir les tuyaux passer de bouche en bouche, avec heureusement de plus en plus d'embouts personnels. Certains narghilés ont plusieurs tuyaux. Le tabac est souvent mélangé à du miel, de plus en plus à de la mélasse, voire du sirop de glucose, à d'autres substances aromatiques, voire à du cannabis.

Le tumbak et le jurak sont fumés comme les cigares. L'absorption de nicotine est du même ordre de grandeur qu'avec les cigarettes. Avec le tabamel, les bouffées sont directement inhalées dans les poumons, ce qui tient sans doute à la relative douceur de la fumée, contrairement aux petites bouffées de la cigarette, stockées dans la bouche avant d'être inhalées mêlées à un savant dosage d'air. Le volume des bouffées est très variable selon le type de tabac et le fumeur, d'une cinquantaine de ml jusqu'au-delà d'un litre, sans doute une moyenne de 500ml pour le tabamel. On a cherché à construire des machines à fumer, mais la standardisation nécessaire est quasiment impossible. Le comportement des fumeurs de narguilé, qui discutent entre deux bouffées, se passent le tuyau, dans des séances qui peuvent durer plus d'une heure, est très différent de celui des fumeurs de cigarettes. Les rendements diffèrent beaucoup selon le volume du flacon, le volume et la fréquence des bouffées, si bien que les équivalences proposées entre nombre de cigarettes et une *pipée* de narguilé sont hautement fantaisistes. Certains avancent 50 cigarettes. D'autres disent une seule, se basant sur l'absorption plus faible de nicotine avec le tabamel.

Cependant, les novices enthousiastes ont tendance à faire fi des conditions traditionnelles. La grande quantité d'oxyde de carbone produite par le charbon de bois cause du souci aux médecins par le degré parfois atteint, avec des troubles neurologiques. On est loin de la pipée en plein air des terrasses orientales. Plusieurs narguilés sont fumés dans des locaux exigus mal ventilés. Le tabamel est pratiquement toujours en partie brûlé, si l'on a oublié la feuille d'aluminium, si l'on a fumé le narguilé jusqu'au bout. La température en milieu pauvre en oxygène, déjà consommé par le charbon, est favorable à la production de goudron. Les irritants ne sont pas tous retenus par le barbotage, et l'insuffisance respiratoire est signalée chez des fumeurs exclusifs de narguilé. Car bien souvent, la cigarette est associée, ce qui rend difficile les études épidémiologiques. La vogue actuelle de charbons auto-incandescents raccourcit considérablement le cérémonial d'allumage, et facilite certainement la diffusion de l'usage. Leur innocuité n'est peut-être pas absolument démontrée. Ils produiraient plus d'hydrocarbures polycycliques cancérigènes. Des narghilés électriques, voire *électroniques* apparaissent pour pallier ces inconvénients, le tabac étant simplement chauffé par une résistance.

Il semble au vu des travaux actuels que le narguilé ne puisse être présenté comme une alternative sûre à la cigarette. Quant à la dépendance, probable chez certains fumeurs traditionnels de tumbak, il existe une telle composante culturelle et conviviale qu'il est difficile de la mesurer. Cet aspect culturel semble dominer chez les fumeurs exclusifs de narguilé. On comprend mal que beaucoup se contentent d'une fume par semaine.

Les cigarettes artificielles

Beaucoup des composants nocifs de la fumée sont produits lorsque le tabac brûle. On est très dépendant de la chique ou de la prise, donc la combustion n'est pas nécessaire pour que l'on devienne dépendant. De nombreuses tentatives ont été faites pour l'éliminer. Dans la cigarette *Premier*® (1988, *RJReynolds*), la combustion de carbone purifié chauffait un tabac saturé avec du glycérol et du propylène glycol, additionné d'arômes. Cela produisait des vapeurs qui se condensaient en un aérosol de glycérine, d'eau, de traces de nicotine et de quelques autres composants du tabac. C'était une distillation comme celle que réalise le narghilé, sans le barbotage dans l'eau. Le condensat collecté par la machine à fumer était particulièrement pauvre en carcinogènes comme benzopyrène et nitrosamines. Mais le faible apport de nicotine, l'absence de cendres à secouer, de fumée visible et le goût désagréable en firent en 5 mois un retentissant échec commercial En 1996, RJReynolds a commercialisé, l'*Eclipse*®. C'est une variante qui permet de ne brûler qu'une petite quantité de tabac. On allume l'extrémité de carbone purifié qui va jusqu'à mi-longueur de la cigarette. Des fibres de verre empêchent le feu de se communiquer à un tabac reconstitué imprégné d'eau et de glycérol qui enveloppe ce noyau de carbone. La nicotinémie, tout comme le CO alvéolaire, sont de l'ordre de ce que l'on obtient d'une cigarette normale. La carcinogénicité de la fumée est très fortement diminuée, il n'y a pratiquement pas de fumée diffusant dans l'environnement, pas de tabagisme passif. Mais cette cigarette ne plait guère aux fumeurs. Elle ne diminue pas de longueur, ne laisse pas de cendres Il n'y a pas de volutes de fumée pour rêver ou d'écran derrière lequel se dissimuler. Bien que ce puisse être un progrès, on lui fait le grief de la possibilité d'inhaler des fragments de fibres de verre. On l'a accusée d'apporter plus de nitrosamines que les cigarettes normales. Philip Morris a répondu avec *Accord*®. C'est une cigarette spéciale dont on introduit les trois quarts dans un appareil alimenté par des piles rechargeables qui chauffe le tabac à 950° au lieu des 1600° habituels de la combustion. Une puce électronique limite à 2 secondes le chauffage de chaque bouffée. Le rendement en CO, benzopyrène et composés nitrés diminuerait de 83 à 98%. Les tentatives de commercialisation d'*Eclipse*® et d'*Accord*® aux USA se sont heurtées à des campagnes anti-tabac, mais l'échec commercial tient plutôt à ce qu'elles n'ont pas plu aux fumeurs.

Le tabac sans fumée

La fumée n'est pas indispensable à créer et entretenir une dépendance. Bien que les marins de Christophe Colomb aient noté que les indigènes caraïbes fumaient les feuilles de tabac, ils avaient vu qu'ils les mâchaient aussi, comme de nos jours les feuilles de coca, et s'en mettaient dans les narines. Le tabac n'était apparemment pas consommé sous forme de décoction. Ceci n'a été signalé que beaucoup plus tard sous forme de rituels où des chamans, au Brésil en particulier, l'ingéraient ou en buvaient jusqu'à obtenir une intoxication aiguë. Ils se mettaient alors à délirer, étaient pris de convulsions qui aboutissaient à un état de mort apparente. Leur résurrection leur assurait un grand pouvoir. Ce type d'usage n'était cependant qu'occasionnel, et ne peut être classé comme une forme de dépendance. Il est assez curieux qu'on n'ait jamais par la suite vu se développer et se répandre une utilisation du tabac sous forme d'infusions, comme c'est l'usage exclusif pour le café ou le thé.

On entend par tabac sans fumée (*smokeless tobacco*) du tabac introduit dans la bouche ou dans les narines, soit sous forme de feuilles, soit sous forme de poudre. La nicotine de ces tabacs est absorbée en passant à travers la muqueuse nasale ou buccale. Ce passage est facilité lorsque les produits sont en milieu alcalin. En effet, comme toutes les cellules de l'organisme, les cellules des muqueuses ont une paroi lipidique, graisseuse, imperméable à l'eau et aux substances qui y sont dissoutes. Celles-ci ne peuvent pénétrer dans la cellule et en ressortir que par des pores, canaux minuscules qui traversent cette paroi. Or la nicotine a la propriété, lorsque le milieu est acide, de s'ioniser et d'être exclusivement soluble dans l'eau. Elle passe alors très mal à travers les muqueuses et la peau. Par contre, lorsque le milieu est alcalin, elle devient de la nicotine-base très soluble dans les graisses. Elle pénètre donc très facilement dans l'organisme. Mais il s'agit de tabac, pas uniquement de nicotine. Une foule d'autres composants peuvent être absorbés, et des substances volatiles ou sapides stimuler les récepteurs sensoriels.

La chique

La *chique* est une boulette de tabac qu'on se met dans la bouche, puis qu'on mâchouille et suçote. Lorsque le jus devient trop fort, on la met en réserve dans la joue où elle fait une bosse, à moins que d'un jet précis on évacue l'excès de salive dans le crachoir du coin du *saloon.*

En France, la *carotte* est l'enseigne des bureaux de tabac. Elle est représentée très stylisée sous forme de deux troncs de cône rouges opposés par la base. En pratique, il s'agissait de petites parcelles de feuilles de tabac agglomérées en bâtons, dont on arrachait une partie avec les dents. Cet usage était jadis assez répandu, en particulier chez les marins, car il est plus facile de chiquer dans les embruns en halant un cordage que de fumer. Il a pratiquement disparu chez nous, ne serait ce que par son côté peu hygiénique assez répugnant. Aux Etats-Unis, le *twist* est un bâton de feuilles tordues rendu célèbre par les westerns. On trouve aussi du tabac en fines lanières (*looseleaf*), ou comprimé en forme de bouchon (*plug).* En Inde, au Pakistan, on rencontre une autre variété de produits à mâcher, comme le *Pan*, qui comporte tabac, feuilles de bétel et noix d'arec associés à de la chaux. L'Indonésie utilise beaucoup les clous de girofle.

La prise

C'est une poudre fine de tabac. Pendant tout le XVIIIe siècle, on prisait. On avait *du bon tabac dans sa tabatière*, préparé souvent de façon artisanale. On vendait des râpes pour la confectionner à domicile. "J'en ai du fin et du bien râpé..." dit la chanson. On en prend délicatement dans une tabatière une pincée qu'on se fourre directement dans le nez, où qu'on aspire après l'avoir placée dans la *tabatière anatomique*, cette petite dépression entre deux tendons du poignet à la base du pouce qui se crée quand on relève le poing. On peut aussi ainsi l'offrir. L'expression agressive ancienne "Je vais te donner du tabac" évoque bien ce geste où votre poing se porte vivement à la hauteur d'un nez qui n'est pas le vôtre.

On ne trouve plus en France la *prise ordinaire*, poudre sèche que fabriquait la SEITA. On trouve de la prise sèche au Maghreb, dont en Tunisie la *Neffa*, mêlée à des phosphates de calcium et à de la chaux, ce qui lui confère une alcalinité favorable à l'absorption de la nicotine. On trouve également ces poudres sèches aux USA sous le nom de d*ry snuf.* On y trouve également des poudres humides (*moist snuf*). Ces poudres sont fabriquées à partir d'un tabac fermenté dans un bain de saumure, puis rincé. On mélange diverses variétés de tabac pour obtenir des goûts différents. Le tabac est alors haché, séché, humidifié à nouveau, et enfin aromatisé, le plus souvent avec du menthol, de l'eucalyptol, de l'essence de citron ou de la réglisse. Dans les milieux maghrébins, on utilise encore beaucoup des pâtes à base de poudre de tabac, souvent parfumées à la menthe. Fabriquées initialement en Afrique du Nord, en particulier en Tunisie, ces *Maklas* viennent actuellement de Belgique.

Le snuff-dipping[38]

La frontière n'est pas nette entre la prise nasale et la chique. La prise nasale, en particulier humide, est aussi mise dans la bouche. On se badigeonne les gencives de *Maklas*. Cette pratique n'est pas sans inconvénients. Les fines particules de tabac se logent entre les dents et les gencives. L'état buccal déplorable lié à cet usage a poussé les fabricants à une présentation plus hygiénique. La poudre à priser est enveloppée dans de petits sachets de papier poreux, comme on le fait pour le thé. On les garde entre la lèvre supérieure et les dents, d'où ils diffusent leur jus de tabac. Ce sont les *Skoal Bandits®*, les *Copenhagen®*. Aux États-Unis, leur diffusion est considérable. Ayant échappé aux interdictions de publicité télévisée à l'encontre des cigarettes, le *Smokeless tobacco* est devenu très à la mode chez les jeunes, symbole de virilité, de performances sportives. On peut jogger avec un *Skoal Bandit*, c'est plus difficile avec une cigarette ou une pipe. On estime à 12 millions le nombre d'Américains qui utilisent ou ont utilisé du tabac sans fumée. En France, leur interdiction n'a fait que couronner l'échec commercial de la tentative de lancement des *Skoal Bandits*.

Risques du tabac sans fumée

Les poudres à priser sont fermentées, ce qui explique leur richesse en nitrosamines cancérigènes, mais aussi leur alcalinité nécessaire à l'absorption de la nicotine. La chique ou la prise provoquent des cancers, essentiellement des fosses nasales ou de la bouche aux points de contact avec le tabac. Le contact avec le jus de tabac concentré est en effet nécessaire à leur développement. C'est d'ailleurs la campagne qui s'est développée aux USA après la mort d'un garçon de 11 ans d'un cancer de la bouche qui est à l'origine de l'interdiction de ces prises orales dans la Communauté Européenne (alors qu'elles sont autorisées aux USA, et que les *Maklas* sont vendus librement en France). On a signalé également des cancers du pancréas. Il faut cependant noter que tous ces cancers ne sont pas plus fréquents que chez les fumeurs de cigarette ou de pipe. On signale exceptionnellement des cancers de la vessie, car les substances cancérigènes éliminées par l'urine s'y trouvent très concentrées et restent longtemps au contact de la muqueuse.

Violemment reniflée, la *Neffa*, cette poudre sèche, peut pénétrer profondément dans les poupons. Contaminée par la silice des vents de sable, elle y provoque des pneumoconioses. Mais les complications respiratoires liées à l'inhalation de fumée sont absentes, pas de bronchites chroniques. De plus, pratiquement pas de complications vasculaires, artérites ou infarctus. C'est un avantage indéniable qui a fait dire à Richard Peto, l'épidémiologiste

---

38 "Trempage de prise"

britannique de l'équipe de Doll, que si tous les fumeurs passaient au tabac sans fumée, la mortalité liée au tabac diminuerait de 90%[39].

Le tabac sans fumée induit une dépendance aussi forte que la cigarette, bien que soient absents les gestes d'allumer, de manipuler, qu'on ne voie pas s'élever les volutes de fumée incitant à la rêverie, et qu'il n'élève par rapidement la nicotinémie car l'absorption est beaucoup plus lente. L'importance de sa diffusion suffit à suggérer la dépendance. Un travail de Glover aux Etats-Unis en montre la force. Alors qu'en moyenne 38% des fumeurs de sa consultation arrêtaient de fumer avec un recul d'un an, il n'a obtenu qu'un seul succès sur 41 utilisateurs de tabac oral venus consulter pour tenter de s'arrêter. Une étude américaine récente sur 134 sujets ne trouve que 23% d'abstinents à 6 mois.

Le snus

Sous le terme de tabac sans fumée sont désignés des produits d'une dangerosité très différente. Une grande confusion est savamment entretenue dans la bataille qui fait rage contre la libéralisation du commerce du *snus* suédois. Priser est une longue habitude de ce peuple de marins, culturellement très pragmatique et préoccupé de santé publique. Spontanément, sans aucune injonction gouvernementale, mais avertie des risques à fumer, la population masculine s'est tournée vers une prise orale. Mais elle a exigé que le produit soit le plus possible débarrassé des composants les plus dangereux, et en particulier, contrairement aux tabacs américains, il est pratiquement dépourvu de nitrosamines, essentiellement grâce à une sélection de tabacs non fermentés. Sous le nom générique de *snus*, ce sont des poudres humidifiées, alcalinisées au carbonate de soude, aromatisées selon les marques, et longuement chauffées à la vapeur, ce qui stérilise et bloque toute fermentation. Elles sont présentées en boites, en vrac ou en petits sachets. On place entre la lèvre supérieure et les dents soit un petit rouleau de tabac, soit un sachet. Loin de l'arrivée des canaux salivaires, cet emplacement évite un délitement trop rapide et les réflexes de mastication. Le snus peut donc être conservé longtemps en bouche, sans gêne apparente. C'est ainsi plutôt un tabac à sucer qu'une chique.

En France, la tradition n'est pas au tabac oral. Rares sont les fumeurs qui passent de la cigarette à la prise ou à la chique. Mais le débat est actuellement très vif. Au nom du pragmatisme, les partisans de la diffusion de ce tabac oral y voient un moyen de diminuer les risques si les fumeurs sont incités à l'adopter. D'autres estiment au contraire qu'il peut faciliter l'accoutumance des jeunes au tabac et l'usage ultérieur de la cigarette, et s'appuient sur le risque de cancer de la bouche et du pancréas. Une enquête

[39] Peto R. Control of tobacco-related disease. pp.126-142 in: The Value of Preventive Medicine (ed D Evered, J Whelan). Ciba Foundation Symposium 110, 1985

dans le nord de la Suède a trouvé que si 41% des hommes utilisent le tabac, 11% seulement le fument, les autres sucent du snus[40]. Or la Suède est le pays où l'on compte le moins de cancers en général, le moins de cancers du poumon et le moins de cancers de la bouche. Qui plus est, le snus semble un moyen d'abandonner la cigarette, et ne constitue pas une porte d'entrée vers elle. Très peu de jeunes ayant commencé à utiliser le snus finissent par passer à la cigarette. Pour l'instant, les femmes semblent réticentes et restent accrochées à la cigarette.

[40] Etude MONICA Socialstyrelsen. Folkhälsorapport 2005 (Swedish), Stockholm, 2005. ISBN 91-7201-940-9.

CHAPITRE VII

La première bouffée

Mais, devant sa petite table blanche inondée de soleil,
l'alchimiste déçu ne sauve que les apparences,
et boit de plus en plus de bière avec de moins en moins de joie.
C'est un bonheur amer:
On boit pour oublier la première gorgée.
Philippe Delerm. *La première gorgée de bière*

L'initiation

On ne fume pas la première cigarette de sa vie parce qu'on est en manque. Le moteur qui pousse à la prendre est affectif. C'est le ***désir*** qui fait que, malgré des expériences initiales pratiquement toujours désagréables, on persiste jusqu'à ce qu'une dépendance s'installe. Deux facteurs semblent bien identifiés qui suscitent ce désir. D'abord la curiosité, puis la peur de l'exclusion qui induit le besoin de s'intégrer à un groupe.

La curiosité ? L'idée de chercher à se procurer et de mâcher une feuille de bétel n'a guère de chance de venir en tête d'un adolescent de Paris, mais comment ne pas être tenté si l'on est né à Calcutta ? Celui qui vivrait dans une société où personne ne fume n'aurait pas l'occasion d'expérimenter le tabac et resterait peut-être toute sa vie un grand fumeur en puissance. Mais lorsque l'exemple est partout, que les enfants voient les adultes, les parents souvent, fumer avec délectation et comme s'il s'agissait d'un comportement normal, c'est ne pas essayer qui serait anormal. Cela témoignerait d'un tel manque de curiosité que je m'inquièterais et enverrais consulter un pédopsychiatre. Le Comité Français d'Education pour la Santé[41] a réalisé en 1983 une enquête basée sur des interviews dont j'ai tiré beaucoup d'informations et quelques citations. Elle constate que les enfants voient dans ce comportement des adultes quelque chose de mystérieux, de précieux. "Par association, ils finissent par y voir une expression voilée, déformée du plaisir sexuel, pressenti par les très jeunes et considéré comme dangereux. Ils en concluent qu'il s'agit d'un acte nécessitant initiation et maturité."

Ils voient également que les adultes font de la cigarette une récompense. Après un effort, un travail, la cigarette accompagne les instants de détente. Mais c'est une récompense pour adultes, un plaisir oral évolué. Ce n'est pas immédiatement bon, comme sucer un bonbon, ou simplement son pouce. C'est *bébé* de sucer un bonbon. Le plaisir adulte est un plaisir élaboré, noble

[41] CFES, actuellement INPES (Institut National de Prévention et d'Education pour la Santé)

et admis. Il faut passer par une initiation difficile, vaincre une aversion, puis acquérir de l'expérience par la pratique. C'est *comme passer de la gourmandise à la gastronomie.*

La cigarette est donc considérée comme un attribut d'adulte. C'est assez étonnant, car on fume déjà beaucoup de 13 à 15 ans. C'est peut-être une survivance du temps où l'autonomie arrivait au service militaire. Il fallait la *force* d'un organisme adulte pour *supporter* le tabac, apanage du *mâle*. Cela a survécu, car le premier contact est effectivement dur. Les écoles étant désormais mixtes, les filles se mesurent avec les garçons, et n'admettent plus d'être vues comme le sexe faible, si bien que les motivations à fumer se rejoignent. Il est un mythe tenace, c'est que les enfants veulent grandir. La vérité est qu'ils voudraient en fait rester dans le stade privilégié de jeu et d'irresponsabilité qui est le leur, mais jouir des prérogatives des adultes, ce qui est tout à fait différent.

L'attrait du tabac est accru évidemment par l'interdit. A un âge où l'on se cherche, la transgression est un moyen de construire sa personnalité en s'opposant aux parents. Mais comme rien n'est simple, si les parents sont fumeurs, fumer peut aussi représenter un moyen de les retrouver, de rentrer dans leur monde, et aussi de cesser de les juger: "Si je fume, je ne peux plus reprocher à mes parents de le faire, ce qui me culpabilisait". Transgresser n'est pas tellement savourer les choses interdites, qui peuvent à l'usage se révéler insipides, que le plaisir lié à l'excitation que cela procure. Je ne sais pas quelles pouvaient être les joies d'une ville de garnison *by night*, mais le simple fait d'être enfermé dans une caserne incitait à faire le mur, et c'était sûrement là le vrai plaisir.

Avertis des risques, les enfants peuvent aussi décider de fumer pour se punir. Se faire du mal peut soulager une partie des tensions liées à la culpabilité, secondaire aux reproches (paresse, incapacité, égoïsme, lâcheté). Sous un autre angle, s'exposer au risque à fumer peut avoir aussi un grand attrait. On ne cherche pas à se faire du mal. On veut au contraire se prouver qu'on est invulnérable. La conduite à risques est une caractéristique des jeunes. Dans sa thèse, une ancienne boursière de la Société de Tabacologie retrouve que la recherche de sensations fortes est une des caractéristiques des fumeurs[42]. Certains sujets aiment l'accélération du cœur, la petite poussée d'angoisse que peuvent donner le saut à l'élastique ou le parapente, liées à une décharge d'adrénaline, comme lorsque le croupier lance la roulette. Est-ce parce que la nicotine a des effets voisins qu'ils adoptent la cigarette ? Ou est-ce parce qu'ils sont terrorisés par l'idée de la mort et veulent se prouver

---

[42] Solange CARTON: Recherche *de sensations et émotions. Leurs relations de dépendance dans la dépression et le tabagisme.* Thèse Doctorat Psychologie. Paris V (1992), CHU Pitié-Salpêtrière, Paris

qu'ils sont invulnérables ? Le jeune garçon qui franchit un feu rouge sur la roue arrière de sa mobylette cabrée est littéralement un *trompe-la-mort*. Il n'a pas cherché à se tuer, même s'il y arrive parfois pour n'avoir pas bien pris la dimension du risque. Mais le carrefour franchi, quel triomphe d'avoir vaincu la mort! Et en même temps d'avoir transgressé le code.

Les parents

Beaucoup de statistiques ont culpabilisé les parents fumeurs, la mère surtout, en les rendant responsables d'avoir donné le mauvais exemple à leurs enfants. Il est vrai que s'ils n'ont jamais vu quelqu'un fumer, ils seront moins tentés d'imiter. Mais les fumeurs ne se trouvent pas que dans la famille. On peut fumer pour imiter un prof, un acteur ou une actrice, un copain. Dans cet univers tabagique, il est bien difficile d'isoler la part des parents, selon qu'ils tolèrent ou interdisent que leur enfant fume, et compte tenu de la complexité des relations familiales. Si les parents fument, il y a plus de chances que l'adolescent se mette à fumer, puisque la norme culturelle familiale est la cigarette. Mais ce qui va guider sa conduite en définitive dépend beaucoup plus de son besoin d'opposition, de transgression, ou au contraire de soumission ou d'assimilation, modelé par les évènements familiaux.

Un de mes patients a fini par mettre le doigt sur la cause profonde de l'avortement de ses tentatives d'arrêt. Mort d'un cancer du poumon lorsqu'il avait à peine quinze ans, son père les avait laissés, lui, sa mère et une petite sœur, dans une situation très difficile. "Pourtant on lui disait depuis longtemps qu'il fallait s'arrêter, mais il ne l'avait pas fait". La conclusion jusque là non formulée était: "Mon père était un salaud ! ". Mais un adolescent peut-il porter un tel jugement sur son père, par ailleurs aimé, respecté, et sanctifié par la mort dans la souffrance ? Se mettre à fumer à son tour, n'avoir ainsi plus aucun titre l'autorisant à juger était donc la seule façon de résoudre cet impossible dilemme. Rien n'étant simple, s'y mêlaient certainement d'autres sentiments, comme une pulsion à l'imiter, un désir suicidaire de le rejoindre, et aussi ce besoin de se prouver invulnérable, qui rend paradoxalement plus difficile l'arrêt du tabac chez ceux qui en ont vu douloureusement mourir des proches.

Le problème d'une susceptibilité génétique au tabagisme a évidemment été posé. Comparer le comportement de vrais et de faux jumeaux donne un verdict très clair: lorsqu'on prend en compte les facteurs génétiques, le rôle du tabagisme des parents ne peut plus être démontré. Somme toute, si vous êtes fumeur et si votre enfant fume, c'est plus parce que vous lui avez transmis des gènes qui favorisent le tabagisme que parce que vous lui avez donné le mauvais exemple. Il n'y a pas de gène du tabagisme. Il y a simplement un ensemble de gènes qui donnent une plus grande susceptibilité à développer des dépendances, une plus grande réactivité à l'égard des produits, une plus grande propension à rechercher des sensations fortes. Que l'on soit d'une famille de diabétiques ou d'allergiques, connaître ses points faibles génétiques est essentiel pour éviter à ses enfants de subir leurs conséquences. Dans le milieu de ceux qui luttent contre le tabagisme, la réaction immédiate et majoritaire à une telle conclusion est: "Surtout, il ne faut pas le dire !" Toujours ce fameux poison du pieux mensonge. Je pense qu'il faut toujours dire la vérité. Déculpabiliser les parents leur donne au contraire les mains plus libres pour faire passer les messages de prévention.

Les problèmes d'agressivité-turbulence vers 6-7 ans, en combinaison avec la timidité, peuvent prédire la consommation de tabac, surtout chez les garçons. Les sentiments dépressifs, la détresse personnelle, le désespoir, le sentiment de solitude, le manque de résistance à la pression des pairs, les difficultés de communication et les déficits dans les aptitudes sociales, une faible estime de soi ont un lien fort avec l'installation du tabagisme. Il apparaît ainsi comme un symptôme d'un mal-être et devrait représenter un signe d'alarme pour ceux qui ont en charge l'éducation des enfants. La supervision parentale joue un rôle important. Les enfants les moins surveillés, laissés à eux-mêmes ont beaucoup plus tendance à fumer.

Le groupe

Le groupe est évidemment au centre de l'adoption de la cigarette. Elle est même un des pôles de la constitution du groupe. La fume en groupe crée une atmosphère enveloppante et chaude, augmente le sentiment de communauté et de fraternité. Fumer se voit. Cela constitue donc un signe de reconnaissance. On se reconnaît le droit respectif au plaisir oral, dans lequel on communie, dans un sens quasi-religieux. L'exclusion de ceux qui ne fument pas ne va pas sans évoquer les difficultés qu'ont eues jadis les prêtres abstèmes qui refusaient de boire du vin, fut-il de messe. La cigarette facilite les contacts, introduit des rapports amicaux formels: on demande du feu, on offre une cigarette, c'est un échange de cadeaux. Mais comme une cigarette est un présent de bas prix, elle n'exige pas une reconnaissance éternelle, elle ne crée pas de liens obligés.

Le caractère mineur, anodin, admis de ce comportement, l'absence de conséquences immédiates, la simplicité d'emploi, le prix unitaire faible facilitent 'utilisation du tabac. Mais quel que soit son prix, il restera un luxe accessible aux plus désargentés. Mieux, plus il sera cher, plus il sera *valorisé*, au sens littéral du terme. On ne commence pas sa vie de fumeur avec des cigarettes bon marché, mais avec des blondes prestigieuses, qui permettent de frimer devant les copains. Le prix du tabac n'a jamais été spontanément cité par les jeunes comme un obstacle à l'initiation du tabagisme dans l'enquête du CFES, dont voici les conclusions à ce propos: "Nous mentionnons ce frein pour mémoire: il nous a semblé extrêmement faible. Même les jeunes de milieu très modeste semblent pouvoir s'acheter des cigarettes. Il ne joue que comme rationalisation d'un comportement qui trouve ses racines ailleurs".

Fumer est donc considéré comme le ticket d'entrée dans le groupe. On est prêt à payer ce prix, même si l'on ne trouve pas cela tellement agréable. Comme on se sent coupable d'avoir bravé les interdits, on cherche à diluer cette culpabilité en normalisant la transgression. Si tout le monde fume, il devient *normal* de fumer. De ce fait, on se déculpabilise en faisant du prosélytisme auprès des plus jeunes qu'on cherche à attirer dans le groupe des fumeurs.

Au même âge, les filles sont plus avancées que les garçons qui friment entre hommes. Elles sont plus sensibles à l'esthétique du geste, et considèrent plus volontiers la cigarette comme partie de leur style, comme un bijou ou une parure vestimentaire. Elles fréquentent plus volontiers des groupes mixtes avec des garçons plus âgés. Beaucoup plus que les garçons, elles font l'apprentissage simultané des rapports sexuels et de la cigarette.

L'Homme est moutonnier. Parmi les facteurs sociaux les plus liés à l'adoption de la cigarette, G. Godin, dans une enquête au Québec, note en premier la proportion d'amis fumeurs. Le risque augmente de 37% à chaque nouvel ami qui fume, dans la classe, l'école ou le quartier. De plus, plus les jeunes croient que plus de gens fument dans la population, plus ils ont tendance à fumer. Comment faire la différence entre un non-fumeur et un fumeur qui vient d'éteindre une cigarette et n'a pas encore allumé la suivante ? De ce fait, si l'on fume beaucoup autour d'eux, les enfants ont tendance à penser que tout le monde fume, y compris ceux qu'on ne voit pas la cigarette au bec. Ce jugement faussé par excès accroît la pression à fumer qu'ils ressentent.

L'étude du CFES conclut: "C'est ce caractère initiatique, social qui apparaît comme central dans l'adoption de la cigarette par les jeunes. Non seulement l'aspect sensoriel et agréable de la cigarette est *totalement absent* des motivations des jeunes qui commencent à fumer, mais il paraît presque *incongru* et n'est jamais spontanément évoqué dans leur discours"

La construction de l'identité

L'attitude du jeune est cependant ambiguë. Il souhaite intégrer le groupe, ou plutôt ne pas s'en sentir exclu, *mais ne voudrait pas non plus s'y fondre*. Il veut au contraire y être reconnu, y trouver un moyen de développer une personnalité originale. Il faut à tout prix épater les autres, se faire voir et valoir. Le maître mot est alors *frimer*. C'est l'occasion de toutes les surenchères. Avaler la fumée sans tousser, la faire sortir ou rentrer pas le nez, faire des ronds de fumée, avoir des cigarettes sur soi, des marques étrangères insolites, exhiber un *Davidoff®*, battre des records de consommation, rouler les cigarettes d'une main…

La posture, la façon de fumer, de tenir une cigarette de l'allumer, de l'éteindre sont autant de moyens de développer un style personnel en accord avec ses tendances profondes. C'est tout un langage non-verbal qu'elle permet de développer. On peut fumer *à la gros dégueulasse*, un mégot roulé baveux au coin des lèvres, le pull constellé de cendres, tandis que le *dandy snob prétentieux* la déposera soigneusement dans le cendrier, fumant du bout des lèvres une cigarette tenue du bout des doigts comme un objet précieux. Tout comme des heures devant la glace lui ont permis de se composer un sourire, elle travaillera l'arrondi de son bras, la grâce des gestes de la main et des doigts, l'expression rêveuse de son visage nimbé de fumée, ou au contraire se voudra masculine, fumant à la hussarde des cigarettes de gros cul qu'elle roule à la main. Provocation, agressivité, dédain, tout peut s'exprimer avec une cigarette. "Dis-moi comment tu fumes, je te dirai qui tu es". Le groupe est un terrain d'expérimentation initiatique pour entrer dans une société où fumer est encore aussi considéré comme *normal.*

Tant que la cigarette est seulement l'enjeu de l'appartenance à un groupe, on peut espérer que des actions psychologiques de prévention puissent être efficaces. Il est important de communiquer aux hésitants cette observation du CFES, que ceux qui ont le courage de résister à la pression de leurs camarades et ne veulent pas jouer ce jeu de la frime parce qu'ils trouvent que c'est absurde *gagnent très vite le respect et finissent par se faire accepter.*

Mais on ne fume pas impunément sans courir le risque de voir se développer une dépendance. Le signe révélateur, c'est quand on commence à fumer seul. On fume régulièrement. Déjà, à deux ou trois cigarettes par semaine, on peut détecter des signes de dépendance. Puis on en fume au moins une tous les jours. On est dépendant, mais on pense encore qu'on est le maître à bord, qu'on pourra s'arrêter quand on le voudra et qu'on saura se limiter à des quantités *raisonnables*. Mais on voit bien qu'au fil des mois la consommation augmente, qu'on ressent le *manque* si l'on cherche à contrôler. Le piège s'est refermé.

"Tout au long de ce processus, les enfants sont parfaitement conscients de ce qui se passe et font preuve d'une parfaite lucidité. Pas un n'ignore le caractère fallacieux de sa tentative d'être pris pour un adulte, comme le danger qu'il court en la poursuivant. (CFES)"

CHAPITRE VIII

Les fumeurs

La conséquence que nous voulons tirer de la ressemblance des évènements est mal sûre, d'autant qu'ils sont toujours dissemblables: Il n'est aucune qualité aussi universelle en cette image des choses que la diversité et variété...
Montaigne. *Essais, Livre III, Chapitre 13. De l'expérience*

Qu'est-ce qu'un fumeur ?

La question paraît superflue. L'évidence est *quelqu'un qui fume.* Pourtant, derrière cette lapalissade se cache un problème important quand on veut mesurer scientifiquement le tabagisme, comparer des statistiques, suivre l'évolution *de l'épidémie tabagique.* Le grand problème avec les mathématiques, c'est l'abstraction prodigieuse que l'on fait quand on déclare que 1+1=2. Cela implique que 1=1, ou même 1≡1 (1 identique à 1). Or la nature ne connaît pas une telle identité. Que l'on compte des pommes, des billes, des gouttes d'eau ou des œufs qui se ressemblent par nature, on trouvera toujours des différences. Deux pochons de 5 pommes ne pèsent jamais exactement le même poids. On ne peut additionner que des abstractions. On n'additionne pas les torchons et les serviettes, sauf si l'on fait une abstraction d'ordre supérieur en les classant comme *linge.* Tout le monde ne fume pas autant, de la même manière, au même rythme. Il faut donc imaginer des catégories de fumeurs.

Catégories de fumeurs

Le non-fumeur

La classification n'est apparemment facile que pour le *non-fumeur de toujours.* Pourtant, parmi ceux qui n'ont jamais essayé, par manque inquiétant de curiosité ou d'un environnement favorable, beaucoup ont certainement un cerveau de fumeur. Ils seraient devenus très dépendants du tabac s'ils avaient un jour allumé une cigarette. Peut-on mettre dans le même sac celui qui n'a jamais fait l'expérience et celui qui a tiré quelques bouffées ou a fumé quelques cigarettes, mais n'y a trouvé aucun intérêt et n'a pas persisté ? Ne pas s'être mis à fumer peut aussi être la conséquence d'un environnement de non-fumeurs, d'une forte interdiction parentale. Il y a aussi le petit puritain qui assimilait la cigarette au diable, l'anxieux qui avait peur et le solitaire qui répugnait à se mêler aux groupes des fumeurs. A l'extrême, chacun est un cas particulier dans son rapport au tabac. On a donc intérêt à ne pas pousser trop loin des divisions en catégories. A moins qu'on veuille étudier précisément les particularités qui font qu'on fume ou ne fume pas, on peut grouper sous l'appellation *non-fumeurs* ceux qui n'ont jamais essayé ou fait quelques essais sans suite.

Pourtant on a habituellement classé aussi comme *non-fumeurs* des gens qui ont arrêté de fumer. Cela conduit à proposer aux fumeurs l'objectif idéal de devenir, ou plutôt de redevenir non-fumeurs. Une telle assimilation devrait pourtant être vue comme inconcevable et utopique. C'est manifestement demander au fumeur une tâche impossible. Les anciens fumeurs ont été accrochés au tabac. Ils ne peuvent oublier la longue expérience qu'ils en ont. Les non-fumeurs qui ont essayé sont des *non-accrochables*, ce qui est tout à fait différent. La cigarette étant un composant indissociable de la personnalité du fumeur, de son identité, lui mettre dans la tête qu'il pourrait devenir *non-fumeur* est lui demander vraiment d'oublier ce qu'il est, de tirer un trait sur une partie de sa vie. C'est une erreur de stratégie. Une telle perspective ne peut que le dissuader de tenter d'arrêter.

On peut d'ailleurs démontrer des différences importantes entre un *non-fumeur de toujours* et ceux qui fument ou ont fumé. Michel Gripoix, le psychologue de mon service de l'Hôpital de Nanterre, est arrivé un jour un paquet de dossiers sous le bras, me disant fièrement: "J'ai évalué l'anxiété chez 46 fumeurs de votre consultation avec l'échelle de Ferreri ". Je lui ai répondu que je ne pouvais rien en tirer. Il aurait fallu pouvoir les comparer à des non-fumeurs de toujours, des ex-fumeurs et des fumeurs ne venant pas à ma consultation. Un peu blessé, il est reparti. Quelques mois plus tard, je l'ai vu revenir avec un paquet de dossiers beaucoup plus épais. Il avait trouvé et examiné 46 non-fumeurs et 46 fumeurs qui n'avaient pas songé à consulter. Quant au groupe des *ex-fumeurs*, il n'en avait trouvé que 25, ayant pris comme critère qu'ils aient arrêté depuis plus d'un an. En fait la moitié d'entre eux l'avaient fait depuis 5 ans.

Selon l'échelle de Ferreri, le psychologue note de 0 à 18 l'intensité de l'anxiété d'une personne dans quatre grandes directions, ou *pôles*. La première concerne les craintes pour la santé (pôle somatique: "Où est mon cancer ?"), la seconde l'anxiété qu'on peut avoir dans les relations avec les autres (pôle relationnel), la troisième l'anxiété quant à sa capacité à se concentrer, à résoudre les problèmes (pôle cognitif), la quatrième les manifestations d'excitation psychique de l'anxiété (pôle de vigilance: insomnie, irritabilité).

Les résultats concernant le pôle somatique étaient attendus. Les non-fumeurs avaient un très faible score d'angoisse pour leur santé. Celui des fumeurs était élevé, surtout pour ceux qui étaient venus consulter, sans doute poussés par la peur du cancer. Quant aux ex-fumeurs, l'angoisse les avait quittés, leur score était égal à celui des non-fumeurs. (Figure 9)

Figure 9 - Diagramme de FERRERI (F.A.R.D.)

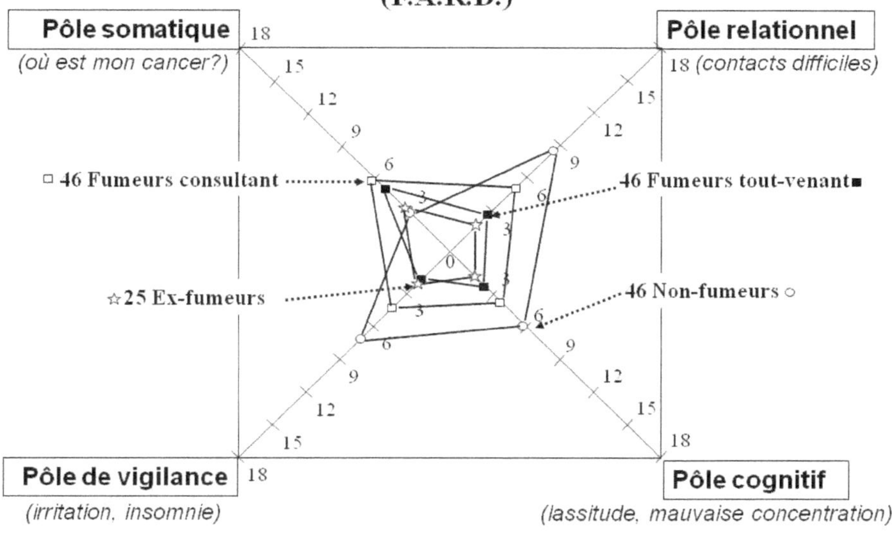

L'angoisse relationnelle était faible chez les fumeurs. La cigarette, qui favorise les contacts et les échanges, "Avez-vous du feu ?", est une bonne entrée en matière. Les fumeurs venus à la consultation avaient un peu plus de problèmes. Enfumer leurs collègues de travail générait peut-être quelques petits conflits, qui étaient autant d'arguments de plus pour consulter. La très faible anxiété relationnelle des ex-fumeurs était déjà une surprise. Bien qu'ayant perdu l'objet d'échange convivial que représentait leur cigarette, ils avaient gardé leurs amis et leurs bonnes relations. On peut supposer qu'elle leur avait appris comment avoir de bons contacts humains, et qu'ils avaient gardé cette aptitude quand elle n'était plus là. De plus, ces gens vraiment dégagés du tabac n'avaient clairement pas développé d'agressivité envers les fumeurs. Le plus étonnant a cependant été le score relativement élevé des non-fumeurs. Cela fait supposer qu'il existe chez eux une angoisse constitutionnelle. Une hypothèse est que la nicotine aurait levé une angoisse commune à tous, mais que les ex-fumeurs, bien qu'en étant privés, n'en auraient pas pour autant vu revenir cette anxiété, du fait des habitudes sociales que l'on prend lorsqu'on fume. Une autre hypothèse serait que cette petite difficulté constitutionnelle de contact aurait rendu difficile à certains enfants de se mêler au groupe des fumeurs dans la cour du collège, ce qui leur aurait permis de rester plus facilement non-fumeurs. Pour savoir si un certain degré d'anxiété sociale serait réellement un frein à l'adoption de la cigarette, il faudrait la mesurer chez les enfants avant qu'ils s'essaient à fumer, et les suivre au cours de leur scolarité. Mais la mise en œuvre de ces études longitudinales de cohortes est un travail lourd et difficile. La constitution de fichiers assurant la protection de l'anonymat, en particulier lorsqu'il s'agit de mineurs, nécessite de longues démarches, auprès de la CNIL[43] et des établissements d'éducation. Or il n'est pas imaginable de se passer d'informatique, et le fichage de jeunes fumeurs, dans un climat de plus en plus intolérant, paraît même potentiellement dangereux pour leur avenir.

Les fumeurs disent que la cigarette leur permet d'avoir l'esprit plus clair, et nombre d'études avancent que la nicotine favorise le travail intellectuel. On retrouve pourtant la même discordance au niveau du pôle cognitif. Les non-fumeurs sont les plus anxieux, disent avoir de la peine à se concentrer. Les ex-fumeurs, qui n'ont plus de nicotine, ont le niveau d'anxiété le plus bas. Il en est de même des manifestations d'hypervigilance.

Sur tous ces axes, les ex-fumeurs sont les moins anxieux de tous. Leur profil est totalement différent de celui des non-fumeurs. Ils se caractérisent par une *très grande sérénité*. Ils ne fument plus, ne sont plus inquiets pour leur santé, n'ont perdu ni leurs facultés intellectuelles, ni le sommeil, ni leurs copains. Qui plus est, ils ne se sont pas fait d'ennemis, car ils sont très tolérants à l'égard des malheureux qui fument encore. Mais l'interprétation pose le problème de la poule et de l'œuf: est-ce s'arrêter de fumer qui leur a fait gagner cette superbe sérénité, ou est-ce que leur expérience de la vie leur a fait acquérir une sérénité leur ayant permis d'arriver à se passer de cigarette ?

Nous avons un élément de réponse. Une étude anglaise a permis de mesurer le niveau d'anxiété dans un groupe de 70 fumeurs pendant les deux semaines précédant leur arrêt du tabac et les 4 semaines qui ont suivi[44]. Les

---

[43] Commission Nationale Informatique et Libertés

[44] West R, Hajek P: What happens to anxiety levels on giving up smoking ? *Am. J. Psychiatry* (1997)***154***: 1589-92

résultats des deux tests utilisés ont démontré une diminution progressive de l'anxiété après l'arrêt. L'arrêt du tabac est sûrement pour le fumeur un stress important augmentant l'anxiété par stimulation du système nerveux sympathique. Mais c'est ce que fait également la nicotine, qui en explique donc certainement une part. La part due au stress de l'arrêt diminue progressivement avec le temps. La part due à la nicotine disparaît dès qu'on ne fume plus.

Le fumeur occasionnel

C'est celui qui fume une cigarette ou un paquet entier quand il est *de sortie*, une pipe ou un cigare trois fois l'an. Il ne tarit pas sur le plaisir hédonique que cela lui apporte, se donnant souvent comme *connaisseur,* parle de *Davidoff*, de *Roméo et Juliette*, de la qualité d'une pipe. Là encore, la classification recouvre tout un éventail de comportements. Certains ont pu être antérieurement des fumeurs réguliers, et ne fument occasionnellement que parce qu'ils exercent sur eux-mêmes une contrainte permanente. Ils sont en fait de véritables fumeurs dépendants. D'autres ne sont que des *fumaillons*, des *fumeurs du dimanche*. Ils ne sont pas dépendants mais fument pour faire comme tout le monde quant ils sont de sortie. Pour d'autres, c'est une étape avant de devenir un fumeur régulier dépendant.

Le fumeur régulier.

A partir de combien de cigarettes par jour peut-on être considéré comme un fumeur régulier ? On entend toutes les définitions. Pour ma part, j'appellerais *fumeur régulier dépendant* celui qui ne peut passer un jour sans fumer, ne serait-ce qu'une seule cigarette. C'est d'ailleurs la définition adoptée par Marie Choquet[45] dans son enquête nationale sur les adolescents. Elle a le mérite de la clarté et de ne pas définir arbitrairement un nombre critique de cigarettes au-delà duquel seulement on serait dépendant. Ceci d'autant que l'on sait l'absence de corrélation entre le nombre de cigarettes fumées et la quantité de nicotine absorbée. Une cigarette, ce peut être trois bouffées, puis on jette un mégot géant, ou 20 bouffées tirées d'une même cigarette rallumée 3 fois. "Fumez-vous tous les jours" me parait la bonne question.

Parmi ces fumeurs réguliers, la gamme des comportements est infinie. Il y a autant de types de fumeurs que de personnalités, entre celle qui *savoure* une cigarette *sociale*, beaucoup plus préoccupée par l'arrondi de son bras que par l'absorption de sa fumée, et celui qui décharge son camion un mégot parfois éteint au coin des lèvres. La grande distinction, par rapport à la

---

[45] Marie Choquet Epidémiologiste française, Directeur de recherches à l'INSERM, auteur d'une enquête nationale sur les adolescents en 1994 (Editions INSERM-Documentation Française)

dépendance, est à faire entre le tabagisme convivial et le tabagisme solitaire. Fumer seul est un grand signe de dépendance. On ne fume pas parce qu'on désire s'intégrer au groupe. La cigarette remplace le groupe et comble la solitude. Du point de vue du tabacologue, le premier cas est encore du domaine des stratégies collectives de prévention. Dans le second cas, l'abord est curatif, et individuel.

Il y a le fumeur régulier non-dépendant, qui fume parce que son conjoint fume, et qui s'arrêtera sans problème en même temps que lui.
Il y a celui qui fume sans se contrôler.
Il y a celui qui se limite et part le matin avec 10 cigarettes dans son étui.
Il y a celui qui fume simplement une ou deux cigarettes après le repas.
Il y a celui qui fume sans arrêt, allumant sa cigarette avec le mégot de la précédente.
Il y a l'économe qui fume jusqu'au filtre.
Il y a le gaspilleur qui jette sa cigarette après trois bouffées, ou l'oublie dans le cendrier.
Il y a celui qui les roule, parfois avec des mégots.
Il y a le fumeur de pipe, l'amateur de cigares ou de cigarillos.

Sans parler des chiqueurs et des priseurs, qui sont en France une minorité.

Le stoppeur

Une des plus grandes difficultés des études contrôlées mesurant l'efficacité des traitements du tabagisme est de définir ce qu'on entend comme succès. A partir de quand peut-on parler d'un *ex-fumeur* ? Les reprises tardives du tabagisme sont fréquentes. La durée d'abstinence exigée pour parler de succès est arbitraire. Où classer ceux qui ont fait quelques entorses, mais finiront par arrêter. Encore faudrait-il différencier ceux qui ont fait un arrêt un peu progressif de ceux qui ont refumé ultérieurement. Il serait nécessaire d'avoir des définitions consensuelles.

Je pense qu'on ne peut parler d'arrêt que lorsqu'il est absolu. La *réduction* du nombre de cigarettes fumées n'est pas une mesure fiable, puisque l'absorption de nicotine peut rester inchangée, et que la règle est un retour plus ou moins rapide au niveau antérieur de consommation.

Quelques travaux s'accordent pour dire que les fumeurs qui ont vraiment arrêté n'ont en grande majorité pas fumé une seule cigarette depuis leur décision d'arrêt. Passé deux ou trois *dérapages*, la reprise a en général été la règle. Il faut donc compter non pas à partir de la décision ferme d'arrêt, mais à partir de la dernière cigarette fumée. Je classerais volontiers comme *en tentative d'arrêt* ceux qui n'ont pas obtenu un arrêt absolu, mais se battent contre eux-mêmes, n'ayant pas encore renoncé à ce but.

La courbe de survie dans l'abstinence montre que les reprises du tabagisme sont fréquentes dans les premières semaines, puis de plus en plus rares. Mais on n'y voit pas de point de rupture qui permette de dire qu'au-delà le sujet peut être considéré comme *ex-fumeur.* Certes la durée d'abstinence est un facteur important, mais les reprises après des dizaines d'années démontrent que le temps n'est pas le véritable critère. Cependant la probabilité de reprise est nettement plus faible après 6 mois d'abstinence totale. On peut donc choisir arbitrairement ce délai pour se sentir autorisé à espérer qu'il pourrait s'agir d'un succès.

Le rêve du fumeur, c'est de *s'arrêter de fumer tout en continuant.* C'est à dire de contrôler sa consommation à un niveau arbitraire jugé *raisonnable.* Sur cette base, je vois grossièrement deux groupes parmi les anciens fumeurs. Le premier serait ceux qui n'ont pas encore admis qu'ils n'arriveront jamais à *contrôler l'incontrôlable.* Ils ne fument pas, mais c'est au prix d'un combat permanent contre des pulsions, souvent provoquées par des situations environnementales qui les appelaient antérieurement à fumer. Intérieurement persiste l'idée que ce n'est pas définitivement fini, que peut-être un jour... Cela peut durer des années, toute leur vie. Ils restent dans une démarche d'arrêt. Ils sont donc exposés à une reprise du tabagisme. Selon la suggestion de *Patrick Dupont*[46], on pourrait les appeler des *Stoppeurs.* Le deuxième groupe serait celui des *Ex-Fumeurs* qui ne reprendront jamais. Il me semble qu'un bon critère pour les différencier est l'intolérance des stoppeurs au tabagisme des autres, comme s'ils extériorisaient ainsi leur lutte intérieure. Pour le stoppeur, un fumeur est une image de lui-même qu'il voudrait effacer. Un ex-fumeur peut avoir de la peine à supporter une tabagie. C'est normal quand on ne fume pas soi-même, car la fumée redevient agressive lorsqu'on s'en est désaccoutumé. Mais l'ex-fumeur cherche plutôt à s'en protéger qu'à agresser le fumeur.

L'ex-fumeur

Les enquêtes auprès de fumeurs qui ont arrêté depuis très longtemps montrent que la grande majorité d'entre eux ont *su dès le premier jour* que leur démarche était la bonne et qu'ils ne fumeraient jamais plus. C'est un sentiment subjectif. Il caractérise l'ex-fumeur. Nous ne savons pas, de l'extérieur, le différencier d'un stoppeur. Peut-être les psychologues pourraient-ils mettre au point un test qui mesure cette assurance subjective, qui permettrait d'évaluer les vrais succès mieux que les définitions arbitraires de durée d'abstinence.

Si l'on veut savoir si un traitement aidant à l'arrêt du tabac est ou non efficace, est-il raisonnable d'exiger un long délai d'observation, un an, voire deux ans comme le voudraient certains auteurs ? Pourquoi pas la vie ? Si l'on avait retenu que les guérisons totales et définitives pour juger des effets de la

---

[46] Patrick Dupont Ex-Médecin Généraliste, Praticien Hospitalier Tabacologue au *"Centre de Tabacologie "* de l'Hôpital Paul Brousse à Villejuif

chimiothérapie des cancers, la thérapeutique n'aurait guère progressé. L'efficacité des traitements actuels qui diminuent l'intensité des troubles du sevrage est déjà visible dans les deux ou trois premières semaines. A plus long terme, les reprises du tabagisme sont encore fréquentes, aussi bien dans les groupes traités que dans les groupes de contrôle. Mais la différence qu'a creusée entre eux le traitement persiste, bien qu'atténuée. Toutes les courbes de survie dans l'abstinence se ressemblent sur ce point. Qu'il s'agisse de gommes, de timbres, de pulvérisations nasales, d'inhalateurs, de bupropion, elles sont pratiquement superposables. Tout se passe comme si le traitement avait permis à certains fumeurs de passer un cap difficile. Ne pas reprendre une cigarette à long terme dépend plutôt de facteurs psychologiques. Mais proportionnellement l'avantage acquis au départ sous l'effet du traitement reste conservé. L'augmentation significative du taux de succès après un ou deux mois d'un traitement, voire même la réduction du nombre de cigarettes fumées, me semblent des indicateurs suffisants pour conclure à une efficacité. Qu'il soit intéressant et à recommander est une autre histoire. Même statistiquement prouvée, une amélioration de 1% des succès vaut-elle la peine d'utiliser le traitement, par rapport à son prix, à sa facilité d'utilisation, à ses effets secondaires ? Constater un effet favorable sur une courte durée n'exclût par qu'un traitement plus prolongé soit plus efficace, pas plus qu'il n'ait pas d'inconvénients majeurs apparaissant après un plus long usage.

De plus, la très grande majorité des ex-fumeurs ont arrêté seuls, sans médicament. Là réside le vrai problème pour l'appréciation de l'effet des médicaments. Car la confiance aveugle que l'on accorde aux essais où l'on compare un médicament supposé actif à un placebo mériterait d'être tempérée. Tout d'abord, il faudrait que les deux médicaments soient absolument indiscernables. Or les fumeurs connaissent les effets de la nicotine. Beaucoup devinent ce qu'ils ont reçu en réalité. Le leur demander est un contrôle simple de la qualité de l'essai; Il est rarement fait. D'autre part, les fumeurs qui participent à une telle étude espèrent en bénéficier. Ils sont donc sélectionnés parmi ceux qui croient *a priori* qu'un médicament peut les sauver. L'effet placebo s'ajoute alors à l'effet éventuel du médicament, ce qui accroît globalement les succès. Rares sont les études qui essaient de comparer avec les fumeurs qui tentent de s'arrêter seuls. Un rapport de l'Institut National du Cancer américain compare justement les résultats d'un patch à la nicotine et de l'absence de tout médicament. La figure 10 montre bien que l'effet du médicament est net dans les premières semaines, mais qu'à long terme la différence disparait entièrement[47].

---

[47] Hartman AM, Mabry PL, Gibson JT, Lesischow SJ. What Does U.S. National Population Survey Data Reveal About Effectiveness of Nicotine Replacement Therapy on Smoking Cessation ? National Cancer Institute. The 13th World Conference on Tobacco OR Health July 12-15, 2006, Washington, DC, USA

Figure 10

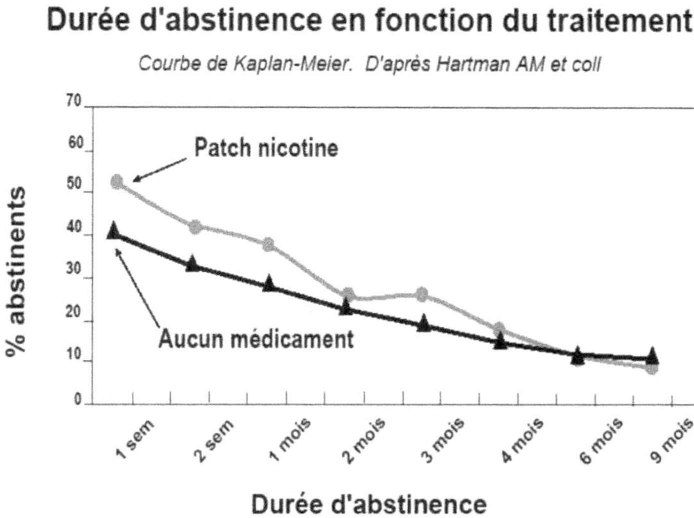

L'intensité du tabagisme

A partir de quelle quantité peut-on qualifier quelqu'un de *grand fumeur ?* La définition est floue. Il s'agit encore d'un continuum. Toute classification est fatalement arbitraire. Le nombre de cigarettes fumées n'a pas le même sens pour qui a de larges revenus et peut se permettre de gaspiller et pour celui qui doit compter.

Questionnaires

On a cherché à évaluer le degré de dépendance par des questionnaires. Quel plus beau succès mondial que celui du *Test de dépendance à la nicotine* de Fagerström, omniprésent, traduit dans toutes les langues[48]. Il comportait initialement 8 items, dont 2 ont été supprimés, dont l'un était paradoxalement le seul concernant la nicotine apportée par les cigarettes ! C'est un questionnaire empirique, qui ne répond à aucun des critères de validation des questionnaires. Ainsi, il pouvait se borner à deux items orthogonaux résumant l'essentiel des informations: 1 - L'heure de la première cigarette de la journée, qui traduit vraisemblablement le besoin pharmacologique, et 2 - Le nombre de cigarettes fumées, qui exprime la prégnance du geste[49].

---

[48] Fagerström KO, Schneider NG. Measuring Nicotine Dependence: A Review of the Fagerstrom Tolerance Questionnaire. *J. Behav.Med* (1989) Apr ;12(2):159-82

[49] Heatherton, T.F., Kozlowski, L.T., Frecker, R.C., & Rickert, W.. Measuring the Heaviness of Smoking: Using Self-Reported Time to First Cigarette of the Day and Number of Cigarettes Smoked per Day, *British Journal of Addiction* (1989) 84, 791-799.

On les retrouve dans le test qui en comporte actuellement 6 (Figure 11). Quatre sont un peu redondants, posant en fait la même question sous deux formes différentes.

Figure 11 **TEST DE DÉPENDANCE**

(d'après Fagerström 1991)

(Inscrivez votre score à chaque question dans la case correspondante)

			Score
1.- Quand fumez-vous votre première cigarette après votre réveil?	*moins de 5 min*	**3**	
	entre 6 et 30 min	**2**	
	entre 31 et 60 min ...	**1**	
	plus tard..................	**0**	⌴
2.- Avez vous du mal à ne pas fumer lorsque c'est interdit? (Cinéma, salle d'attente, église, bibliothèque ...)	*oui*...........................	**1**	
	non..........................	**0**	⌴
3.- Quelle est la cigarette que vous détesteriez perdre le plus ?	*la première le matin* ..	**1**	
	une autre....................	**0**	⌴
4.- Combien de cigarettes fumez-vous par jour ?	*10 ou moins*...............	**0**	
	11 à 20.......................	**1**	
	21 à 30.......................	**2**	
	31 ou plus	**3**	⌴
5.- Fumez-vous davantage les premières heures après le réveil que pendant le reste de la journée?	*oui*............................	**1**	
	non...........................	**0**	⌴
6.- Fumez-vous même si vous êtes malade et alité la majeure partie du jour ?	*oui*............................	**1**	
	non...........................	**0**	⌴
Faites le total		***TOTAL***	⌴⌴

Au dessous de 4 : *non dépendant* — **6 et 7** : *dépendance moyenne*

4 et 5: *dépendance faible* — **8 et plus** : *forte dépendance*

Le premier item demande combien de temps après le réveil est fumée la première cigarette du matin. Pendant la nuit, le sujet a éliminé une très grande partie des composants du tabac qu'il a absorbés la veille. Entre autres, il n'a pratiquement plus de nicotine dans le sang.

Cette question explore le besoin *pharmacologique* en produits qu'apporte la fumée. Si vous êtes obligé de fumer très tôt, voire au saut du lit, si même vous vous réveillez la nuit pour allumer une cigarette, c'est que vous êtes très dépendant de la chimie du tabac. Faire une évaluation plus fine de l'intensité de ce qui est ainsi absorbé demande des dosages biologiques.

Le quatrième item demande combien de cigarettes vous fumez par jour. Il explore un domaine indépendant de celui du premier Celui de l'habitude, de l'importance de l'automatisme du geste. "Combien de fois par jour allumez-vous une cigarette" serait même une meilleure question, mais ce geste est tellement automatique que les fumeurs seraient incapables d'y répondre. Il faut qu'ils comptent ce qui reste dans le paquet qu'ils ont entamé le matin pour pouvoir dire ce qu'ils ont fumé dans la journée. Sinon, les réponses sont grossières, l'unité de mesure est le paquet, la précision ne va pas au-delà du demi-paquet. Celui qui déclare fumer un paquet fait *au moins* 20 fois par jour le geste d'allumer une cigarette. Déduction faite de son temps de sommeil et des moments où il est impossible ou peu pratique de fumer, c'est donc une activité qui occupe une grande partie de sa journée, avec un rythme moyen d'environ une cigarette toutes les demi-heures. On peut donc déjà classer comme grand fumeur celui qui fume un paquet et plus, et très grand fumeur celui qui fume au moins deux paquets, allume une cigarette au milieu de ses repas, voire se réveille la nuit pour fumer. Ce test s'applique mal à d'autres catégories, comme les adolescents. D'autres versions ont proposé, mais n'ont pas eu le même succès.

A vrai dire, né de la commercialisation des médicaments à la nicotine, il en est indissociable. Tout commence avec Ove Fernö, chimiste de la firme suédoise *LEO*, un vrai chercheur qui, à partir d'un' expérience personnelle, mit au point une gomme à la nicotine, brevetée en 1978. Fagerström fit sa thèse de psychologie sur cette gomme. Quand LEO devint *Pharmacia & Upjohn,* il fut son Directeur de l'information scientifique sur les substituts nicotiniques. Dès lors, il fut l'artisan du *Mythe de l'addiction à la nicotine* que j'ai longuement critiqué dans un article[50]. Cette fructueuse imposture a été construite à partir d'un ouvrage entièrement financé par l'industrie pharmaceutique, dont le titre même, "Nicotine Addiction[51]", est une injure à la rigueur scientifique. Cette idée que la dépendance au tabac est uniquement une dépendance à la nicotine est pourtant profondément ancrée dans l'esprit du public, bien que Fagerström lui-même ait fini par reconnaître que c'était une manipulation, en proposant de changer le titre de son test pour le seul valable de "Test de dépendance à la cigarette[52,53]".

Les marqueurs biologiques

Certains dosages permettent d'apprécier ce qu'un fumeur tire réellement de sa cigarette. Le plus répandu parce que le plus pratique et le moins onéreux est la mesure de l'oxyde de carbone dans l'air qui ressort des poumons. En effet, l'oxyde de carbone inhalé se fixe sur l'hémoglobine où il prend la place de l'oxygène. Il s'en détache peu à peu lorsqu'on respire un air qui n'en contient plus. On peut donc le retrouver dans l'air expiré comme on dépiste l'alcool par l'alcootest. On ne souffle pas dans un ballon, mais dans un tube branché sur l'appareil. Celui-ci affiche instantanément la concentration en oxyde de carbone en ppm[54]. C'est un reflet très précis de la concentration dans le sang. On peut aussi doser l'hémoglobine oxycarbonée, mais cela nécessite une prise de sang et l'intervention d'un laboratoire. On

---

50 Molimard R.. http://www.formindep.org/Le-mythe-de-l-addiction-a-la.html

51 The health consequences of smoking. Nicotine Addiction. A report of the Surgeon General (1988). 1 vol. 639p

52 Fagerström KO. Tobacco or Nicotine Dependence ? Tabaccologia (2003)n°1: 6

53 Molimard R. Fagerström trouve son chemin de Damas. http://www.formindep.org/Fagerstrom-trouve-son-chemin-de.html

54 Abréviation de "parties par million". Comme il y a un million de centimètres cubes dans un mètre cube, le fumeur qui lit "40 ppm" sur l'appareil rejette 40 cm3 de monoxyde de carbone pur par m3 de l'air qu'il expire.

trouve toujours un peu d'oxyde de carbone dans l'air expiré d'un sujet normal, parce que les combustions de notre organisme en fabriquent un peu, mais cela ne donne pas plus de 3 à 4 ppm dans l'air expiré. Cependant, il y a d'autres sources d'oxyde de carbone. Si, coincé dans un embouteillage, vous inhalez les gaz du pot d'échappement de la voiture qui vous précède, vous pouvez assez facilement monter jusqu'à 10 ppm. C'est à peu près la limite un peu arbitraire pour différencier qui a fumé de qui ne l'a pas fait. Mais certains fumeurs qui n'inhalent pas ne dépassent pas cette limite. Une majorité reste en deçà de 30 ppm, mais d'autres atteignent des valeurs très élevées, 50 voire 100ppm.

L'intérêt du dosage de l'oxyde de carbone est qu'il n'est pas transformé par l'organisme. Il est rejeté tel qu'il a été inhalé. C'est donc une bonne mesure de l'intensité de l'inhalation, donc de l'absorption de tous les autres composants du tabac, en particulier de la nicotine. L'inconvénient est qu'il s'élimine relativement rapidement. Sa demi-vie n'est que de 3 à 5 heures. L'élimination est plus rapide si la respiration est plus active, si bien qu'un fumeur n'ayant pas fumé depuis la veille et qui serait venu à la consultation en joggant, pourrait ne pas dépasser les limites normales.

Doser la nicotine dans le sang serait la meilleure manière de mesurer l'intensité du tabagisme sans cause d'erreurs, sauf évidemment si elle provenait d'une gomme, d'un timbre ou de tout autre médicament à la nicotine. Mais elle est si rapidement détruite par le foie qu'il n'en reste pratiquement plus le matin. Chaque cigarette fait monter rapidement la nicotinémie. Elle baisse ensuite puis la suivante la fait monter un peu plus haut. Mais l'organisme élimine tous ses déchets d'autant plus activement que leur concentration sanguine est plus élevée. Ainsi, il arrive un moment dans le milieu de l'après-midi où ce qui est détruit compense exactement ce qui est absorbé. La nicotinémie se stabilise alors à un niveau d'autant plus élevé que le sujet est un plus grand fumeur. C'est donc seulement après 16 heures qu'il faudrait faire la prise de sang. La nicotine est donc un marqueur très peu pratique de l'intensité du tabagisme.

On préfère donc doser la cotinine (Figure 12). Elle résulte de l'oxydation de la nicotine par le foie. Son intérêt est que sa demi-vie est en moyenne d'une quinzaine d'heures. Il faut donc près de 3 jours pour l'éliminer, parfois jusqu'à une semaine. Elle traduit donc l'intensité moyenne du tabagisme beaucoup mieux que ne le fait la nicotine. De plus on n'est pas obligé de faire une prise de sang. On peut la doser dans la salive, où elle a la même concentration que dans le sang ou dans les urines, où elle est plus concentrée. L'inconvénient est que moins de 20 % de la nicotine est éliminée sous forme de cotinine, et que ce pourcentage varie d'une personne à l'autre.

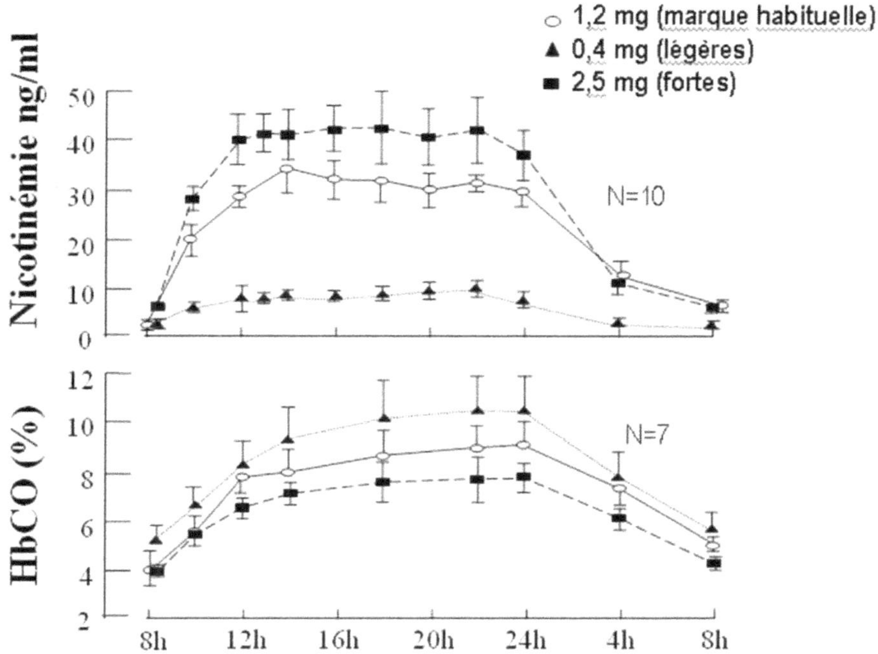

Figure 12 - Nicotine et CO sanguins dans la journée selon les cigarettes fumées

Pour l'instant, ces dosages ont surtout été utilisés en épidémiologie. Le dosage de cotinine salivaire a ainsi montré les relations entre les otites de l'enfant et l'importance de son imprégnation par la fumée des parents. Il a été appliqué aux effets de certaines campagnes et aux études d'efficacité de traitements de la dépendance, pour contrôler l'abstinence réelle. Ils n'ont heureusement pas eu de caractère policier pour vérifier la véracité des dires de ceux qui déclarent ne pas fumer. Mais la tentation est certainement grande d'en faire un auxiliaire des visites médicales d'embauche ou des contrats d'assurances, pourquoi pas un jour pour pouvoir louer un appartement

Si un dosage devait établir une suspicion entre un tabacologue et un fumeur, on peut douter de la qualité de leur relation. Si un climat de confiance ne s'installe pas, si le consultant a le sentiment de voir dans le praticien un juge et un contrôleur, le courant ne passera pas entre eux. Le fumeur sait déjà que l'oxyde de carbone est un poison dangereux. Il a lu dans les journaux les faits divers qui relatent des intoxications mortelles. Il peut lors de la consultation apprécier lui-même objectivement l'importance de son inhalation et de son intoxication. Il peut constater qu'une très courte abstinence suffit à une élimination totale du toxique. Mais pour que ce soit positif dans sa démarche d'arrêt, il me semble important que le thérapeute se taise. Le fumeur est assez grand pour tirer les conséquences de cette information sans qu'on ait besoin d'en rajouter. Tout sentiment d'une pression pour entraîner sa décision ne peut avoir que des effets négatifs.

En pratique, quand un sujet absorbe de très grandes quantités d'oxyde de carbone, c'est fatalement un très grand fumeur qui absorbe de même de grandes quantités de nicotine. Si l'on décide d'utiliser un traitement par la nicotine, il faudra pour l'aider lui en administrer une dose élevée. Connaître l'élimination urinaire de cotinine d'un fumeur permet d'évaluer son absorption réelle de nicotine. On peut théoriquement estimer que certains échecs seraient dus à un traitement insuffisant, et qu'un surdosage provoquerait des insomnies et des malaises. On a donc cherché à adapter la dose de nicotine pour que la cotinine urinaire corresponde à ce qu'éliminait auparavant le fumeur. Malheureusement, cette complication n'améliore pas les résultats.

CHAPITRE IX

Stratégies

Mon oncle un fameux bricoleur
faisait en amateur
des bombes atomiques...
...c'est l'endroit où c'qu'elle tombe.
Boris Vian

La fenêtre de la chambre est entrouverte... Pourtant, inlassablement, le gros bourdon prisonnier se cogne désespérément et bruyamment à la vitre. Sa volonté de s'échapper ne fait aucun doute. Après quelques tentatives douloureuses, le hasard peut lui être favorable. Mais comprendre quel est l'obstacle et comment le contourner serait la véritable clé de sa liberté...Stratégie.

La force pure n'aurait pas permis à Gilliat de se défaire de l'étreinte de la pieuvre géante. La ventouse, le mot seul évoque l'adhérence et l'étouffement. Aucune prise sur les énormes tentacules flexibles et fureteurs bardés d'un cuir qu'aucune lame n'entamerait. Mais le marin pêcheur connaissait le point faible, la zone tendre autour du bec qui pointait déjà vers lui. De sa main encore libre, un rapide mouvement circulaire du couteau et le monstre ne fut plus qu'un amas mollasse...

Quand les chars ennemis s'avancent vers la ligne bleue des Vosges, on peut s'armer de courage et, poing sur la hanche, poitrine gonflée et port altier, s'écrier: "Ils ne passeront pas !" Ils passent. La défense est plus subtile. D'abord éviter l'attaque de front et se protéger, puis analyser les points forts et les points faibles. Un char est lourd, puissamment armé, et passe à peu près partout.... Mais il ne voit pas très clair, il a besoin de carburant, de communications, il craint les flammes, les chenilles lui sont essentielles...On pourra dès lors développer une stratégie en fonction du terrain et de ses moyens.

Le point fort de la dépendance au tabac, c'est que cet ennemi *est intérieur*. On ne peut le détruire sans se détruire soi-même. Le point faible, c'est que c'est un *tigre de papier*, dont la force repose sur l'illusion que fumer est indispensable à la vie. La base de la stratégie sera donc d'utiliser à son encontre la force qu'il s'est appropriée.

Que faut-il avoir pour arrêter de fumer ?

Chœur des fumeurs: ***"De la volonté ! "***.

"...Si vous sortez de cette consultation en ayant compris que la volonté n'est pratiquement pour rien dans l'arrêt du tabac, vous aurez fait un pas de géant ...". C'est une autocitation. C'est ce que je dis d'entrée aux fumeurs qui viennent pour la première fois à ma consultation. On aura déjà compris pourquoi la volonté n'a que peu de prise sur un automatisme. Mais pourquoi un pas de géant ?

Parce que tant que l'on croit à la toute puissance de la raison et de la volonté, qu'on se croit le seul maître à bord, on se sent *coupable* d'être un mauvais capitaine et l'on se déprécie dès qu'on se rend compte qu'on est totalement impuissant à contrôler aussi peu que ce soit son tabagisme. Dès qu'il s'est dit qu'il fumait trop, le fumeur est un coupable permanent. Chaque cigarette lui rappelle qu'il enfreint la loi qu'il voudrait se donner.

Or rien n'est pire que la culpabilité. C'est l'entrée dans l'esclavage: *Mea culpa, mea maxima culpa.* Toutes les religions, toutes les sectes, les partis, les associations cultivent et vivent de ce sentiment de culpabilité qui mène à la contrition et à la soumission. Le traître à la cause est stigmatisé, exclu. Naguère, la petite oie blanche disait à son tourtereau qu'on commençait à jaser dans le village et qu'elle était désormais perdue de réputation à cause de lui. S'il se sentait coupable, il était bon pour passer devant Monsieur le Maire. Inexplicablement, la victime arrive souvent à se sentir coupable et devient objectivement complice de son bourreau. Le sentiment de culpabilité est un obstacle majeur à l'arrêt du tabac.

Ce sentiment est généré par l'idée de libre arbitre. Or cette idée, combattue par Spinoza, ignore que nos actes ne sont que la résultante des diverses forces qui agissent en nous, et que nous pouvons agir sur eux grâce à la conscience qui nous fait analyser leurs causes. Lorsqu'on a compris qu'une tentative d'arrêt n'avorte pas parce qu'on manque de volonté, mais par leur conjonction, on a fait effectivement un pas de géant parce qu'on peut se *déculpabiliser*. La Raison nous permet alors d'adopter une stratégie efficace. Celui qui a tué involontairement est responsable, mais pas coupable. Le fumeur n'est pas coupable de fumer, puisque c'est involontaire. Les coupables, ce sont ceux qui par leur exemple ou leurs incitations l'ont poussé à prendre les premières cigarettes qui ont fait de lui cette machine à fumer incontrôlable. Il n'est pas coupable de ne pas réussir à dompter son tabagisme, puisque ce n'est pas dans le champ de sa volonté. Mais il est responsable de tenter de le maîtriser. Or il y a d'autres voies que la volonté pour exercer une maîtrise. Un dompteur ne peut pas compter sur sa force pour obtenir que l'éléphant manipule les troncs d'arbres ou monte sur un tabouret. Il lui faut développer des stratégies de dressage, c'est-à-dire d'apprentissage. C'est donc de la responsabilité du fumeur de décider s'il est prêt à tenter l'aventure, lorsqu'il aura défini les stratégies qui peuvent être efficaces pour lui.

La courbe de survie dans l'abstinence (Figure 1) nous a montré objectivement que la volonté n'est pas un facteur décisif de l'arrêt. Une mesure de la *force de caractère* la trouverait vraisemblablement répartie au sein de la population des fumeurs, tout comme le poids ou la taille, selon une classique courbe en cloche. Très nombreuses autour de la valeur moyenne, les mesures se raréfieraient de plus en plus de part et d'autre jusqu'aux extrêmes, d'un côté les faibles et de l'autre ceux qui ont une volonté de fer. Les statisticiens considèrent empiriquement que ces extrêmes représentent 5% de la population. Si la courbe de survie dans l'abstinence reflétait la force de caractère, les velléitaires recommenceraient à fumer dès les premiers jours, mais la courbe ne descendrait que faiblement, puisqu'ils sont peu nombreux. La chute deviendrait alors de plus en plus rapide puis se ralentirait à nouveau pour les quelques résistants qui finiraient par succomber à la tentation de reprendre une cigarette.

Figure 13 - **"force de caractère"**
se répartit vraisemblablement dans la population selon une courbe de GAUSS

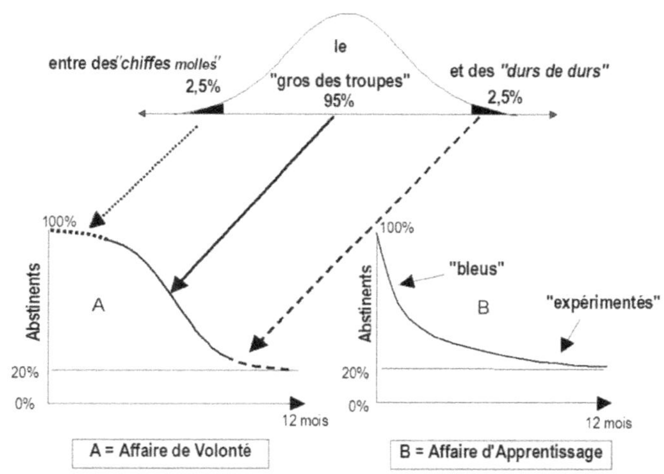

Si s'arrêter était "UNE AFFAIRE DE VOLONTÉ"
La *"courbe de survie dans l'abstinence"* devrait ressembler à la courbe A

La courbe de survie dans l'abstinence est très différente. Les reprises du tabagisme sont très fréquentes au début, puis se font progressivement de plus en plus rares. Une telle courbe est une *courbe d'apprentissage*. Le jour de l'ouverture de la chasse, il suffit de lancer une poignée de graines en appelant comme la fermière: "Petits...petits...". Une dizaine de faisans lâchés de la veille accourent. Un seul coup de fusil remplit la gibecière. Mais à mesure que la saison s'avance, ils deviennent de plus en plus méfiants, les faisans se transforment en *vieux renards*. Il faut le talent de fins chasseurs pour ne pas rentrer bredouille.

Si l'on croit aux vertus de la volonté, et que les essais ne sont pas transformés, on se déprécie à ses propres yeux: "Je suis un zéro, je n'y arriverai jamais..." Evidemment, on ne s'aime pas, on ne se fait pas confiance. Ferait-on un effort voire des sacrifices en faveur de quelqu'un qu'on n'aime pas et sur qui l'on ne peut compter ?

L'histoire du fumeur qui arrive à arrêter

C'était d'abord un fumeur heureux. Il fumait quelques cigarettes dans la semaine, faisait des ronds de fumée, avait intégré un groupe convivial. Il s'identifiait à un modèle, *Humphrey Bogart, Laureen Baccal, Steve Mac Queen*, la prof de français ou le leader frimeur de la classe. Ce fumeur dit *consonant* est parfaitement en accord avec son tabagisme. Que faire d'autre à ce stade que tenter de semer le doute dans cette belle certitude, par affiches, émissions de radio ou télé, ou interventions dans les écoles ?

Un jour, un voisin meurt d'un cancer du poumon, une émission de radio tombe sur un moment où le fumeur est prêt à entendre. Le ver est dans le fruit. Ce n'est plus l'accord parfait. La *dissonance* s'installe. Il n'est plus parfaitement à l'aise dans sa peau de fumeur. Un sentiment de culpabilité commence à gâcher le plaisir d'allumer la cigarette du matin.

Comment réagit-il ? S'il n'est pas encore dépendant, il peut se dire: "J'arrête", et effectivement s'arrêter. C'est pourquoi il serait utile d'étudier les moyens efficaces pour obtenir cet arrêt avant l'installation de la dépendance. Pouvoir transmettre à l'adolescent ce message: "C'était normal de commencer, pour voir ce que cela faisait et se prouver qu'on était capable de fumer, mais il est maintenant urgent de se prouver qu'on ne se laissera pas prendre".

S'il est déjà dépendant, sa première pensée sera plutôt: "Je pensais pouvoir contrôler à 2 ou 3 cigarettes par semaine, me voici à 10 par jour: je fume trop". La conclusion logique n'est donc pas d'arrêter, mais de chercher à se limiter. Cependant, au contraire de l'alcool, la fumée n'est pas un liquide, c'est un gaz. Quand on a bu un litre de vin à 11°, on sait que 110 cm^3 d'alcool pur sont entrés dans le sang. Quand on a fumé un paquet de cigarettes, on ne sait rien du tout, cela dépend de la façon de fumer. On ne réduit pas l'apport de nicotine et d'autres substances apportées par la fumée proportionnellement à la diminution du nombre de cigarettes. On compense en fumant plus activement. Mais on ne peut indéfiniment diminuer le nombre de cigarettes qu'on fume. Il vient un moment où, même en prenant de plus grosses bouffées, plus rapprochées, en laissant de plus petits mégots, on n'arrive plus à *avoir sa dose* de ce qu'on cherche dans la fumée et qui satisfait le besoin. La contrainte qu'on s'impose devient vite pesante, et l'on revient vite à sa consommation d'avant. Alors on cherche d'autres moyens, on passe aux cigarettes légères, on s'essaie à la pipe, au cigarillo voire au havane. Mais on se rend compte que la consommation augmente inexorablement.

Alors, on se dit: "J'ai compris ! Si je n'arrive pas à diminuer, c'est que je suis intoxiqué". On fait alors une tentative d'arrêt. Mais pas pour vraiment s'arrêter. On arrête pour se désintoxiquer, se refaire une virginité. L'idée est qu'on n'a pas pu contrôler par le haut en essayant de diminuer pour arriver à un niveau *raisonnable*, mais qu'une fois désintoxiqué, *purifié*, on pourra contrôler par le bas, en évitant de laisser monter inconsidérément sa consommation comme on l'avait fait jadis. On décide qu'on saura alors s'en tenir aux quelques bonnes cigarettes qui font la qualité de la vie. On arrête donc quelques jours, semaines voire mois. On se prouve ainsi qu'on n'était pas aussi dépendant que ça, puisqu'on a pu arrêter. On reprend alors une cigarette. Ce n'est pas une rechute, un échec, puisque la reprise du tabagisme était *programmée* dès le début de la tentative d'arrêt. Quelques jours plus tard, on en est à nouveau au paquet.

M. Raw et *J. Prochaska* proposent un schéma circulaire très populaire. Au départ pas du tout motivé pour s'arrêter, le fumeur va passer par des stades successifs. D'abord, il envisage sérieusement d'arrêter de fumer, mais pas tout de suite, dans les prochains mois. C'est un stade d'attente, d'espoir d'arrêter. Puis les choses se précisent, il a déjà fait un essai dans l'année passée, et se dit que le mois qui vient sera le bon. C'est un stade de préparation. Il passe alors à l'action, une tentative d'arrêt franche. Quand il réussit à tenir plus de 6 mois, on considère qu'il a presque gagné, il entre dans le stade de maintenance. Mais s'il *rechute*, à quelque stade que ce soit, il revient au stade d'attente. Le cycle peut ainsi recommencer plusieurs fois, avec au bout le succès, ou pas.

Je ne suis pas du tout d'accord avec cette façon de voir. D'abord, elle est beaucoup trop rigide pour représenter la réalité. Comme le fait remarquer *Yvonnick Noël*[55], la plupart des fumeurs ont un déplacement oscillant sur ce parcours, avec des avancées et des retours en arrière. L'expérience de la consultation de tabacologie est dans ce sens instructive. On décide qu'on va passer à l'action, on prend rendez-vous... et l'on ne vient pas. On ne se décommande même pas, peut-être pas par incorrection, plutôt parce qu'on veut gommer, ignorer qu'on ait pu envisager cette démarche où l'on ne se reconnaît plus. Mais surtout, c'est un cycle qui ne tient pas la route. La même eau ne repasse jamais sous le même pont. On ne sort pas d'une tentative d'arrêt tel qu'on était avant. Le fumeur a appris quelque chose qui modifiera son attitude lors d'une tentative ultérieure. Cet *échec* pourra être le facteur décisif du succès. Je n'aime pas non plus cette image d'un retour au point de

---

[55] Yvonnick Noël . Maître de Conférences de psychologie à l'Université de Rennes II. A démontré l'inefficacité du phénomène hypnotique dans l'arrêt du tabac. S'intéresse au processus de changement de comportement.

départ, qui évoque celle d'un Sisyphe voyant éternellement retomber le rocher qu'il a avec tant de peine remonté presque au sommet de la montagne. Elle est proprement désespérante, démotivante.

C'est pourquoi je m'applique à ne jamais utiliser les mots de *rechute* et d'*échec*. Ils devraient être rayés du vocabulaire des tabacologues. Il y a des reprises du tabagisme, mais ce ne sont que des étapes dans la longue marche qui aboutit au succès. Comme un grimpeur lorsque la voie est trop difficile. Il redescend un peu, reprend son souffle, puis repart en explorer une autre. Mais, chaque fois, il a gagné un peu, ne serait-ce que d'avoir repéré les culs-de-sacs. Il ne redescend jamais au fond de la vallée, pour repartir à zéro. Je préfère voir l'arrêt du tabac comme cette recherche d'une voie d'escalade, avec des impasses, des dérapages, contrôlés par la corde et les pitons.

Ou comme l'envol d'un canard, où chaque retombée qui lui fait toucher la surface de l'étang n'est que l'occasion d'une accélération libératrice (Figure 14).

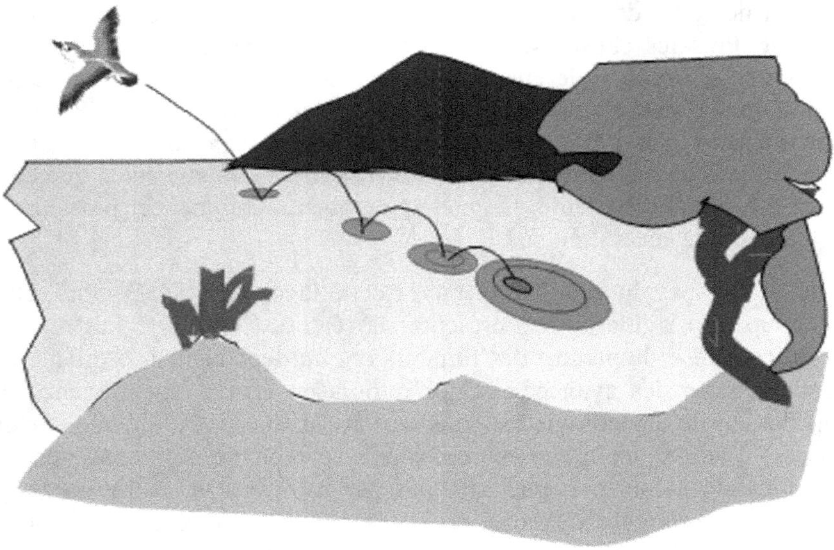

Figure 14 – L'envol du canard

Les mécanismes de l'arrêt

Un état bistable

Au fil des années, le fumeur accumule ainsi des expériences, cherchant à tout prix une solution, explorant toutes les voies fantasmatiques qui lui permettraient de contrôler son tabagisme. Peu à peu cependant, dans son inconscient, de ces tentatives avortées mûrit le sentiment qu'il ne réussira jamais à contrôler l'incontrôlable, à concilier l'inconciliable. Alors, pour une raison souvent futile, il s'arrête. "J'ai fait une angine, fumer était trop pénible, j'ai éteint ma dernière cigarette". Ou bien: "Mon gamin m'a dit: Papa, ça pue ta bouche, je n'ai pas supporté, je n'en ai plus allumé une". On est frappé par la futilité des raisons invoquées. S'il suffisait d'une angine pour arrêter de fumer, je pulvériserais du streptocoque dans la gorge des fumeurs. Ensuite, un peu de pénicilline et l'on ne parlerait plus de tabac. En fait, il était mûr pour arrêter, il vient de basculer littéralement dans l'état stable d'ex-fumeur. C'est la goutte d'eau qui fait déborder le vase. Les Anglais disent: "The last straw that breaks the camel's back[56]".. A cause d'un chameau publicitaire célèbre, j'aime bien cette formule.

Une enquête du CFES auprès de 42 fumeurs qui avaient arrêté depuis plus de 2 ans a montré que leur arrêt avait été brutal, parfois non prémédité, un véritable déclic, au point que beaucoup pouvaient dire non seulement le jour, mais l'heure où ils l'ont ressenti. De plus, ce qui avait semblé si difficile lors des tentatives précédentes leur est apparu étonnamment simple.

On n'arrête pas par efforts de volonté. L'arrêt est automatique, involontaire. On mûrit lentement, et *ça* s'arrête, comme le fruit tombe quand il est mûr. Dans le schéma cyclique du fumeur-Sisyphe, c'est par un miracle inexplicable que le fumeur s'arrête définitivement. Mais il n'y a pas plus de miracle que d'échec ou de rechute. L'arrêt du tabac est une démarche, une lente construction qui m'évoque la mise au point de la fusée Ariane. Son succès n'a rien de miraculeux, il est le résultat d'un lent travail d'élaboration ou chacun des échecs a été riche d'enseignements.

Tout comme l'état de fumeur, l'état d'ex-fumeur est un état stable qui se maintient sans effort. Pour donner une image, j'utilise volontiers, parce que je l'ai sous la main à la consultation, une chaise renversée que l'on veut remettre sur ses pieds. C'est un état stable. On la relève sur deux pieds et, passé un état critique d'équilibre instable, elle trouve d'elle-même un deuxième état stable sur ses quatre pieds Celle d'un rocher que l'on veut basculer car il barre le chemin est plus parlante. Il semble se trouver bien dans cette position. On cherche à le soulever, mais c'est trop lourd. On lâche, il retombe de lui-même du même côté. C'est un état stable. Mais cet effort n'a pas été inutile: on a appris qu'il était plus lourd qu'on le pensait, on a réfléchi sur la manière de s'y prendre, on a profité du petit soulèvement pour placer une cale, on a pris un levier, on a appelé à l'aide. Finalement, le voici en équilibre sur une arête. Une très légère poussée suffit à le faire basculer lourdement sur une autre face, dégageant le chemin. Mais il est désormais dans un autre état stable où il semble aussi se complaire. Il faudrait pratiquement autant d'efforts pour le faire revenir comme avant. De même, lorsque la fusée interplanétaire s'est libérée de l'attraction terrestre et s'est

[56] La dernière paille qui casse le dos du chameau

laissé prendre par celle de Vénus, le chemin lui devient très facile, mais il lui faudrait une énorme énergie pour faire le voyage de retour.

Lorsqu'il pleut sur le Morvan et qu'une saute de vent dévie de quelques mètres une goutte d'eau qui devait aller dans l'Atlantique, la voilà qui descend vers la Méditerranée. Quelle satisfaction pour une goutte d'eau que d'aller vers le soleil! C'est effectivement le sentiment que j'ai eu en éteignant ma dernière cigarette dans ce tonus de salle de garde de Bicêtre. Dès le début, j'ai su qu'il s'était passé quelque chose de nouveau. Je savais qu'il y aurait des moments difficiles, mais je sentais à la fois que ce serait facile. Parce que, dès le début, j'avais la certitude intérieure que la voie était ouverte, ce n'était pas une impasse, un cul-de-sac, j'allais vers la sortie. Il y avait eu un changement. J'étais attiré vers Vénus.

Le changement, les motifs et la motivation

Il y a donc un déclic, un changement brutal. C'est ainsi pour tous les processus de changement. C'est ce que disent les *Alcooliques Anonymes* quand ils racontent leur expérience d'arrêt définitif. Qu'est-ce qui fait qu'après une longue hésitation, des retours, des élans bloqués, on saute du plongeoir de 5 mètres ou qu'on redescend par l'échelle ? Qu'on décide de se marier ou de prendre un Pacs ? Qu'on va à la mer ou à la montagne ? Est-ce un choix rationnel après avoir pesé avantages et inconvénients ?

"Pourquoi souhaitez-vous vous arrêter de fumer ?" Parce que j'ai peur du cancer. Parce que cela me fait tousser. Parce que cela me coûte trop cher. Parce que j'ai eu un infarctus. Parce que je ne voudrais pas donner cet exemple à mes enfants. Parce que mon fils fait de l'asthme. Parce que j'ai le matin la langue en vieux tapis. Parce que fumer n'est plus à la mode. Parce que ma femme ne le supporte plus....

"Pourquoi ne souhaitez-vous pas arrêter ?" Parce que j'aime fumer. Parce que fumer m'aide à travailler, à me concentrer. Parce que je suis stressée et que cela me détend. Parce que je ne voudrais pas grossir. Parce que tous mes copains fument. Parce que cela me donne une contenance....

A partir de questionnaires, de traitements statistiques, de modèles mathématiques complexes dont les psychologues ont le secret et des succès objectifs d'arrêt du tabac, *Yvonnick Noël* a tenté d'approfondir les mécanismes en jeu dans le processus du changement. A première vue, les résultats paraissent surprenants et paradoxaux. Lorsqu'un fumeur vient vous voir, très déterminé, avec une liste de raisons de s'arrêter toutes plus valables les unes que les autres, ayant balayé d'un revers de main celles qui auraient justifié qu'il continue, le tout appuyé sur tous les arguments que lui ont fournis les campagnes d'affiches et de télévision, votre premier sentiment est qu'il a beaucoup de chances de réussir. Erreur. Vous devriez plutôt parier sur le succès de celui qui, lorsque vous lui demander pourquoi il veut cesser de fumer, vous répondra comme les enfants: *Parce que....*

A la réflexion, ce n'est pas si illogique, car on confond habituellement *motif* et *motivation*. Le premier fumeur expose les motifs qui justifieraient qu'il arrête. C'est le travail de son cerveau rationnel. Il cherche à se convaincre, à se pousser aux fesses pour se motiver. Il pense qu'il *faudrait* qu'il arrête. Il le voudrait. Il n'en a pas vraiment envie. Le second est motivé. Il a l'envie, le désir de s'arrêter. Il n'a pas plus besoin de motifs que l'amoureux d'énumérer les qualités de celle qu'il aime et de mettre en balance des défauts qu'il est d'ailleurs incapable de voir. Les motifs ? Ça va de soi, pourquoi perdre son temps à en parler. Passons vite au concret. On peut détecter le fumeur qui en est à ce stade, car il a fait des *passages à l'acte*. Il a tenté de réduire sa consommation, de changer de marque. Il a essayé de ne pas fumer avant midi, de ne pas fumer avec les autres à l'heure du café…

La conséquence pratique est qu'évidemment, s'il n'y avait aucune raison de s'arrêter, pourquoi le faire. Il est donc nécessaire de donner des informations objectives sur les risques pour la santé, la dépense et tous les autres inconvénients à fumer. Mais c'est valable pour toucher les fumeurs *consonants*, heureux voire fiers de fumer, pour qui la cigarette ne pose aucun problème. Dès qu'apparaît la dissonance, *a fortiori* lorsqu'un fumeur fait la démarche de venir à une consultation, ce stade est dépassé. Au contraire, plus on en rajoutera, plus on augmentera son niveau d'angoisse, plus on le poussera à chercher son salut dans la fuite et à se cacher la tête sous l'aile pour ne plus voir l'horreur de la situation. Je ne parle jamais aux consultants des risques liés au tabac. S'ils viennent me voir, c'est qu'ils en sont convaincus. A ce stade, il faut plutôt dédramatiser et lever leur anxiété, tout en ne niant pas les problèmes. S'ils en parlent, j'essaie d'en faire avec eux un bilan objectif. Ont-ils eu un pontage artériel, un malaise cardiaque ? Qu'ils expriment eux-mêmes leurs angoisses et le bénéfice qu'ils espèrent de l'arrêt! Je me borne à les aider à évaluer le plus objectivement possible leur risque. Cela peut se traduire par: " Il y a intérêt à ne pas fumer. Les pontages peuvent se reboucher, mais ce n'est guère que chez ceux qui n'arrêtent pas." Immédiatement, j'oriente alors l'entretien vers les moteurs de l'arrêt. Moins ils feront de leur santé leur raison d'arrêter, plus ils augmenteront leurs chances de succès. La santé, c'est quand on n'en parle pas. Arrêter de fumer est une exploration de ses ressorts intérieurs, une prise de contrôle, un prodigieux travail sur soi-même, passionnant en soi. La santé viendra *en prime*.

Les passages à l'acte

Comme ce sont les *passages à l'acte* qui caractérisent les sujets motivés, c'est plutôt vers une incitation à en faire qu'il faut s'orienter, en développant l'idée que *c'est en forgeant qu'on devient forgeron*.

Il y a deux sens à ce dicton. Le premier est évident: on ne devient pas forgeron en lisant des livres. Seule la pratique de frapper le fer rouge sur l'enclume vous donnera l'habileté nécessaire. Mais la pratique peut aussi vous donner goût à ce métier, même si vous ne l'avez pas choisi par vocation Vous devenez fier de vos réalisations, vous devenez forgeron dans votre âme, ce métier constitue votre identité, s'intègre à votre personnalité.

On sait qu'il faudrait arrêter. C'est la raison. On n'en a pas vraiment envie. Alors, comme l'explique si bien Joule[57], le plus petit acte est un engagement dans le processus de défume, c'est un *pied dans la porte.* Changer de marque, essayer de passer à la pipe, de ne pas fumer de la matinée, avec le café, etc., c'est passer de l'idée à la réalisation. À jouer *à qui qui s'arrête*, à prendre le costume de celui qui arrête, on finit pas *se prendre au jeu.* On modifie peu à peu sa position à l'égard de la cigarette. On *se forge* peu à peu une nouvelle personnalité. Mais la pratique finit par *augmenter le désir*, par entraîner l'adhésion affective essentielle au succès.

Jadis, on en était au mariage de raison. Bien sûr le fils de la ferme voisine n'avait rien d'attrayant. On aurait préféré le gars de la ville qui ressemblait à *Rudolf Valentino*. Mais au village on était proche, pas de différences trop grandes de revenus entre les familles, une culture commune, des intérêts complémentaires. Les marieuses essayaient d'assortir les couples. On se mariait à contrecœur. Mais le temps passait, les habitudes se prenaient, on finissait par s'apprécier mutuellement. Finalement, beaucoup de ces mariages de raison se terminaient par de vraies histoires d'amour.

La Marion sous son prunier

Toutes les expériences accumulées par un fumeur vont peu à peu aboutir à un mûrissement. Passer à l'acte est un des moyens qu'il utilise d'ailleurs spontanément et qui favorise la maturation. De la même manière que fumer est involontaire, automatique, l'arrêt est aussi involontaire, automatique, obligatoire, comme il est normal qu'un fruit mûr tombe de l'arbre. Mais on voit parfois au cœur de l'hiver une pomme restée accrochée à une branche. Il est dommage de ne pas récolter les fruits mûrs. C'est alors que j'évoque la chanson populaire "La Marion sous son prunier secouait ses prunes...". Si les prunes sont mûres, elles tombent et la Marion les met dans son panier. Si elles ne tombent pas, elle ne se dit pas: "Je ne vaux rien comme arboricultrice, j'arrête le métier et deviens caissière dans un supermarché". Elle dit: "Elles ne sont pas encore mûres, je reviens dans une semaine".

Je propose volontiers aux fumeurs de faire comme la Marion. La seule manière de savoir s'ils sont mûrs pour arrêter, c'est d'essayer et de voir si ça marche. Alors, un jour qui leur paraît favorable, qu'ils essaient d'arrêter. Pas pour toute la vie. La Marion ne va pas secouer éternellement un prunier

---

[57] Joule RV, Beauvois JL. Petit Traité de Manipulation à l'Usage des Honnêtes Gens, *Presses Universitaires de Grenoble*, Grenoble, 1987.

comme un prunier si les prunes ne tombent pas. Je leur suggère une durée d'abstinence volontaire impossible à tenir si l'on n'est pas mûr: 24 heures.

Pourquoi 24 heures ? Parce qu'en 24 heures on vit pratiquement toutes les situations associées habituellement à la cigarette. Cela permet de tester la force de ces incitations à fumer. Si l'on n'est pas mûr, que ce soit après une heure, 5 ou 10 heures, on reprendra une cigarette. Mais on aura déjà appris quelle situation en a été le prétexte. Cela donnera matière à réflexion sur le sens qu'elle a pour soi, il faudra trouver comment y faire face à l'avenir. On aura fait un passage à l'acte, ce qui est si important pour faciliter la maturation. Quand le dentiste vous arrache une molaire, il ne vous met pas le pied sur le ventre, puis ne tire pas comme un sourd sur ses tenailles en vous emportant finalement la moitié de la mâchoire. Un petit coup de davier à droite, on sent claquer un ligament, un coup à gauche, un coup à droite, la dent vient toute seule. Si vous avez compris la leçon de la Marion, vous ne vous direz pas: "Je n'ai pas de volonté, n'insistons pas, je ne vaux vraiment rien, je n'y arriverai jamais". Vous vous direz: "Il y a encore des problèmes que je n'ai pas réglés avec le tabac, qui font que je m'y accroche encore". Comme l'oncle de Boris Vian qui n'arrivait pas à faire exploser ses bombes, vous vous direz: "Y a quék chose qui cloch' là-d'dans, j'y retourn' immédiat'ment". Vous réfléchirez, vous rongerez votre os et, quand vous penserez que *ça pourrait peut–être être mûr*, vous referez un essai, de 24 heures...

Tenir 24 heures est une tâche impossible pour un fumeur dépendant, tellement est puissant l'automatisme. Je suis effaré par l'ignorance crasse de la psychologie des fumeurs dont ont fait preuve les promoteurs d'une campagne officielle incitant les fumeurs à s'arrêter un mois[58]! J'ai analysé pourquoi un tel challenge, exposant à l'échec ceux qui ne peuvent envisager un "Moi" sans tabac, même mûrs pour arrêter[59]. Alors que 24h est un défi raisonnable. Si vous l'avez fait, c'est déjà que vous êtes diablement mûr. Alors, ou bien vous vous précipiterez dès le réveil sur votre paquet, parce que vous avez complètement éliminé la nicotine, heureux dans le fond d'avoir réussi la performance. Ou bien une petite voix intérieure vous susurrera: "Et si, des fois, je réessayais 24 heures, pour voir ?" Mais ce ne sera pas la voix de la volonté, de la raison. Ce sera la façon dont votre motivation et votre maturation vont s'exprimer, vous parler, vous indiquer que vos arrières pourraient être assez solides pour que vous vous lanciez dans l'aventure.

Et si vous êtes assez mûr, ça va marcher. Vous ajouterez un jour chaque jour. Surtout ne projetez pas dans l'avenir. A chaque jour suffit sa peine.

---

[58] Opération "Mois sans tabac" 2016.

[59] Molimard R. Le Moi sans tabac. http://www.formindep.org/Le-Moi-sans-tabac.html

"Gardez le nez dans le guidon" disent les coureurs. Ne vous mettez pas en situation d'attendre le moment béni où vous ne fumerez plus. Rien n'est plus difficile à supporter que l'attente. Supposez que vous ayez rendez-vous chez le docteur à 2h. Vous arrivez un quart d'heure avant, la salle d'attente est pleine. Il vous reçoit à 5 heures. Un après-midi d'horreur. Mais si la dame qui vous a ouvert la porte vous dit: "Je suis désolée, le docteur a eu un gros problème, mais si vous pouvez revenir vers 5 heures..." Déçu, vous dites d'accord. C'est un quartier intéressant que vous ne connaissez pas. Vous découvrez un parc, un musée, des commerces. Vous trouvez le cadeau d'anniversaire pour votre femme. De retour au cabinet médical, vous avez 5 minutes de retard. Le docteur vous reçoit tout de suite. Vous avez vécu des moments de vraie liberté!

Ne comptez pas les jours. Comme tout un chacun, vous vous sentez évidemment immortel. La comparaison entre quelques jours sans tabac et l'éternité de vie qui vous attend vous laisse présager un calvaire sans fin. Cette désespérante règle de trois va vous couper bras et jambes. Retenez la date où vous avez arrêté. A partir de ce repère, vous pourrez faire des soustractions: ça fait une semaine, un mois, c'est l'anniversaire...

Même si vous êtes bien mûr et motivé, vous n'êtes pas pour autant tiré d'affaire. Le tabac, qui vous connaît jusqu'au bout des ongles, ne manquera pas de vous tendre des pièges. C'est alors que vous pourrez utiliser mon arme secrète...

L'arme secrète

Il faut revenir aux trois fonctions de notre cerveau, pour en déduire la stratégie efficace à mettre en œuvre pour s'arrêter de fumer.

Le cerveau rationnel n'est évidemment pas armé pour assurer le contrôle permanent sur soi que nécessite l'arrêt du tabac. A partir d'éléments rationnels, il ne sait et ne peut que faire un choix et prendre une décision. Quant à en surveiller l'application...c'est une autre histoire. Il faudrait qu'il ne s'arrête jamais de penser à m'empêcher de prendre une cigarette, or il ne peut penser qu'à une chose à la fois, et aura d'autres décisions à prendre.

En charge de l'approvisionnement en tabac, l'automate mettra évidemment à profit la défaillance inéluctable de cette surveillance. Lui seul, infatigable et qui ne se laisse jamais distraire, pourrait exercer un tel contrôle. Ce serait l'idéal. Si les sensations de besoin pouvaient être bloquées, neutralisées à l'intérieur du cerveau automatique, et ne plus parvenir à la conscience, quoi qu'il arrive, ce serait la liberté. Cela paraît une vision tellement utopique...

C'est pourtant comme cela qu'on arrive à s'arrêter de fumer. Une des merveilleuses qualités de l'automate est qu'il peut apprendre des automatismes Cela revient souvent à supplanter par de nouveau automatismes des réflexes anciens. Je surprends souvent mes consultants en leur disant qu'ils ont déjà acquis de tels automatismes. "Vous allez quelquefois au cinéma ?". "Oui, assez souvent". "Vous fumez au cinéma ?". "Non, c'est interdit". "Ce n'est pas ce qui m'intéresse. Sentez-vous le besoin de fumer au cinéma ?". A cette question, la grande majorité répondent que non, mais que c'est parce que le film est intéressant et qu'ils ne pensent donc pas au tabac. Je leur fais reconnaître facilement qu'en regardant le même film à la télévision ils remplissent le cendrier. Ce n'est donc pas l'intérêt du film qui a occulté le besoin de fumer, mais le fait qu'ils ont *intégré*, *intériorisé* l'interdiction. Leur automate a filtré les sensations de besoin pour ne les laisser accéder à la conscience qu'à la fin de la séance. La preuve que le besoin était bien là, c'est que beaucoup allument déjà leur cigarette dans les travées sans attendre la sortie. Ce qu'on peut aussi interpréter comme une petite manifestation de rébellion contre une contrainte qu'ils acceptent mal.

Lorsque j'analysais cette situation avec les fumeurs maghrébins nombreux à ma consultation de l'Hôpital de Nanterre, il y en avait toujours un pour me dire: "C'est comme moi qui fume pourtant deux paquets, pendant tout le Ramadan, je ne sens pas le besoin d'allumer une cigarette de toute la journée". Il avait *intégré* l'interdiction de fumer, tout comme il ne sentait pas réellement les sensations de soif ou de faim.

On peut donc apprendre à ne pas ressentir le besoin, et cela passe par le cerveau automatique. La technique d'apprentissage est aussi vieille que le monde: *la répétition*. Appliquée à l'arrêt du tabac, cela se résume à: *S'entraîner à vivre sans tabac toutes les circonstances de la vie qui appelaient à fumer*. Lorsqu'on les aura vécus ainsi un nombre de fois suffisant, il deviendra automatique, donc normal et naturel de ne pas prendre de cigarette à ce moment.

L'idée de modifier ces automatismes acquis ne peut germer dans le cerveau robot. C'est un bon magasinier. Bête et discipliné, il ne fait qu'appliquer les consignes à la lettre. Un magasinier d'hôpital qui déciderait de lui-même de ne plus commander de draps serait viré sur l'heure. Le cerveau automate ne peut être juge et partie. Il faut que l'apprentissage lui soit imposé du dehors. Mais le cerveau raisonnable n'a pas la constance pour imposer les répétitions nécessaires. Il faut la participation du cerveau affectif, la motivation, le désir d'arrêter.

Pour la mise en pratique de l'arme secrète, prenons comme exemple une des cigarettes jugées les plus indispensables à la vie d'un fumeur: celle qu'il fume avec le café après déjeuner. Si, le premier jour, après avoir jeté à la poubelle son paquet et son briquet, il est envahi, lorsque le café arrive, par des pensées telles que: " Eh bien ça y est ! , j'arrête de fumer... Et c'est moi qui ai pris cette décision, tout seul... Et je me prive d'un des rares plaisirs de la vie... Et les autres, là, ils ont l'air si bien, si heureux avec leur cigarette. Ils sont libres, eux... C'est moi seul qui me prive d'une liberté essentielle. Et si c'est à voir, je passe sous un autobus en sortant d'ici... Et peut-être que j'ai déjà mon cancer et que je me fais souffrir pour rien..." Je ne lui donne pas 10 minutes de réflexions de ce genre pour qu'il aille mendier une cigarette à son pire ennemi qui brigue sa place.

Si au contraire il sort mon arme secrète, cela va donner: " Oh !, que j'ai envie de craquer, je sens que je vais en allumer une. Du calme, analysons.... Rapide tour d'horizon: "Qu'est-ce qui peut donner autant envie de fumer ? Ah, c'est l'heure du café !" Réflexion: "Il faut que j'apprenne à vivre cette situation sans cigarette. Je suis à l'école. Je suis le jeune Yehudi Menuhin en train de travailler un passage difficile au violon. Ça fait mal aux doigts, parce qu'il y a un sacré démanché sur la corde de sol. Et aux oreilles donc, et Dieu sait que je les ai sensibles. Mais quand j'aurai répété ce trait 20 fois, ça deviendra automatique, la main montera toute seule sur le manche, et je pourrai songer à l'interprétation... Quand, deux ou trois semaines d'affilée, j'aurai bu ma tasse de café en discutant avec des collègues de travail qui ne se privent pas de fumer, je ne sentirai plus cette bouffée de besoin d'en allumer une, et je serai libre." D'une attitude de victime passive, on passe à une *attitude active de conquête de liberté*, ce qui change tout. Celui qui lime à l'atelier de la prison une pièce à livrer d'urgence grommelle: "Non seulement on est en taule, mais en plus on nous exploite..." Le même ne se plaint pas de cadences infernales quand il lime le barreau de sa cellule pour gagner sa liberté.

Il peut sembler paradoxal que, passés les premiers jours où toute occasion est bonne pour reprendre une cigarette, je n'aie jamais vu de reprise du tabagisme pour les *bonnes cigarettes*. Ces cigarettes magiques dont le fumeur estimait qu'il aurait le plus de mal à se passer, celle avec le café en fin de repas, celle de la pause, celle après une séance de sport, ces cigarettes-*récompense*, *convivialité, détente*. En fait, elles étaient là tous les jours. S'il faut 20 fois pour que s'installe un automatisme, au bout de trois semaines on a appris que le café, c'était sans cigarette. On commence à ne même plus y penser. Par contre, quand on sort avec des amis, si la cigarette faisait partie du rôle que l'on tenait à cette occasion, il faut se trouver un autre personnage, une autre contenance. On jouait avec son paquet, son briquet. On offrait. On donnait du feu. On n'a plus tout cela, on se sent nu. Il va falloir trouver une autre attitude. Jouer avec la bride de son sac ? Enfoncer les mains dans ses poches, les nouer derrière le dos ? Tripoter sa cravate. La nature a horreur du vide, on finira par trouver. Mais si l'on sort ainsi une fois par semaine, et s'il faut 20 fois répéter son nouveau rôle pour changer de peau, on ne se sentira pas à l'aise avant 6 mois.

La reprise ? D'abord, elle est bien souvent programmée à l'avance, méditée par le *stoppeur* qui n'attend qu'une occasion pour justifier qu'il explore un moyen honorable, qu'il vient d'inventer, pour contrôler son tabagisme. Mais ce peut être aussi une situation que l'on n'a pas pu apprendre à gérer parce qu'on n'a pas pu la répéter. Un ami proche a repris à l'occasion de la mort de sa mère. On ne vit pas 20 fois un tel événement. J'ai en tête l'histoire d'un couple. Ils avaient arrêté de fumer depuis plus de deux ans. Ils se font de nouveaux amis avec lesquels ils partent en vacances. Dans la voiture, ceux-ci leur proposent: "Vous savez, ces petites cigarettes très fines brunes comme des cigares, on ne les connaissait pas." Tous les ingrédients de la reprise étaient là. Situation nouvelle, besoin de convivialité, curiosité pour une marque inconnue, caractère apparemment anodin de ces cigarettes si petites et si fines. C'est là qu'il faut à tout prix s'accrocher un "A" à l'arrière de la voiture. Toute situation nouvelle est dangereuse, et demande une reprise de contrôle. J'ai arrêté de fumer depuis 60 ans. L'idée de reprendre une cigarette me paraît complètement incongrue et ne m'effleure plus depuis longtemps. Mais si le malheur voulait que quelque catastrophe me fasse me retrouver, crevant de faim comme mon oncle dans un camp de concentration, avec la mort partout autour, au fond du désespoir, qui dit que je n'allumerais pas un mégot lancé par un garde-chiourme ...

"Combien de temps cela va t'il demander ?" Les fumeurs viennent à la consultation dans l'espoir d'un traitement miracle, d'une sorte de baptême qui les rendrait purs et insensibles à la tentation. Mais il s'agit d'un apprentissage, d'abord passif, ce long chemin qui conduit d'un tabagisme triomphant et heureux à la vraie tentative d'arrêt. Venir consulter en est une étape. Un de mes patients était venu me voir en juin. Je le revois en février. Je lui dis: "Vous voulez faire une nouvelle tentative d'arrêt ?" Il me répond: "Pas du tout, je suis simplement venu vous voir pour vous dire que je suis content, j'ai arrêté le 1er novembre et je crois bien que je peux vous demander mon pin's Ex-F d'ex-fumeur." Sa visite signifiait qu'il avait fait le lien entre sa consultation de juin et son arrêt. Tout l'été, il s'était fait les dents sur l'os que je lui avais donné à ronger, et avait mûri. Il m'importe peu que les fumeurs arrêtent au sortir de ma consultation, ce qui m'importe est que s'ils s'arrêtent, ce soit pour de bon.

Apprendre à ne plus fumer, c'est comme apprendre à conduire une voiture. Celui qui va à l'auto-école n'est pas absolument vierge de notions de conduite. Il a tourné le volant de voitures jouets, de jeux électroniques. Il sait qu'on ne doit pas brûler un feu rouge, qu'il faut tenir sa droite. Celui qui a passé une première semaine sans fumer est comme s'il venait d'avoir son permis. Il a encore tout à apprendre. Il aura des accidents, il calera dans un carrefour, mais de plus en plus rarement à mesure de son expérience.

Que valent les conseils ?

Les fumeurs se posent beaucoup de questions sur la meilleure stratégie à mettre en œuvre. Comme tout le monde sait tout sur le tabac, les conseils ne manquent pas. Il y a du bon et du moins bon.

La peur des désagréments à l'arrêt

Hormis la perte d'une habitude chère, beaucoup de malaises sont mis sur le compte de l'arrêt du tabac. On y trouve évidemment les violentes pulsions à fumer, l'humeur maussade et dépressive, l'irritabilité, l'insomnie, l'agitation, les fringales avec pour conséquence la prise de poids dont la seule perspective paralyse toute velléité d'arrêt chez les jeunes femmes. Il est vrai qu'une quantité impressionnante d'études, confirmées par des expérimentations animales, montre que le tabac et la nicotine réduisent le poids, et qu'on prend en moyenne 3 à 5 kg à l'arrêt.

Cependant, j'aurais tendance à trouver très exagérés les troubles que décrivent d'anciens fumeurs enclins, faute d'exploits guerriers à faire miroiter, à montrer quelles épreuves ils sont arrivés à surmonter. Noircir le tableau du *syndrome de sevrage* est aussi de bonne guerre quand on veut promouvoir les traitements censés le combattre. La grande majorité des anciens fumeurs, hormis les pulsions à fumer et les fringales, n'ont ressenti aucun trouble physique. On est très loin des manifestations bruyantes du sevrage d'opiacés et du *delirium tremens* lié au sevrage d'alcool. Beaucoup ne prennent pas de poids, voire maigrissent. Bien souvent, l'évocation de ces troubles n'est qu'une simple justification à ne pas s'arrêter. A mes yeux, ce dont souffrent ceux qui arrêtent traduit plutôt un combat intérieur entre une volonté qui voudrait imposer l'arrêt et une insuffisance de maturation et de désir qui le permettrait, l'incertitude de l'issue du conflit entre le désir d'arrêter et celui de continuer. . Une de mes consultantes me téléphone un jour pour me dire que c'est l'anniversaire de son arrêt. Elle ajoute: "En plus, je suis très contente car, la dernière fois que j'avais arrêté, j'avais pris 10 kg, et que cette fois-ci je n'ai pas pris un gramme". C'était bien la même personne, elle n'avait pas fait un échange standard de son cerveau et de son métabolisme, je ne lui avais prescrit aucun médicament, elle n'avait pris ni gomme ni timbre à la nicotine. Ma seule explication est que, la première fois, elle n'était pas mûre pour arrêter. Son Don Quichotte intérieur partait à l'assaut, criant: "On y va !" Mais la voix de la conscience de son Sancho Pança disait: "Pourquoi se fait-il souffrir, puisqu'il sait qu'il n'y arrivera pas ?" Un tel conflit intérieur ne peut se résoudre qu'avec un pain-beurre devant le frigo. On sait que manger fait secréter des endorphines, calmantes et récompensantes, et apporte du glucose, qui rend plus apte au combat. Mais quelle plus belle justification pour reprendre une cigarette que de pouvoir dire: "J'ai pris 10kg, ce n'est plus possible." Le tabac vous connaît sur le bout des ongles. S'il pense qu'il a une chance de vous faire reprendre en vous causant un trouble que vous supportez mal, vous le ressentirez. Mais le jour où vous êtes mûre, quand votre Sancho Pança est convaincu que Don Quichotte a des chances d'y arriver, cet accord intérieur vous rend irrésistible, vous réussissez et ne prenez pas un gramme.

Un autre, à la fin de la consultation, me dit: "Il faudrait que vous me donniez quelque chose pour me calmer, car la dernière fois, j'ai été odieux à la maison." Je lui explique que je n'aime pas donner de calmants, parce que leur efficacité pour aider à s'arrêter n'est pas démontrée. Certaines études disent même qu'ils ont l'effet inverse. La feuille d'information des boîtes de tranquillisants avertit les conducteurs de véhicules que ces produits altèrent la vigilance. Or on a besoin de toute sa vigilance quand on arrête de fumer, pour ne pas céder à un automatisme. Je ne lui prescris donc rien, même pas de gomme ou de timbre à la nicotine, et lui dis simplement de revenir me voir si cela se passait trop mal. Trois mois plus tard, six mois plus tard je lui écris pour lui demander où il en est. Pas de réponse. Il n'ose manifestement pas dire qu'il n'est pas arrivé à s'arrêter. Je le classe comme insuccès. Un an et demi plus tard, je le vois revenir. "Ah !, me dit-il, je voulais d'abord que vous m'excusiez de ne pas avoir répondu à vos lettres. Tranquillisez- vous, je ne fume plus. Mais vous savez, quand ça fait trois mois qu'on a arrêté, écrire noir sur blanc *cocorico j'ai gagné* c'est comme tenter le diable, je n'ai pas pu. Surtout pas de vagues ! Comme disait *Laetitia Bonaparte* quand on lui rapportait les victoires de son fils: "Pourvou qué ça doure !" Je lui dis que je comprenais très bien. Depuis, je n'écris plus: on ne me répond jamais ! Et il ajoute: "Et j'ai été angélique à la maison. Vous comprenez, la dernière fois, je savais parfaitement que si j'étais odieux, ma femme finirait par me dire: Mais prends en donc une et fiche-nous la paix ! Elle a tenu un mois mon arrêt du tabac". Et il explique: "L'important, c'est qu'en sortant de chez vous, j'avais compris que c'était mon problème, un problème entre le tabac et moi, pas celui de ma femme." Puis cette phrase merveilleuse: "Ma traversée de l'Amazonie en solitaire !"

Arrêter brutalement, ou progressivement ?

Arrêter brutalement est ressenti comme un déchirement, pressenti comme insupportable. Certains pensent qu'un arrêt progressif serait moins douloureux, ils ont d'ailleurs un ami qui a réussi comme cela. Pourtant le consensus est que l'arrêt brutal est plus efficace. Il faut expliquer pourquoi.

Le premier argument est statistique: la grande majorité des anciens fumeurs disent que leur arrêt a été brutal et qu'ils n'ont pas fumé une seule cigarette depuis. Quelques-uns uns en ont fumé une, quelques autres deux. Au-delà, la tentative a en général avorté. De plus, le but est évidemment l'arrêt total, avec extinction du besoin de fumer. Le rêve est évidemment que ce soit progressif et indolore. Ce qu'espère le fumeur qui tente de réduire sa consommation, c'est que les bouffées de besoin qui viennent périodiquement le tourmenter aillent se raréfiant jusqu'à disparaître. Mais si l'on a en tête l'image du pendule qui règle l'approvisionnement en substances indispensables à la vie, on peut comprendre que prendre une cigarette revient à pousser une balançoire, une escarpolette qui reviendra lui demander d'en allumer une autre après chaque oscillation. La durée de l'oscillation dépend de la longueur de la corde, pas de la force avec laquelle on pousse. Si l'on a déjà poussé un gamin sur une balançoire, on sait très bien qu'il suffit de pousser une fois sur trois ou quatre pour entretenir le mouvement. Tant qu'on continue à la pousser, cela peut durer éternellement. Ainsi, celui qui passe de 20 à 5 cigarettes par jour sentira toujours 20 fois le besoin, souffrira 15 fois et ne le satisfera que 5 fois. Mais ces 5 fois suffiront à entretenir les bouffées de besoin. Le message d'espoir, c'est que cela fait plus d'un siècle que l'Institut National de la Propriété Industrielle n'accepte plus les demandes de brevet pour les mouvements perpétuels. Si l'on ne pousse plus sur une balançoire, elle s'arrête *Toujours*. Certes, mais le cerveau automatique ne peut imaginer que cela puisse s'arrêter, parce que, pour toutes les autres régulations vitales dont il a la charge, l'arrêt c'est la mort. "Fumer, pour moi, c'est vital", me disait une consultante. Un fumeur ne peut pas concevoir une vie sans tabac. Pourtant, cela ne lui posait aucun problème avant qu'il commence à fumer. Personnellement, j'avais vécu l'expérience qu'on pouvait survivre à un an d'arrêt du tabac sans souffrir. Pourtant après avoir recommencé à fumer, l'illusion est revenue: à nouveau, pendant les 8 ans qu'il m'a fallu pour me retrouver enfin *ex-fumeur*, je ne pouvais imaginer une vie sans cigarette.

Il ne saurait y avoir non plus de diminution progressive de l'intoxication, puisque le fumeur peut retirer de quelques cigarettes autant de nicotine et d'autres produits que lorsqu'il en était à deux ou trois paquets par jour. Jusqu'à 5 où 6, tout va bien. Il est assez fier de lui, content de son exploit. Je me rappelle un infirmier de l'hôpital qui fumait deux paquets et demi. Je lui avais trouvé 40 ppm d'oxyde de carbone dans l'air expiré. Je le revois triomphant trois semaines plus tard, me disant: "Je suis content, j'en suis à 5 par jour". Mais il expirait toujours 40 ppm d'oxyde de carbone, et inhalait donc autant de ces 5 cigarettes que de ses deux paquets et demi ! Arrivé à ce stade, il a deux possibilités. Ou bien il commence à penser qu'il pourrait peut-être contrôler à ce niveau. Mais il n'a contrôlé que les habitudes. Le naturel va bientôt revenir au galop. Ou bien il continue dans son idée de diminution progressive et essaie de passer à 4 ou 3 cigarettes. Mais là, même en inhalant profondément, en ne laissant pratiquement pas de mégots, il n'arrive plus à avoir *sa dose*. Dans les deux cas, cela ne dure guère, en quelques jours il craque et retrouve sa consommation d'avant.

En fait, quand on en est à 3 ou 4 cigarettes par jour, il faudra bien faire le saut si l'on veut arrêter. Comme l'intoxication n'a pas diminué puisqu'on a compensé en modifiant sa façon de fumer, on peut conclure que *l'arrêt de l'intoxication est toujours brutal.*

Mais fumer ne se résume pas à l'intoxication. Une bonne manière d'introduire un peu de progressivité est de commencer à apprendre à ne pas prendre les cigarettes associées à des situations où il semblerait impossible de ne pas fumer. En se réservant la possibilité de compenser par une fume accrue dans les situations neutres un éventuel déficit nicotinique, le sujet peut arriver à s'affranchir de certains stimuli environnementaux puissants. C'est un conseil tout à fait opposé à celui souvent donné de garder les *cigarettes-plaisir* tout en abandonnant les *automatiques*. Ce sont les cigarettes les plus appréciées qu'il faut commencer à désapprendre. Les premières semaines de l'arrêt total et brutal pourront alors être plus faciles à vivre. Pour ceux qui ne sont pas encore prêts, cela fait partie de ces *passages à l'acte* qui favorisent la maturation. Qu'ils aillent par exemple en fumer une dehors avant de venir prendre le café, pour ne pas être en manque, mais ne fument plus avec les autres dans cette circonstance précise. Ils se prémuniront ainsi contre des situations qui risqueraient de les mettre en difficulté. C'est une assurance pour l'avenir. Mais qu'ils varient leur comportement, afin de ne pas apprendre, par répétition, que sortir faire un tour avant le café devienne une de ces situations qui appellent à fumer.

En fait, Pavlov nous a livré le secret de l'arrêt du tabac: *l'extinction*. Si de façon répétée le son de la clochette qui faisait saliver le chien n'est plus suivi de l'arrivée de la viande, au bout d'un certain temps le chien ne salive plus. Il faut ne plus fumer de cigarettes dans les circonstances qui en stimulent le besoin pour qu'il s'éteigne. *Supprimer les circonstances, c'est supprimer la clochette*. Des années après elle garde son pouvoir. *Lagrue* cite le cas d'une patiente qui avait déménagé après avoir arrêté de fumer. Revenant deux ans plus tard dans son ancien quartier, elle entre acheter un journal dans le bureau de tabac où elle avait coutume d'acheter ses cigarettes…et en ressort avec un paquet et une cigarette aux lèvres. .

Fixer une date pour arrêter ?

S'arrêter étant l'aboutissement d'un processus de maturation, il ne saurait y avoir de date d'arrêt, mais seulement des dates de tentatives d'arrêt. Ce n'est qu'*a posteriori* que le sujet pourra sentir qu'il y a bien eu en lui un changement d'état et qu'il s'agit d'un arrêt définitif. Comme il faudra bien s'arrêter, que ce soit après une diminution progressive ou non, un consensus semble se faire que choisir une date d'arrêt est une bonne chose. Selon une enquête du CFES, les anciens fumeurs connaissent tous parfaitement la date précise où ils se sont arrêtés, parfois même l'heure. Beaucoup ont choisi à l'avance une date signifiante, anniversaire par exemple. Mais l'arrêt réel survient bien souvent de façon tout à fait imprévue, bien que ce soit souvent profondément ruminé longtemps à l'avance sans avoir été formulé. Je crois que la date est souvent choisie depuis longtemps, mais qu'on n'en prend conscience qu'au dernier moment. Quand on la décide à l'avance, je pense qu'il ne faut pas qu'elle soit trop chargée de sens, trop solennelle, car le sentiment d'être lié par un engagement formel risque d'être insupportable et de pousser à la transgression. Choisir l'anniversaire du mariage est risquer la reprise à la moindre querelle conjugale. La meilleure date est celle qui s'accordera le mieux avec la stratégie intérieure du patient. Il me paraît donc tout à fait illogique de lui en imposer une, fut-ce celle de la consultation. On peut discuter avec le patient d'une date possible de tentative d'arrêt, mais je crois qu'on n'a pas intérêt à trop la sacraliser par un contrat. L'essentiel est qu'elle ait une signification et permette de la retrouver facilement, qu'elle soit un repère pour pouvoir dire: "Tiens, ça fait 6 mois", ou bien "C'est l'anniversaire de mon arrêt". On peut simplement suggérer: "Il doit bien y avoir dans les semaines qui viennent une date qui serait pour vous un bon anniversaire d'arrêt du tabac".

Beaucoup de patients choisissent la date des vacances, parce qu'ils n'auront pas les sollicitations des collègues de travail, parce qu'il y a une mythique de purification par le sport et l'air pur, parce qu'ils seront détendus et oublieront leurs soucis. Mais s'arrêter hors de son environnement naturel, c'est se priver de l'apprentissage qui consiste à ne pas fumer quand les collègues de travail le font. Il n'y a pas d'extinction des signaux. Le retour risque d'être difficile. Beaucoup reviennent disant qu'ils n'ont jamais autant fumé qu'en vacances, ou qu'ils ont recommencé dès qu'ils ont retrouvé leur bureau.

Jeter son paquet et son briquet ?

La symbolique est ambiguë. Est-ce moi qui les jette ou, selon la loi d'action et de réaction, est-ce eux qui me rejettent et font de moi un exclu ? La solennité de cette séparation démontre paradoxalement l'intérêt que l'on porte à ce qui est rejeté. L'enfant à qui l'on demande de mettre à la poubelle son vieux doudou crasseux ne s'y sent que plus attaché, alors que la vraie rupture est le fruit de son désintérêt.

C'est parfois l'objet d'un grand cérémonial collectif, comme dans les séances de *Plans de 5 jours*. Je doute de son efficacité, comme de celle de tous les grands serments. Il y aura toujours quelqu'un pour vous offrir une cigarette. De plus, *le bureau de tabac est en face*. Certains patients m'ont dit que savoir leurs propres cigarettes à leur portée dans la boîte à gants de leur voiture ou leur vestiaire leur avait donné un sentiment de sécurité qui leur avait évité de quémander la cigarette de l'échec. Les cigarettes restées à la maison finissent toujours par trouver preneur. Décider que faire de son matériel de fumeur fait partie du travail psychologique du fumeur sur lui-même. Je me garderais bien de le faire à sa place.

Prévenir son entourage de sa décision

Mettre un tel garde-fou social est un conseil très fréquemment donné. Mais il ne saurait être généralisé, car il est riche de possibles effets pervers. On s'abstiendra peut-être de fumer devant vous, de vous en offrir, mais… vous vous sentirez exclu. Une main vigilante pensant bien faire vous arrachera des doigts la cigarette que vous veniez d'accepter, mais… vous trouverez qu'on vous infantilise. Vous n'oserez pas flancher en public, mais… celui qui passera derrière vous aux toilettes trouvera que ça sent la fumée et verra flotter un reste de mégot dans la cuvette. Ce conseil présuppose que l'entourage soit disposé à aider. Si votre conjoint est ex-fumeur, son exemple favorise le succès, le climat sera vraisemblablement chaleureux et compréhensif, encore qu'en réussissant vous allez lui faire perdre un statut privilégié qui lui donnait un certain avantage sur vous. Mais il est des conjoints moralisateurs, des amis provocateurs. S'il doit chercher un soutien, le fumeur est le seul à savoir qui peut le lui apporter. Si c'est pour s'enfermer dans une situation qui lui rende la reprise honteuse, tout ce qu'il peut en attendre est de se culpabiliser un peu plus. Je ne crois pas bon de se poser des pièges et de se créer des barrières externes. Le blocage du comportement doit être intériorisé.

Éviter les fumeurs et les lieux où l'on fume

Mais on ne peut s'installer sur une île déserte. On ne va pas changer de conjoint ou d'amis sous prétexte qu'ils fument. C'est un appel à l'intolérance et à la ségrégation. C'est déjà un grand changement dans la vie que de s'arrêter de fumer. S'il faut de plus s'exclure de son milieu familier, c'est y ajouter l'exil. Le conseil est inutile: le patient trouvera tout seul ce qui lui paraîtra réalisable en la matière. Il lui faudra bien de toute façon apprendre à vivre entouré de fumeurs sans succomber à la tentation. Ce n'est pas en évitant ces situations qu'il apprendra à le faire. Qu'il évite la tabagie lorsqu'il étouffe, mais pas pour ne pas se laisser tenter.

Avoir une bonne hygiène de vie

Voilà encore un thème moralisateur et de purification, qui traîne dans les magazines et même dans des opuscules édités par des laboratoires.

"Supprimez le café". Il est vrai que le café appelle à fumer. On allume en général la cigarette plutôt après qu'avant le café. Les fumeurs boivent beaucoup plus souvent du café que les non-fumeurs. Plus ils fument de cigarettes, plus ils boivent de café. Les anciens fumeurs ont gardé l'habitude et boivent plus de café que les non-fumeurs.

Curieusement, bien que la caféine et la nicotine aient des effets stimulants voisins, et que la consommation de café et cigarette augmentent parallèlement dans les situations de stress, ce n'est pas la caféine qui appelle à fumer. Il n'y a pas de relation entre la consommation de tabac et de thé. Il est vrai que le thé contient moins de caféine, mais dans une étude, on a enrichi de doses croissantes de caféine un café décaféiné. Plus le café était riche en caféine, moins les sujets fumaient ! Il est donc inutile de recommander de boire du café décaféiné quand on s'arrête de fumer, d'autant que la caféine peut suppléer un peu l'absence de l'effet stimulant de la nicotine. Aucun travail n'a jamais démontré que s'arrêter de boire du café favorisait l'arrêt du tabac. N'ajoutons donc pas sans raison une frustration supplémentaire.

Deux conseils seulement. Tout d'abord la fumée stimule des enzymes du foie qui détruisent la caféine. A l'arrêt du tabac, pour une même dose de café, le taux sanguin de caféine peut doubler. Si l'on se sent énervé ou insomniaque, on peut diminuer le café ou se mettre au décaféiné. Ensuite, le café contient une substance qui augmente le cholestérol sanguin. Ce facteur de risque s'additionne au risque d'artérite et d'infarctus que fait courir le tabac. Il est important de savoir que cette substance est absorbée par les filtres en papier, et que le café ainsi préparé est inoffensif. Méfions-nous donc de consommer trop de ces cafés infusés genre café turc, ou filtrés simplement au travers de filtres métalliques. On attribue la diminution du risque d'infarctus en Finlande au remplacement du café traditionnel par du café filtré sur papier.

"Supprimez l'alcool". C'est vrai, on a besoin de toute sa vigilance lorsqu'on s'arrête de fumer, quand le contrôle n'est pas encore installé dans le registre automatique. L'alcool dissolvant le surmoi, il faut se méfier des vapeurs de l'ivresse. Les réceptions où le whisky coule à flot sont une occasion fréquente de dérapages non contrôlés. Mais conseiller de supprimer son verre de vin du repas à celui qui n'est pas dépendant de l'alcool me semble imposer une contrainte inutile rendant l'arrêt plus difficile. Laissons un alcoolique dresser lui-même ses plans. En général il voudra essayer d'abord d'arrêter l'alcool, qui lui crée socialement beaucoup plus d'ennuis que le tabac. Loin des fumées de l'alcool, et ayant surmonté l'état dépressif qu'engendre souvent la boisson, il abordera ultérieurement son problème de tabac avec déjà l'expérience d'une réussite. Mais il arrive qu'il souhaite tenter d'arrêter les deux à la fois, faire tout en bloc pour abréger la période difficile. Nous n'avons aucune étude qui autorise à l'en dissuader, car il peut très bien réussir s'il a ainsi planifié sa démarche. Il est exceptionnel qu'il veuille commencer par le tabac. Bien souvent cependant ce ne sera qu'un prétexte. Il viendra à la consultation de tabacologie, et ce n'est qu'à cette occasion qu'un praticien expérimenté découvrira que cette démarche cache en fait une vraie demande d'aide pour un alcoolisme non avoué. Plutôt qu'un interrogatoire policier du genre: "Buvez-vous de l'alcool et combien ?", les quatre questions du test CAGE aident à le dépister et à mieux orienter l'entretien dans un climat moins agressif. Les quatre lettres sont les premières des termes anglais qui résument les questions. On commence à demander au sujet s'il contrôle la quantité de boissons alcoolisées qu'il consomme. Seuls ceux qui sentent le poids de la dépendance éprouvent le besoin de se contrôler. (***Control***) On lui demande ensuite si son entourage l'embête en lui disant qu'il boit trop (***Annoyance***), puis s'il se sent parfois coupable en prenant un verre *(**Guilt**)*. En dernier s'il lui arrive de prendre un verre pour mieux démarrer le matin *(**Eye** opener)*. Une personne qui n'a pas de problèmes d'alcool ne répond pas oui à plus de deux questions. La prise en charge du problème d'alcool doit se faire dans le même climat de confiance qu'avec le tabac. L'abord du problème de dépendance est identique. A ceux qui viennent directement pour un problème d'alcool, j'aime bien proposer d'assister à une de mes réunions d'information de groupe sur le tabac, en leur disant: "Toutes les fois que je prononcerai le mot *tabac*, vous devrez entendre *alcool*".

"Buvez des jus de fruits, mangez végétarien, buvez beaucoup d'eau, prenez des douches froides et chaudes, prenez des bains chauds, ayez un bon sommeil (facile à dire!), faites des repas réguliers, évitez les nourritures épicées, prenez des vitamines, évitez les graisses saturées, apprenez à respirer (sic), mangez du pain complet, ayez un régime équilibré...". Je cite tout cela en vrac. Je ne vois pas toujours bien ce que ces bonnes paroles signifient. Il me semble qu'aucun de ces *conseils* même s'ils sont parfois judicieux ait jamais fait la preuve qu'il avait quelque chose à voir avec l'arrêt du tabac.

Avoir des activités de substitution

La tarte à la crème, dans ce domaine, c'est: "Faites du sport". C'est le grand mythe de la vie saine, mais faut-il le conseiller ? Une activité physique modérée, oui, mais c'est à conseiller à tous, qu'ils fument ou non. Nombre de patients viennent demander de l'aide parce que, sentant venir la quarantaine, ils ont décidé, pour tenter d'arrêter le temps, de *se remettre au sport* et ont trouvé difficile de suivre le rythme des plus jeunes. Mais ceux qui ont encrassé leurs artères au cholestérol après 20 ou 30 ans de tabagisme feraient bien de se méfier. Il vaut mieux qu'ils y aillent doucement et progressivement, et ne succombent pas à la tentation de démontrer qu'ils sont encore capables de battre un jeunot au sprint. Pour ceux-là, faire du sport est donc bien la source de leur motivation... mais ils l'ont trouvée seuls.

A mon avis, on peut en dire autant de tous les bons conseils *d'activités de substitution*. Ceux qui ont des passions n'attendent pas qu'on les leur suggère pour les assouvir. Pour les autres, je doute que l'on puisse susciter *de novo* chez des fumeurs un engouement subit pour la vannerie ou le macramé qui leur fasse oublier le tabac. Il y a tellement d'autres choses à leur dire qu'on peut s'abstenir de perdre du temps dans la consultation pour ce qui n'est en fait que du bruit.

Faire face aux assauts du besoin

Si l'on accepte mon image de balançoire, on voit que le besoin communique l'illusion qu'un démon viendra nous tirer les orteils jusqu'à la fin des siècles ou que mort s'ensuive tant qu'on ne lui cèdera pas en prenant une cigarette. En fait, un besoin vient par vagues. Même s'il n'est pas satisfait, il s'évanouit. Si l'on peut faire face, lui résister ne serait-ce que quelques secondes, on pourra tenir jusqu'à la vague nouvelle. Les *Alcooliques Anonymes* ont très bien vu cela, avec leur célèbre slogan *24 secondes, 24 minutes, 24 heures*. 24 secondes, parce que personne ne vous tendra une bouteille plus de 24 secondes. Vous avez 24 secondes pour simplement dire: "Non merci!". Si on vous fait une offre, comptez mentalement jusqu'à 24 et le danger sera passé. Personne ne vous tendra son paquet, une cigarette demi-sortie prête à prendre, pendant plus de 24 secondes. 24 minutes, c'est la vague de besoin. Calculez, si vous fumez un paquet par jour, c'est à peu près l'intervalle entre deux cigarettes. La crête de la vague est brève elle aussi, quelques dizaines de secondes au plus. Celui qui vient vous taper sur l'épaule pour vous demander de lui donner un ticket de métro se lassera vite si vous ne répondez pas. Les moyens suggérés pour gérer ces instants pénibles sont variés, depuis le classique et très militaire: "Je ne veux pas le savoir, ça va passer, on en reparle dans une demi-heure" jusqu'au chewing-gum, au cachou, au bout d'allumette qu'on suce. Peut-être aurez-vous la chance d'être trop occupé pour sentir la vague suivante, sinon vous la traiterez comme la première.

Je ne sais pas si l'effet en a été réellement évalué, mais le conseil de boire lentement un verre d'eau ou de faire des respirations profondes a peut-être une logique dans la mesure où des centres nerveux automatiques qui commandent entre autres la respiration et la boisson pourraient ainsi être distraits un instant de la régulation de la consommation de tabac. Cela a peut-être aussi à voir avec le *soupir*, dont on ne connaît pas bien la fonction. Ce serait une manière de conjurer un manque. *Soupirez-donc un bon coup*, en pensant: "Pauvre de moi qui n'a plus sa cigarette !". Peut-être la conscience du ridicule de votre situation, comparée aux misères du monde, vous aidera-t-elle à passer ce cap difficile. Si le tabac est connu comme coupe-faim, manger est *a contrario* un coupe-besoin de fumer. Le glucose coupe l'envie de fumer. Je ne me hasarderais pas à recommander aux patients de s'empiffrer, ils découvrent hélas ce moyen bien trop facilement tout seuls, mais le cachou ou le chewing-gum trouvent peut-être dans cette relation orale l'explication de leur popularité.

Si l'on analyse les raisons qui poussent à prendre une cigarette, on se rend compte qu'elle est souvent le moyen de sortir d'une situation de *blocage d'action*. On n'arrive pas à résoudre un problème: on prend une cigarette, soi-disant pour réfléchir, mais en fait pour évacuer un besoin d'agir qui ne peut s'exprimer. L'attente, qui condamne à l'inaction, pousse à fumer. Le père inquiet dans le couloir de la maternité est un classique des dessins humoristiques. Ces situations de blocage provoquent chez l'abstinent de fraîche date le besoin de fumer mais, comme celui-ci n'exprime en fait alors qu'un besoin d'action, on comprend qu'une foule de petits moyens qui se résument à *faire quelque chose* puissent être des dérivatifs temporaires efficaces. On ne peut en recommander un pour une spécificité particulière. Au fumeur de trouver comment gérer ces situations.

Apprendre à être un non-fumeur

C'est un conseil donné par la brochure de l'association des pneumologues américains, l'ALA (American Lung Association). Il se résume hélas à cette formule. Or l'apprentissage se fait grâce à la répétition. Au risque donc de me répéter, je dirai d'abord: *"Apprendre à être ex-fumeur"*, puisque c'est le but final. Je pense que l'on devrait cesser de se préoccuper de donner aux fumeurs à moudre un grain précuit, un fatras de trucs et moyens hétéroclites qu'ils sont capables de découvrir seuls, se communiquent ou peuvent trouver partout, pour se consacrer à faire passer un peu plus ce message essentiel:

"Arrêter de fumer est un apprentissage "

Même quand on a atteint le degré de maturation nécessaire pour sauter le pas, le nouvel équilibre n'est pas immédiatement très stable. Certes, en une nuit, on a éliminé la nicotine. Plus de cotinine en trois ou quatre jours. En une semaine, l'organisme a cicatrisé: l'héroïnomane, l'alcoolique en *delirium tremens* ont vu disparaître leurs manifestations bruyantes de sevrage, on enlève les fils après l'opération chirurgicale. Deux à trois semaines et le mouvement rythmique de la dépendance pharmacologique s'amortit. Tout comme on découvre un pan de ciel bleu, une *culotte de gendarme* après des semaines de grisaille pluvieuse, le fumeur découvre qu'il n'a pas pensé à la cigarette de toute la matinée. Mais l'énorme travail, qui prendra des mois, est de se débarrasser de tout ce réseau de réflexes conditionnés, de rituels, d'automatismes acquis qui s'est tissé au cours des années de tabagisme, ajoutant une multitude de situations qui renforçaient le comportement au simple entretien de l'oscillation que donnait la consommation régulière de tabac.

Le message à transmettre est qu'on ne se débarrasse d'un automatisme qu'en lui *superposant un autre automatisme.* Je me souviens qu'il y plus de 30 ans j'ai changé de voiture pour un modèle analogue. Pour des raisons d'harmonisation européenne, le constructeur avait changé la disposition des commandes. Le clignotant était passé à droite. Comme on l'utilise plusieurs fois par jour, très vite c'est devenu totalement automatique. Mais comme le préfet *Papon* avait interdit de klaxonner en ville, le vieux réflexe n'a pas été supplanté. Vingt ans après, les rares fois où il faudrait que je le fasse, je mets l'essuie-glace.

La force de ce message d'apprentissage, c'est qu'il permet au sujet de voir sa démarche comme *active et positive.* En effet, tout, dans le vocabulaire et les idées sur l'arrêt du tabac se définit en *négatif* par rapport au tabac. On parle de *non*-fumeur, *d'abstinent* (sous-entendu: de tabac). On parle de consultations *anti-tabac,* de *sevrage* (qui est bien symbole de privation). On parle de *soutien*, de *maintenance*, de *tenir*, comme si le sujet devait être maintenu éternellement à bout de bras ou serrer éternellement les dents. C'est un peu comme si je me définissais comme *non-chiqueur de bétel.* Ce concept est dangereux car il donne du succès l'image d'une citadelle qu'on aurait su fortifier et rendre imprenable, mais qui serait éternellement assiégée. D'où évidemment un sentiment d'enfermement et le découragement à la pensée qu'on n'en aura en fait jamais réellement fini avec le tabac. Il s'oppose à la diffusion de l'idée qu'on puisse arriver à un état stable où le tabac ne suscite plus l'opposition, mais l'indifférence et l'incompréhension qu'on ait pu un jour se comporter ainsi.

On parle d'*arrêt* du tabac, *d'arrêter de fumer*. Mais *arrêt* implique une idée de privation, et surtout de fin, d'immobilité, presque de mort pour qui fumer est *vital*. C'est vécu comme une sentence, un *arrêt de mort*. C'est passif et négatif: *Ne pas, ne plus…* faire un acte. Or il s'agit au contraire d'une construction *active* et d'une conquête. Un verbe serait nécessaire pour suggérer cette dynamique. Comme le dicton: "Faire et **dé**faire, c'est toujours travailler…", je proposerais volontiers ***défumer*** pour traduire ce travail actif de déconstruction-reconstruction. J'imagine la forme que pourrait prendre ce conseil-minimal que tout médecin devrait donner à ses patients fumeurs. Non pas: "Il faudrait que vous arrêtiez de fumer", mais "Auriez-vous envie de défumer ?"**.** De plus, il ne s'agit pas d'une formule inquisitoriale: "Auriez-vous" laisse une liberté, et l'on explore le point important d'un futur succès, l'existence d'un désir.

Je dois me répéter sur ce point central. Le message positif, c'est qu'on doit apprendre à vivre sans tabac toutes les situations où l'on fumait. L'analogie que j'aime donner est celle de la personne qui décide de maigrir et de prendre désormais son café sans sucre. Le premier jour, elle le trouve amer et difficile à avaler. Au bout de trois semaines, on l'entend s'écrier: "Qui a mis du sucre dans mon café, il est imbuvable !". Par répétition quotidienne, le vrai café est devenu pour elle le café sans sucre. Ainsi, les situations que l'on vit tous les jours seront vite apprises. Par contre, une réunion entre amis, une fête, un deuil sont des situations nouvelles où les vieux réflexes ont tendance à réapparaître. Je n'ai pas de meilleure image à donner que l'apprentissage de la conduite automobile. On devient au fil des ans de plus en plus expérimenté, mais il arrive que de vieux renards du volant se laissent prendre si la situation est très nouvelle.

Pour conclure, j'insisterais sur deux points:

Le premier, c'est que le consultant a déjà fait souvent plus d'expériences d'arrêt qu'il n'en avoue. Il s'est déjà formé une bonne opinion sur les conseils qui lui sont prodigués. Il est essentiel qu'il soit amené à se dire que le tabacologue les a jugés au moins autant que lui. Les *recettes* ne prendront que sur les très novices, jusqu'à ce qu'ils mesurent le degré de confiance qu'on peut leur accorder. Autant que le thérapeute les ait déjà critiquées lui-même, et cesse de repasser de vieux plats. Peut-être les succès seront-ils moins immédiats, mais s'il dit une vérité, même si elle n'est pas immédiatement plaisante, il ne perdra pas sa crédibilité. Elle fera son chemin, finira par faire mûrir ses patients, ils la diffuseront autour d'eux, d'autres s'arrêteront à cause d'elle.

Le second, c'est que la seule façon qu'ait le thérapeute d'améliorer sa connaissance et son approche est justement d'essayer de faire sienne l'expérience de ses consultants, c'est-à-dire de les écouter. L'un lui donnera la clé pour résoudre les problèmes de l'autre. Qu'il réfrène son penchant naturel à donner des conseils du genre: "Si j'étais à votre place", car ils ne seraient valables que pour lui. Les fumeurs savent souvent très bien ce qu'il faudrait qu'ils fassent. Ils ont plutôt besoin d'un accoucheur de leurs désirs profonds. Il est dur de se taire et de les laisser parler, mais ils finiront par livrer le problème qui les angoisse et auquel il sera peut-être alors possible de les aider à se tailler une réponse sur mesure. Ils permettront peu à peu aux chercheurs de formuler des hypothèses plus générales qu'il faudra tester pour accéder à un peu plus de vérité, donc de crédibilité. Car la vérité, parce qu'elle est nue, a tendance à se bien cacher, c'est pourquoi il faudrait être nombreux à la traquer. Tant qu'elle n'est pas sortie du puits, elle pollue les nappes phréatiques.

CHAPITRE X

Les aides à l'arrêt

Aide-toi, le ciel t'aidera
Jean de La Fontaine
Le Chartier embourbé

L'imagination humaine est d'une grande fertilité, surtout lorsque les problèmes auxquels elle se heurte n'ont pas encore trouvé de vraie solution. Magie, exorcismes, traitements par les *semblables*, comme ce marron d'inde jugé souverain dans la crise hémorroïdaire parce qu'il ressemble à une hémorroïde enflammée, ou ces limaces qu'avalaient les tuberculeux parce que leur bave suggérait la fluidification des crachats,... Le traitement de la dépendance au tabac n'est pas en reste. La recherche d'attitudes rationnelles et efficaces sera un long combat, à la fois contre l'inertie de pratiques ancrées dans l'opinion et contre des intérêts qui s'y attachent.

Supposons que je me présente en robe noire, chapeau pointu étoilé, une baguette de magicien à la main. Je prononce avec autorité n'importe quel abracadabra. Si mon fumeur n'est pas mûr pour arrêter et attend de moi un miracle, le miracle n'aura pas lieu. Si mes honoraires sont modiques, il me prendra pour un clown. S'ils sont colossaux, il s'arrêtera quelque temps pour amortir la dépense, mais finira par me traiter de charlatan, ce qui justifiera qu'il reprenne une cigarette. Mais s'il est mûr, il s'arrêtera. J'aurai été la dernière paille qui brise l'échine du chameau. Il m'en gardera une reconnaissance infinie et me fera une publicité effrénée. De là le succès de toutes les *méthodes* empiriques pour arrêter. Lorsqu'il n'existait aucune connaissance précise, lorsqu'on ne disposait d'aucun traitement actif, tout a été essayé.

Les techniques

Les méthodes non validées devraient peu à peu disparaître au fur et à mesure de l'émergence de traitements efficaces, comme l'arrivée de la streptomycine et du *Rimifon®* a sonné le glas du *sérum de tortue de mer* qui pendant des décennies avait été présenté comme traitement-miracle de la tuberculose, au grand dam de l'espèce. On peut cependant être inquiet de voir se développer certaines pratiques, comme ce *vaccin anti-tabac* qu'injecte un praticien douteux qui a eu pour cette raison des problèmes avec le Conseil de l'Ordre des Médecins. C'est en fait une préparation pharmaceutique utilisée pour tester les rares allergies au tabac que peuvent développer des ouvriers des manufactures. L'injection à des personnes sensibilisées pourrait provoquer des accidents graves.

Cependant, lorsque ces méthodes ne sont pas dangereuses, elles sont utiles. Elles permettent au fumeur de mettre à l'épreuve de vérité son rêve d'arrêter de fumer sans douleur. Tant mieux s'il y parvient. Si ces essais sont des échecs, ils sont des passages à l'acte, des étapes importantes du *mûrissement* qui va l'amener au point de rupture avec son tabagisme.

L'acupuncture

Elle est indiscutablement efficace contre les douleurs. On commence à comprendre même un de ses mécanismes d'action. Vous vous brûlez, vous vous blessez. La douleur est intense. Un quart d'heure plus tard, la cloque ou la plaie sont toujours là, mais le mal est devenu supportable. Tout comme après que les sentinelles ont sonné l'alarme, parce qu'un ennemi a brisé la palissade qui protégeait le fortin. Une fois toute la garnison réveillée, l'heure n'est plus à sonner de la trompette, mais au combat et à la reconstitution des défenses. La douleur initiale est une alarme. Pour la faire cesser, l'organisme se fabrique des substances analogues à la morphine (endorphines). Planter une aiguille d'acupuncture, c'est faire une petite brèche dans notre barrière cutanée. La douleur n'est pas majeure, mais elle provoque une sécrétion d'endorphines dans des régions du système nerveux qui dépendent des points de piqûre empiriquement sélectionnés depuis des siècles. Certains de ces points étaient utilisés en Chine pour tenter de traiter les fumeurs d'opium. Cela paraît logique à la lumière de ce mécanisme d'action. Pourtant elle n'a curieusement pas connu un tel engouement en France dans le traitement des utilisateurs de morphine ou d'héroïne, alors qu'elle a régné en maître absolu dans les *consultations anti-tabac* de notre pays. Peut-être parce l'injection intraveineuse inonde littéralement de morphine tout l'organisme, provoquant des sensations totalement différentes des effets de l'acupuncture, qui fait sécréter de mini-doses d'endorphines en des points précis.

Les nombreuses études contrôlées qui lui sont actuellement consacrées tempèrent l'unanimité qui s'était faite dans les esprits, que c'était le traitement le plus efficace pour arrêter de fumer. On peut désormais affirmer que les succès ne sont pas dus à l'acupuncture, mais aux acupuncteurs. Ils les doivent à leur charisme, à la relation de confiance qu'ils établissent avec leurs patients, mais pas du tout à l'effet des aiguilles et des *points* particuliers, sur lesquels ils divergent d'ailleurs. En fait, les acupuncteurs honnêtes sont de plus en plus nombreux à se former à la tabacologie. Ils utilisent les médicaments qui ont fait leur preuve. L'acupuncture n'est dans ce cas pour eux qu'un moyen accessoire de la relation avec leur patient, voire d'obtenir certains effets qu'ils jugent favorables. De plus, à condition d'utiliser des aiguilles stériles à usage unique, elle n'a d'inconvénients qu'avec les patients que la seule vue d'une aiguille suffit à faire tomber dans les pommes.

Les variantes de l'acupuncture sont nombreuses. Le pavillon de l'oreille est la cible de l'auriculothérapie. L'hypothèse, qui affirme qu'il y aurait là une projection du corps humain, est des plus fumeuses, et ne bénéficie pas en tous cas de la tradition millénaire de l'acupuncture. Soit on pique des aiguilles classiques, soit on cherche une stimulation plus permanente des points censés efficaces, par une agrafe chirurgicale ou un fil de soie ou de nylon, avec évidemment les risques infectieux. (Un doyen de Faculté de Médecine qui s'était fait mettre il y a une vingtaine d'années un *fil dans l'oreille* a fait un énorme abcès d'un ganglion du cou). Sans être plus efficace, le *shiatsu* est tout à fait inoffensif, puisqu'il s'agit de simples pressions des doigts au niveau de points d'acupuncture. La mésothérapie est également une variante, où l'on utilise une batterie d'aiguilles volontiers imprégnées de médicaments divers. En particulier, un médecin les trempait dans un extrait de tabac *de* l'Institut Pasteur, parant sa pratique de cette prestigieuse garantie scientifique. En fait, l'extrait lui avait été fourni par un ami qui y travaillait, mais l'Institut n'a jamais parrainé officiellement un tel procédé.

Les fumeurs sont dans un tel état de détresse qu'ils sont prêts à croire tous ceux qui leur donnent un espoir de libération. Cela fait le bonheur des charlatans de tout poil. Nul besoin de connaître le tabac, ce qu'il contient, comment il agit, la psychologie du fumeur, de faire des essais thérapeutiques contrôlés comparant des médicaments actifs et des *placebos*. Il suffit de beaucoup de culot et de bagout, d'un réel charisme, le tout assaisonné de pseudoscience. Certains médecins à la formation scientifique par trop élémentaire s'abusent d'ailleurs eux-mêmes et finissent par croire aux vertus de leurs trucs quand ils ne sont que des mages. Quand, au lieu d'utiliser de simples aiguilles d'acier (car les classiques aiguilles d'or ou d'argent sont pratiquement abandonnées), sans être pour autant acupuncteur ni même médecin, on envoie un rayon laser ou un faisceau d'infrarouges sur des points baptisés d'acupuncture, on est un pur escroc méritant des poursuites judiciaires. Aucun travail sérieux n'a montré l'intérêt de telles pratiques. Cette utilisation de technologies modernes n'est que de la poudre aux yeux dont le seul but est de justifier des honoraires exorbitants.

L'hypnose

"Dormez, je le veux!" est une image simple, mais fausse. L'hypnose n'est pas un sommeil. C'est au contraire un état où le sujet est tellement en éveil, son attention concentrée sur un point précis, qu'il perd le contrôle d'autres activités. Comme un boxeur sur un ring, ayant déjà encaissé une pluie de coups qui devraient le faire hurler de douleur, à demi-aveuglé par le sang qui coule de ses arcades sourcilières, ne semble être conscient que de l'action du combat. Tout le monde n'a pas la même facilité à entrer dans un tel état. Certaines personnes sont plus hypnotisables que d'autres. Cet état peut être mis à profit par le thérapeute pour explorer l'inconscient du patient, ou lui suggérer des pensées comme peuvent le faire les images subliminales. L'hypnose est très utilisée aux USA pour aider les fumeurs à s'arrêter. Elle y joue le même rôle que l'acupuncture en France.

Les thérapeutes qui pratiquent l'hypnose se targuent de bons résultats. Mais le problème est le même que pour l'acupuncture: les succès sont-ils ceux de l'hypnose, ou de l'hypnotiseur ? La réponse est maintenant claire. Les psychologues disposent de tests qui leur permettent de mesurer le degré d'hypnotisabilité. Si l'hypnose était efficace, les succès des hypnotiseurs devraient être d'autant plus importants que le patient est plus hypnotisable. Or *Yvonnick Noël*, qui a consacré à l'hypnose sa thèse de docteur en psychologie, avec le soutien de la Société de Tabacologie, n'a trouvé aucun lien entre les succès et la facilité à être mis en état hypnotique. Il a donc justement conclu que le phénomène hypnotique lui-même n'était pour rien dans les succès de l'hypnose, qui devaient être attribués à la qualité de la relation que le thérapeute avait établie avec son patient.

Les méthodes aversives

Fumer est un comportement. Une des premières idées pour tenter de le modifier a été d'appliquer ce qui séculairement a fait ses preuves: *la trique*. Le meilleur résultat devant être acquis quand on est puni par où l'on a péché. C'est sans doute ainsi que certains ne sont jamais devenus fumeurs, lorsque la première cigarette a été une expérience épouvantable. Ils ont développé une aversion à l'encontre du tabac.

La première application des méthodes aversives a été la *fume rapide* (*rapid smoking*). On met un métronome devant vous, et vous devez tirer une bouffée à chaque battement, jusqu'au malaise. Cardiaques s'abstenir. Bien que les résultats immédiats soient très favorables, les maigres succès à long terme et la possibilité d'accidents graves ont fait abandonner cette méthode pour des techniques plus douces, comme la *fume à saturation*, où l'on fume le plus de cigarettes possible, mais sans rythme imposé. C'est un peu ce que pratiquent nombre de fumeurs la veille de leur arrêt, quand ils *enterrent leur vie de fumeur*. Ils arrivent à des niveaux de nicotine dans le sang tout à fait aversifs. Cela peut les aider dans les premières heures de l'arrêt. Encore plus doux est de faire appel à l'imagination, en suggérant au fumeur d'éprouver des sensations pénibles, toux, nausées, vomissements lorsqu'il imagine qu'il fume, avec de plus des idées aversives de dégoût.

On a proposé d'autres punitions, comme cet appareil électronique qui vous inflige un choc électrique quand vous essayez de prendre une cigarette dans votre paquet. Vous pouvez également vous envoyer vous-même, volontairement cette fois-ci, un choc électrique lorsque vous sentez le besoin de fumer. Beaucoup plus économique et aussi inefficace, le bracelet de fort caoutchouc autour du poignet. Dès que vous sentez le besoin, vous l'étirez le plus possible et le laissez claquer contre la peau. Si vous êtes un peu masochiste, cela peut faire très mal.

Malheureusement, ces méthodes ont deux points faibles. Si la punition survenait immédiatement lors de la première cigarette de sa vie, on pourrait peut-être espérer que s'établisse un lien aversif comme lorsqu'on est malade la première fois qu'on a mangé des choux de Bruxelles. Mais c'est beaucoup trop tard pour celui qui a déjà expérimenté un plaisir à fumer. De plus, ce sont des punitions qu'on s'applique, avec toute l'indulgence qu'on peut avoir envers soi-même, des fessées qui se terminent par des caresses, comme disait *Brassens.*

Les Ecossais ont la réputation certainement surfaite d'être très sensibles aux problèmes financiers. C'est eux qui ont inventé les contrats. Le fumeur verse une caution à remboursement progressif qu'il perd s'il recommence à fumer. En général il reprend une cigarette quand la caution est remboursée.

Les médicaments

Médicaments non scientifiquement évalués

Spécialités pharmaceutiques

Depuis la commercialisation de la nicotine médicamenteuse, les anciens médicaments sont en perte de vitesse. Beaucoup disparaissent du marché. Les pastilles à base de sels d'argent (*Pastaba*®) transformaient le goût de la fumée qui devient très désagréable. Cependant, comme la sensation de goût est très malléable, on trouvera rapidement bon un produit que l'on a jugé initialement mauvais, s'il apporte des substances utiles ou appréciées par leurs effets. Le tabac, comme le thé, le café ou le vin, sont souvent trouvés mauvais lors du premier contact, mais cette aversion est rapidement surmontée. J'ai connu des patients qui finissaient par trouver un piment supplémentaire à leur cigarette s'ils suçaient en même temps une pastille à l'argent. Une telle utilisation à long terme expose à l'argyrisme, qui est le dépôt de sels d'argent sous la peau. Le malheureux fumeur noircit à la lumière comme s'il était une plaque photographique. Ce n'est pas dangereux, mais ce n'est pas esthétique et c'est sans doute une des raisons du retrait du produit du marché. *Valerbe*®, qui contenait de la valériane et des vitamines et modifiait le goût et l'odeur de la fumée a également disparu, de même que *Paranico*®. Tout comme *Nicoprive*® qui résiste encore. Contrairement à ce que suggère leur nom, ces derniers produits ne contiennent pas de nicotine, mais de la quinine et des vitamines. Aucun de ces médicaments n'a fait l'objet d'une étude contrôlée démontrant une efficacité supérieure à celle de boulettes de mie de pain.

De même pour *Nicosevran*®, préparation à boire de *kudzu*, extrait d'une plante chinoise. Ce médicament commercialisé sans aucune étude sérieuse, ni d'efficacité ni d'innocuité, même s'il se targuait de l'aval scandaleux que lui a donné un grand hôpital parisien à partir d'une étude d'une indigence méthodologique inacceptable, a été retiré du marché en 2007. Ce type de produits, présentés comme dérivant de plantes alimentaires et vendus sans autorisation de mise sur le marché dans des circuits de distribution hors pharmacies devrait faire l'objet de contrôles sanitaires plus stricts. Il y a eu en effet des catastrophes avec l'utilisation de plantes chinoises supposées douées de toutes les vertus (insuffisances rénales graves) qui n'avaient fait l'objet d'aucune étude toxicologique.

La lobéline est un alcaloïde de la lobélie qui a été utilisée comme stimulant respiratoire. Du fait de sa parenté chimique avec la nicotine, une certaine logique justifiait son usage pour l'arrêt du tabac. Elle fut commercialisée en France sous le nom de *Lobatox*®. Son insuccès commercial l'a fait retirer de la vente, mais on la trouve encore en Allemagne, aux Pays-Bas et aux USA où elle aurait un regain de faveur.

L'homéopathie

Comme l'acupuncture et l'hypnose, si cela ne fait pas de bien, cela ne fera pas de mal. Le fumeur a envie de croire au miracle. Quoi de plus miraculeux que de voir le tabac vaincu par son fantôme. Fantôme en effet, puisque par le jeu des dilutions, il n'est matériellement pas possible que la moindre trace de la teinture mère initiale persiste dans le *Tabacum* médicament. Là encore, aucune étude contrôlée comparant un médicament homéopathique avec un placebo n'a permis d'affirmer une autre efficacité que celle du charisme de l'homéopathe.

Les médicaments scientifiquement évalués

La nicotine

Les divers produits médicamenteux contenant de la nicotine, gommes, timbres, comprimés à sucer ou inhalateurs[60] sont présentés comme des *substituts nicotiniques*, dans un souci d'établir un parallèle avec le traitement des héroïnomanes par la méthadone ou la buprénorphine (*Subutex*®). Il s'agit dans ces cas d'une réelle substitution d'un opiacé par un autre opiacé. Comme l'héroïne ou la morphine sont éliminées relativement rapidement de l'organisme, le réapprovisionnement doit être fréquent, alors que les opiacés de substitution persistent beaucoup plus longtemps, ce qui fait leur intérêt. On estime en effet que l'addiction à un produit est d'autant plus facile et intense que ce produit a une demi-vie courte. On comprend bien qu'un produit qui nécessite un réapprovisionnement très fréquent rend rapidement très automatique le geste de le prendre. Cette habitude amplifie la sensation de besoin. La recherche du produit peut alors mobiliser toute l'énergie du sujet. "Je ne me pouvais pas me lever le matin tant que je n'avais pas imaginé comment trouver les 2000F qui m'étaient nécessaires pour me procurer ma

[60] Certains écrivent "inhaleur", de l'anglais *inhaler*. Mais le mot français "inhalateur" existe depuis longtemps.

dose d'héroïne quotidienne" me disait jadis une jeune toxicomane. Un produit à longue demi-vie rompt ce cycle comportemental infernal. Il permet une réinsertion sociale, la reprise d'un travail régulier. Mais ces médicaments de substitution sont des opiacés addictifs, de même nature que l'héroïne, ils font aussi l'objet de trafics clandestins. Parler de *substituts nicotiniques* me semble un abus de langage. Cela sous-entend que la nicotine résumerait ce que cherche le fumeur dans le tabac. De plus, nul n'a été besoin de faire de la publicité à la télévision ou de mettre des affiches sur les culs-de-bus pour que les héroïnomanes découvrent que le *Néocodion®* (codéine) ou le *Temgésic®* (buprénorphine) les soulageaient quand ils étaient en manque.

La nicotine est le premier produit qui ait démontré selon les techniques admises par la communauté scientifique qu'il avait une efficacité certaine pour aider les fumeurs à s'arrêter. Les médicaments qui la délivrent ont été conçus pour respecter deux règles: fournir la nicotine sous une forme alcaline de nicotine-base pour favoriser son absorption, et la faire entrer dans le corps en évitant un passage par le foie qui la détruirait, c'est-à-dire ne pas l'avaler.

Tout a commencé par les gommes à mâcher. Pour des raisons de sécurité, il est strictement interdit de fumer dans les mines par crainte du grisou, ou à bord des sous-marins. Les mineurs de Saint-Étienne chiquaient donc, et les matelots sous-mariniers fumeurs passaient à la chique quand ils embarquaient. S'inspirant de leur exemple, Fernö a eu l'idée d'administrer la nicotine par cette voie pour aider les fumeurs à s'arrêter. Il a fait préparer un chewing-gum à la nicotine associée à une substance alcaline qui favorisait son passage à travers la muqueuse buccale. Malgré quelques inconvénients, un goût peu agréable, des sensations de brûlures si l'on mâchait trop activement et quelques bridges descellés, le taux de succès fut à peu près doublé par rapport à une gomme placebo.

Il n'y a plus de problèmes de bouche avec les timbres à la nicotine. Sous forme de nicotine-base, elle traverse très bien la peau. L'histoire du jardinier anglais est édifiante. On l'avait transporté d'urgence à l'hôpital pour une crise d'épilepsie suivie de coma. Malgré une série d'examens, on n'en comprenait pas la cause. Comme il avait vite récupéré, on lui signa son bon de sortie. Il retrouva alors son pantalon qu'il enfila, et cela repartit pour un second tour, convulsion et coma. L'enquête révéla alors qu'il utilisait de la nicotine comme insecticide. Il avait renversé le flacon sur son pantalon. La nicotine-base passe en effet très facilement à travers la peau. C'est ce qui a d'ailleurs causé ma panique une nuit à 1h du matin. Un coup de téléphone du veilleur de nuit de la Faculté: "Votre laboratoire a explosé, le réfrigérateur est éventré". Ma technicienne y avait entreposé des rats sacrifiés à l'éther ! Une étincelle lors d'un contact...Boum ! Dans un éclair, deux mots me traversent l'esprit: "La nicotine !". Il y avait dans le réfrigérateur un flacon de 200ml de nicotine-base, de quoi tuer une compagnie de pompiers. Je hurle: "Surtout,

surtout ne touchez à rien !". La première chose que je vis, au beau milieu de mon labo dévasté, trônant sur un amas de débris de verrerie et de plâtras, fut le flacon de verre brun, intact. Pas une goutte n'avait imprégné les gravats....Ouf ! La nicotine du timbre (ou *patch*) traverse la peau à débit régulier, sa concentration dans le sang est stable et constante. Simplement parfois quelques réactions cutanées. On met son timbre le matin et cela suffit pour la journée. Les succès malgré tout ne dépassant pas le double de ceux du timbre placebo, on chercha d'autres voies. D'abord des pulvérisations nasales (*spray*) pour imiter le tabac à priser qui donne une absorption assez rapide. Puis les comprimés à faire fondre sous la langue, qui n'ont pas les inconvénients de la gomme pour les porteurs d'appareil dentaire.

Ce sont les fabricants de tabac qui, conscient des risques que représentaient leurs produits pour la santé, et sachant que la nicotine était relativement innocente, ont cherché en 1987 à faire une cigarette sans fumée et sans tabac. Ce fut la *Favor®*. Il s'agissait simplement d'un tampon imbibé d'une solution de nicotine, dans un tube ressemblant à une cigarette. De façon surprenante, alors que les gommes à la nicotine étaient déjà largement utilisées, la FDA[61] a bloqué la commercialisation de la *Favor®*, déclarant qu'il s'agissait simplement d'une manière de droguer les gens en leur administrant dans le corps le produit addictif qu'était la nicotine. C'était pratiquement exactement les inhalateurs actuellement proposés par l'industrie pharmaceutique. Le sujet inhale des vapeurs de nicotine à travers un tube qui peut évoquer une cigarette. La forme de l'objet, le geste, l'inhalation qui amène une bouffée de nicotine directement aux poumons puis très vite au cerveau comme avec la cigarette, tout pouvait faire espérer que ces *inhalers* soient un substitut idéal.

Bien que fortement toxique, la nicotine n'est pas responsable des dégâts du tabac. Or le fumeur semble *titrer*, c'est-à-dire doser la nicotine qu'il absorbe. Il inhale moins d'une cigarette riche en nicotine. D'où l'idée d'utiliser la nicotine non pas pour aider à cesser de fumer, mais pour diminuer le risque de ceux qui ne peuvent ou ne veulent s'arrêter. Mais, pour une diminution appréciable du risque, deux conditions sont évidemment nécessaires: 1.- La nicotine devrait diminuer de façon importante l'inhalation de fumée. 2.- Les fumeurs devraient l'utiliser idéalement à vie. Car le volume de fumée inhalée n'a pas une très grande influence sur le risque de cancer du poumon. *L'important, c'est la durée* pendant laquelle on badigeonne ses bronches avec du goudron. On n'obtient pas un cancer expérimental de la peau chez le lapin en lui beurrant un jour généreusement l'oreille avec une louche de goudron. On doit tous les jours pendant des semaines la lui badigeonner avec une solution diluée de goudron. Par

[61] Food and Drug Administration. Organisme américain de contrôle des produits alimentaires et des médicaments

exemple, celui qui fume 20 cigarettes par jour a un risque *2 fois* plus élevé que celui qui en fume 10. Mais celui qui a fumé 20 ans a un risque *24 fois* plus élevé que celui qui a fumé pendant 10 ans[62]. Diminuer l'inhalation de 50% ne diminue le risque que de moitié, *à condition de le faire à vie*, ce qui semble irréalisable. On ne peut attendre de prévention réelle que de l'arrêt total du tabac le plus tôt possible.

Une étude a supposé que les inhalateurs seraient le produit idéal, comblant une grande partie du besoin en nicotine et satisfaisant le geste. (Figure 14). N'ayant pas besoin d'inhaler autant de fumée pour avoir leur dose, leur risque des fumeurs serait réduit d'autant[63]. Elle a porté deux groupes de 200 sujets fumant au moins 30 cigarettes par jour, à qui on a fourni gratuitement des inhalateurs à nicotine ou placebo. On leur a demandé de réduire de 50%s le nombre de cigarettes fumées, ce que tous ont fait. Mais ceux qui recevaient la nicotine n'ont réduit leur inhalation que de 20% par rapport au placebo. Cela peut signifier qu'ils recherchent autre chose que la nicotine dans le tabac. De plus et surtout, la moitié de ces fumeurs avaient déjà abandonné les inhalateurs au bout de 6 semaines. Au bout d'un an, 27 sur 200 utilisaient encore les inhalateurs à la nicotine contre 12 sur 200 les inhalateurs-placebo. On ne peut attendre le moindre bénéfice de durées d'utilisation aussi courtes. On peut supposer que des

Figure 14 Effet de l'inhalateur sur le volume de fumée inhalée. *En clair, l'inhalateur placebo*

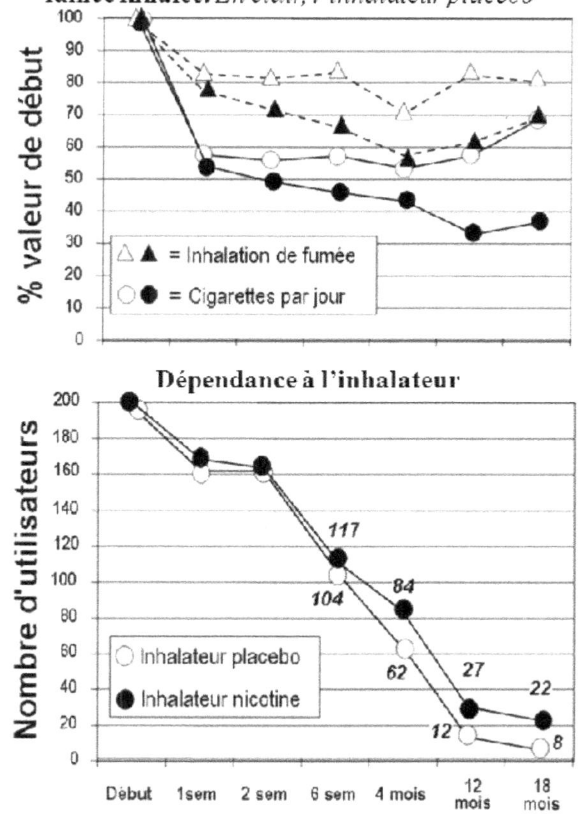

[62] Hill C. Pour en finir avec les paquets-années. *Revue des Maladies Respiratoires* (1992), 9, n°6: 573-4

[63]Bolliger CT, Zellweger JP, Danielsson T, van Biljon X, Robidou A, Westin A, Perruchoud AP, Säwe U: Smoking reduction with oral nicotine inhalers: double blind, randomised clinical trial of efficacy and safety. *BMJ*.(2000)321: 329-33

inhalateurs à héroïne auraient eu plus de succès auprès d'héroïnomanes.

Ce sont évidemment des sujets très dépendants du tabac qui utilisent les médicaments à la nicotine pour tenter de s'arrêter de fumer. C'est chez eux qu'ils sont le plus actifs. Si ces fumeurs étaient dépendants de la nicotine, on s'attendrait à ce qu'ils deviennent très accrochés à ces médicaments et aient des difficultés à s'en débarrasser. Il n'en est rien. Il n'y a pratiquement pas d'utilisateurs prolongés de timbres nicotiniques. Après deux ou trois mois de traitement, la grande majorité les abandonne sans problème. Les utilisateurs de gomme sont les plus nombreux à continuer[64]. Selon une étude anglaise, près de la moitié continuent à la mâcher un an après avoir arrêté de fumer. Mais dans cette étude, un pourcentage équivalent de sujets continuait à mâcher une gomme placebo ne contenant pas de nicotine. Tic masticatoire des adeptes du chewing-gum, peur de recommencer à fumer si l'on se prive de ce qui a aidé à arrêter, il y a beaucoup d'autres explications possibles à ces usages prolongés que de conclure hâtivement qu'ils sont une preuve de dépendance à la nicotine. . Malgré tous ces raffinements, les résultats n'arrivent pas à décoller d'une multiplication des succès au mieux par deux. De plus, les fumeurs trouvent souvent que la nicotine est irritante localement et ont de la peine à s'y habituer.

Bupropion

Le bupropion *(Zyban®)* a été initialement commercialisé comme antidépresseur. C'est par hasard que l'on a constaté que des patients traités par ce médicament arrêtaient de fumer. On a pensé qu'il s'agissait de l'effet antidépresseur. Effectivement, les grands fumeurs ont assez souvent une tendance dépressive masquée, que l'on peut déceler par des tests lors des consultations de tabacologie. Certains semblent utiliser la cigarette comme un médicament. Cela leur rend l'arrêt difficile. Lorsqu'ils y arrivent peut apparaître une vraie et profonde dépression qui disparaît lorsqu'ils reprennent une cigarette. Il est important de savoir reconnaître ces petites tendances dépressives, car les traiter avec un antidépresseur deux à trois semaines avant la tentative d'arrêt évite la survenue d'une dépression et augmenterait les chances de succès.

Cependant le bupropion agit même en l'absence de toute tendance dépressive. Ses résultats sont tout à fait comparables à ceux de la nicotine, sans doute par un mécanisme assez voisin sur les neuromédiateurs cérébraux. C'est un médicament bien toléré, mais qu'on ne peut prendre sans l'avis d'un médecin, du fait de contre-indications absolues, comme des antécédents d'épilepsie ou cardiaques.

Une caractéristique commune à la nicotine et au bupropion est que leur efficacité est visible dans les toutes premières semaines de l'arrêt. Ils semblent diminuer les sensations désagréables, irritabilité, fringales, besoin

---

[64] 1% d'utilisateurs de timbres, 7% d'utilisateurs de gommes au terme d'un an d'abstinence.

de fumer qui peuvent pousser à une reprise rapide de la cigarette. Passé ce premier cap, le pourcentage de sujets qui recommencent à fumer au fil du temps est à peu près le même que chez les sujets témoins qui prennent un placebo. Cependant, en pourcentage, la différence acquise au début persiste. Si les succès sont du double après le premier mois, ils restent du double au bout d'un an. Le taux de succès à long terme est donc relativement décevant. Il n'est guère amélioré par les traitements prolongés.

Varénicline

Le dernier en date est la varénicline (*Champix®*). C'est une molécule voisine du poison du cytise (la cytisine). Elle se fixe sur les récepteurs nicotiniques avec une plus grande affinité que la nicotine. Elle les stimule au début, puis, occupant la place, elle les bloque, empêchant ainsi la nicotine d'agir sur eux. De ce fait, le fumeur ne trouverait plus de plaisir à fumer. Dans les études contrôlées, elle s'est montrée plus active que le bupropion et le placebo. Curieusement, une seule étude l'a comparée à la nicotine. Elle s'est montrée plus active que le timbre, mais il ne s'agissait pas d'une étude à double-insu, ce qui lui enlève une partie de crédibilité. De plus, il n'y a plus de différence de succès après un an. Hormis des troubles digestifs, des nausées relativement fréquentes, on lui a reproché de favoriser des tentatives de suicide et des agressions immotivées. Une publication semble lever cette hypothèque, mais l'étude est organisée par Pfizer. De plus, bien qu'apparemment faite sur un nombre important de sujet, elle n'a pu mettre en évidence de différence d'efficacité sur l'arrêt du tabac, ni entre les médications ni par rapport au placebo[65]. Il s'agit d'un médicament sur prescription médicale. La HAS[66] préconise de ne l'utiliser qu'en cas d'échec des autres traitements.

Bupropion ou varénicline, l'efficacité de ces médicaments ne semble pas franchement supérieure à celle de la nicotine. L'intérêt de ces molécules nouvelles, aux conséquences d'un usage à long terme inconnues, me semble donc discutable. D'autant que, contrairement à l'idée que souhaitent ancrer les laboratoires pharmaceutiques, fumer *n'est pas une maladie*. C'est un comportement à risques. C'est du domaine de la prévention, mais personne ne songe à médicamenter les alpinistes, les motards pour les guérir de leur passion.

Les médicaments actuellement à notre disposition n'ont donc encore rien d'une sorte de pénicilline magique qui supprimerait définitivement le besoin de fumer. Ce sont des aides très utiles, mais insuffisantes à elles seules à régler le problème du tabac. Une étude américaine a montré que l'efficacité à

---

[65] Anthenelli RM, Benowitz NL, West R et al. Neuropsychiatric safety and efficacy of varenicline, bupropion, and nicotine patch in smokers with and without psychiatric disorders (EAGLES): a double-blind, randomised, placebo-controlled clinical trial.*Lancet* (2016)387 (10037) : 2507-20

[66] Haute Autorité de Santé

long terme des médicaments à la nicotine disparait totalement dès lors qu'ils ont été disponibles *over the counter*, c'est-à-dire sans ordonnance[67]. Un thérapeute apparaît donc utile pour qu'on puisse en titrer vraiment bénéfice. On peut imaginer que ce rôle pourrait être encore bien plus important si les praticiens étaient mieux formés à la tabacologie, et si l'on comprenait mieux pourquoi certains fumeurs deviennent ex-fumeurs, pour en dégager des stratégies plus efficaces.

Diminution de la nicotine

L'idée est d'habituer progressivement à des doses plus faibles de nicotine, ou de s'en passer en conservant le geste de fumer.

Les gadgets

On a vendu en France des sortes de fume-cigarettes équipés de filtres qui absorbaient avec une efficacité croissante la nicotine, le goudron et l'oxyde de carbone. L'idée était de déshabituer progressivement des composants de la fumée. Leur insuccès commercial les a fait retirer du marché.

Je me souviens avoir vu *Léonid Brejnev* manipuler à la télévision un étui à cigarettes équipé d'une fermeture à minuterie réglable. Il pouvait ainsi s'interdire de pouvoir l'ouvrir pendant une période allant de 1 minute à 2 heures. J'ai pu avoir un exemplaire de cet appareil, mais il n'a apparemment pas eu de succès commercial. Ces sortes de barrières externes que s'impose le fumeur semblent ne susciter que le plaisir de la transgression.

Les cigarettes d'herbes

De 1940 à1945, l'occupation allemande prélevait une grande partie de la production française de tabac, qui devenait rare et rationné. Les fumeurs trompaient leur manque en se roulant des cigarettes d'herbes diverses, et quelques petites maisons pharmaceutiques fabriquaient déjà des cigarettes. Je me souviens avoir alors fumé des cigarettes d'eucalyptus, avec un embout en carton.

Les cigarettes sans tabac, dont beaucoup contiennent du tussilage, de la lobélie, des herbes aromatiques (eucalyptus, menthe, thym, sauge…) visent à obtenir la désaccoutumance aux substances addictives du tabac, tout en préservant la gestuelle importante aux yeux du fumeur (*Berthiot*®, *Herbolight*®, *NTB*®, *Planterette Monte-verdo*®). On n'en devient pas dépendant, d'autant que l'odeur de leur fumée est insupportable pour le voisinage qui se chargera de mettre un terme à toute tentative d'usage un peu prolongé. De plus, elles ne sauraient être un substitut du tabac, car leur fumée est beaucoup plus riche en goudron carcinogène et en oxyde de

---

[67] Pierce JP, Gilpin EA: Impact of over-the-counter sales on effectiveness of pharmaceutical aids for smoking cessation. *JAMA* (2002) 288 (10); 1260-4

carbone que celle du tabac lui-même. Certains fumeurs aux goûts exotiques m'ont dit qu'ils avaient pu se passer totalement de tabac en fumant des *bidis* qu'ils se procuraient dans des boutiques indiennes. Le problème est que les bidis, c'est tout simplement du tabac roulé dans des feuilles de plaqueminier. Ils sont de fabrication artisanale, ne portent pas la marque de grandes compagnies. Leur fumée est particulièrement riche en goudron. Cette idée que les bidis ne sont pas faits de tabac est très répandue et pose un problème aux USA où leur usage se développe beaucoup. Il faut ajouter qu'en Inde il est assez commun de fumer les bidis à l'envers, c'est-à-dire l'extrémité allumée dans la bouche. Les femmes éviteraient ainsi de laisser tomber la cendre sur leur bébé. Hormis les brûlures buccales inévitables, la fumée ainsi produite est particulièrement toxique, puisque le rouleau de tabac joue un rôle de filtre lors de la fume normale. Sa composition est voisine de celle de la fumée très âcre qui monte d'une cigarette qui se consume seule entre deux bouffées.

Les vaccins anti-nicotine

On laisse entrer la nicotine dans le corps, mais on l'empêche d'agir sur le cerveau. Il s'agit d'une voie encore à l'étude. Le principe est d'associer la nicotine à des molécules antigéniques, de façon à déclencher la production d'anticorps qui fixeront la nicotine, qui soient suffisamment gros pour ne pas pouvoir pénétrer dans le cerveau. Cette vaccinothérapie repose cependant sur le dogme que la dépendance au tabac soit une dépendance à la nicotine. Trois problèmes se posent: 1.- L'importance du blocage nicotinique est capitale, car si le fumeur reçoit encore de la nicotine de façon significative, il serait tenté d'augmenter l'intensité de sa fume pour obtenir sa dose. 2.- Celui de la sécurité des vaccins, lié à la tolérance de l'antigène et éventuellement à la nocivité des anticorps, en particulier sur le rein. 3.-Celui de la durée d'une immunité éventuelle. Or les études récentes chez l'Homme ne sont pas très favorables. La plus importante n'a montré d'efficacité que dans un groupe qui avait développé un taux d'anticorps élevé, avec une injection de rappel tous les mois pendant 5 mois[68]. L'inégalité de la réponse immunitaire, la fréquence nécessaire, des injections, le devenir des molécules antigéniques laissent un doute sur la possibilité d'obtenir un vaccin efficace, d'application pratique et sans effets secondaires défavorables.

Diminution des goudrons

Les cigarettiers savent bien que la nicotine est innocente des maladies que provoque le tabac, mais ne résume pas l'addiction au tabac, qui peut être

---

[68]Hatsukami DK et all. Immunogenicity and smoking-cessation outcomes for a novel nicotine immunotherapeutic. *Clin. Parmacol.Therap.* (2011)89(3):392-9.

liée à d'autres substances apportées par la fumée. En revanche, ils ne sont pas indifférents à la menace que représentent pour eux les cancers du goudron.

Ils ont imaginé des solutions où le tabac n'est pas brûlé, mais distillé par un courant de chaleur. Dans la cigarette *Eclipse*®, il est produit par la combustion d'une pièce de carbone pur poreux. C'est le même principe que dans la cigarette normale, elle s'allume et se fume de même, mais ne diminue pas de longueur et ne fait guère de fumée. De même pour *Accord*®, où l'air qui traverse le tabac est chauffé par une résistance électrique. Ces tentatives ont été un échec commercial.

CHAPITRE XI

La cigarette électronique

La rêverie est la vapeur de la pensée...

Victor Hugo[69]

Hon Lik, pharmacien chinois, a breveté en 2003 un dispositif alliant la suppression des goudrons, les vertus de la nicotine et la conservation d'un geste qui lui semblait essentiel au plaisir de fumer.

Cette cigarette *électronique* au nom moderne très attractif m'est apparue d'abord comme un gadget permettant aux fumeurs de braver impunément les interdictions de fumer. Car ils ne rejettent pas de fumée, simplement un petit nuage de vapeur d'eau condensée, comme il s'en échappe de la bouche des passants par un glacial matin d'hiver. Qui plus est, voir s'élever une bouffée est une part importante du plaisir à fumer, dans une atmosphère de détente incitant à la rêverie.

Cependant, persuadé que la nicotine ne saurait créer une dépendance fructueuse pour ses fabricants, je ne croyais qu'à un engouement passager. Je pensais qu'elle rejoindrait vite le magasin des passions éphémères, cigarettes d'eucalyptus, yoyos et autres hula-hoop. Il n'en est pourtant rien. Les fumeurs provocateurs, qui n'avaient donc aucune envie d'arrêter, se sont pris au jeu et utilisent la cigarette électronique comme moyen de moins fumer, voire d'arrêter. Le marché se développe de façon quasiment exponentielle.

La nicotine étant considérée comme le composant responsable de l'addiction, la première idée a été de faire un objet ressemblant à une cigarette, mais qui permette simplement d'inhaler de la nicotine pure. Parce que la *Favor®* ainsi conçue en 1987 ne pouvait se prévaloir d'être du tabac, la FDA n'avait pas autorisé sa commercialisation ! Elle a pourtant autorisé celle des inhalateurs à nicotine de l'industrie pharmaceutique, qui n'ont pas grand succès, car clairement la nicotine ne satisfait pas le fumeur, et aussi parce que jouer avec la fumée fait partie de son plaisir. Lancer des ronds de fausse fumée dans un lieu où il est maintenant interdit de fumer est une provocation qui l'amplifie. C'est sans doute une des raisons du succès de l'objet.

J'ai publié la première analyse bibliographique exhaustive en France sur le sujet[70]. On la trouvera aussi sur www.tabac-humain.com ainsi que les

---

[69] Hugo V. *Ocean- Faits et croyances* Éd.Robert Laffont, p.181

[70] Molimard R. Avec la cigarette électronique, est-ce du sérieux ?. Publié dans la rubrique *Altertabacologie* http://www.formindep.org/Avec-la-cigarette-electronique-est.html

références bibliographiques complètes et des illustrations dont je n'ai pas voulu alourdir cet ouvrage.

L'objet et son fonctionnement

L'objet, parfois équipé d'une sorte de fume-cigarette, imite souvent à s'y méprendre la cigarette de tabac. Mais il existe une grande variété de formes, il peut ressembler à un cigare ou une pipe, parfois même c'est un narguilé automatique pour vapoter[71] socialement.

Il comporte un réservoir de liquide à vaporiser, qu'une tresse amène par capillarité au contact d'une résistance alimentée par une pile, le plus souvent une batterie rechargeable. Un *atomiseur* est une résistance avec tresse incorporée. Un *cartomiseur* est un bloc comportant atomiseur et réservoir de liquide Un bouton permet de mettre et maintenir le contact. Ce dispositif n'est parfois pas seulement électrique. Il mérite le nom d'électronique, quand le contact est mis par un circuit qui capte la dépression générée par l'aspiration du vapoteur, entretient le chauffage pendant sa durée et contrôle la température. Une diode peut être placée à l'extrémité, et complète l'illusion de combustion lorsqu'elle est rouge. Pour éviter une confusion avec une cigarette de tabac, ce qui pourrait être source de conflits cette LED est maintenant absente ou bleue, ou latérale, éclairant souvent le bouton de contact.

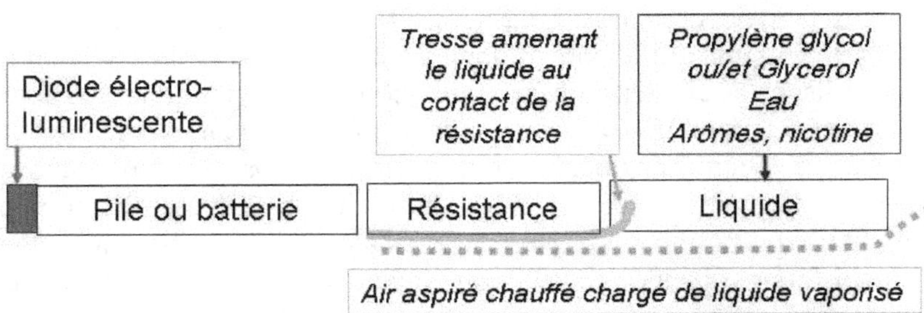

Figure 15 – Schéma d'une cigarette électronique

L'air chauffé s'humidifie et se charge en propylène glycol, en arômes divers et parfois, mais non toujours, en nicotine. Le propylène glycol est très avide d'eau. Il se sature de vapeur d'eau dans les poumons et la bouche qu'il dessèche. Le pourcentage maximum de vapeur d'eau dans l'air diminue lorsque la température s'abaisse. Si la température extérieure est plus basse que celle de la bouffée chauffée dans les poumons qu'exhale le vapoteur, la vapeur d'eau se condense, comme on le voit naturellement en respirant un air sec et glacé d'hiver. Cela simule la fumée. C'est sur ce principe que sont basés les brouillards artificiels de théâtre.

[71] Vapoter, vapoteur, entrés dans l'usage, dérivent de l'anglais *to vape, vaping, vaper*.

Les liquides

Le propylène glycol

Le propylène glycol (PG) ou propane1-2 diol (HO-CH2-CHOH-CH3). est un composant essentiel. Il n'existe pas de source naturelle. Il est obtenu par chimiosynthèse. C'est un liquide incolore et pratiquement inodore avec une légère saveur sucrée. Il est visqueux, et surtout très avide d'eau. Modérément inflammable, ses vapeurs peuvent produire avec l'air des mélanges explosifs. Une étincelle peut enflammer un mélange dès 99°C. À température ambiante, il est peu volatil, mais se vaporise rapidement entre 60 à 100°C. Il bout à 188°C. Il s'oxyde en donnant des substances irritantes, aldéhyde propionique, acides acétique, lactique, pyruvique. La production industrielle est très importante, de l'ordre de 600 000 tonnes par an. Il sert à la fabrication des plastiques, des peintures, d'antigels et comme dégivrant, en particulier pour les avions dans les aéroports. On l'utilise pour produire de la fumée artificielle lors de spectacles de théâtre ou de films.

En faisant la bibliographie, j'ai découvert d'anciennes publications d'une grande rigueur scientifique, démontrant que les aérosols de PG avaient un puissant pouvoir antibactérien et antiviral. La vapeur est l'état le plus efficace pour la désinfection de l'air, pénétrant les germes atmosphériques portés par des gouttelettes de Pflüge[72] . Paradoxalement, des germes dans du PG pur gardent leur vitalité et leur virulence. L'effet augmente avec la température qui augmente la tension de vapeur du PG. Il est plus important si la taille des particules d'aérosol est plus faible[73] . Une action antifungique a également été démontrée [74].

En période de guerre, stériliser l'air grâce à des vapeurs ou des aérosols de propylène glycol a été un des objectifs pour la protection peu onéreuse des armées contre les épidémies. Cependant son utilisation est tombée en désuétude, essentiellement parce qu'il était difficile d'obtenir des concentrations suffisantes dans l'air de locaux non clos. L'apparition des antibiotiques, poussés par les intérêts industriels, a de plus freiné le développement de cette application. Cependant cette indication est encore officiellement confirmée. Le PG est utilisé pour la désinfection des surfaces, et en association avec l'alcool éthylique pour la désinfection des mains. Mais la cigarette électronique conduit directement les vapeurs de propylène glycol

[72] Robertson OH, Bigg E, Puck TT, Miller BJ and with the technical assistance of Appell EA. The bactericidal action of propylene glycol vapor on microorganisms suspended in air J Exp Med. (1942) ; 75(6): 593–610.

[73]Puck TT, Robertson OH, Lemon HM. The bacteriocidal action of propylene glycol vapor on microorganisms suspended in air. II.The influence of various factors on the activity of the vapor. J. Exp. Med. (1943)78: 387-405

[74] Wade GC. The fungicidal action of propylene glycol aerosol, and its use as an aid to pure culture technique. Australian Journal of Experimental Biology and Medical Science (1947) 25, 179-82 ; doi:10.1038/icb.1947.24

concentrées dans l'arbre respiratoire. Ceci pourrait donc créer un renouveau d'intérêt pour cette application pour lutter contre les microorganismes pathogènes, et justifier des études cliniques sur ce sujet. J'ai proposé un article en anglais à ce propos à une revue française internationale d'épidémiologie, mais il a été refusé, un relecteur ayant estimé qu'il pouvait favoriser le tabagisme !

Il est éliminé par le rein, soit tel quel, soit sous forme conjuguée. Le foie l'oxyde, le transformant en aldéhyde lactique par l'alcool-déshydrogénase, puis par des déshydrogénations successives en acide lactique puis en acide pyruvique qui entre dans le cycle de Krebs. La demi-vie est de deux heures pour le sang, quatre heures pour l'organisme.

Toxicité

Une confusion sémantique avec l'éthylène-glycol, également utilisé comme antigel, lui a fait attribuer à tort une toxicité rénale, avec formation de calculs. Le PG lui-même est totalement innocent sur ce point. Cependant, diverses impuretés éventuellement toxiques ont été retrouvées dans certains échantillons disponibles sur le marché destinés à des usages industriels. Il est donc nécessaire d'utiliser un PG alimentaire d'une pureté garantie.

Chez l'animal, hormis des effets irritants sur la muqueuse oculaire ou nasale vraisemblablement liés à son pouvoir desséchant, le PG n'a montré aucune toxicité aiguë ou chronique, pas de sensibilisation cutanée. La NOAEL (dose sans effet toxique observable) est de l'ordre de 2g/kg (rat et chien). Au dessus, on n'observe que des anomalies érythrocytaires mineures. Il ne s'est montré ni mutagène, ni carcinogène, ni tératogène. Aucune altération sensible n'a été retrouvée chez des singes et des rats exposés entre 12 et 18 mois à de très fortes concentrations de vapeurs de propylène glycol dans l'atmosphère.

Chez l'homme, la tolérance est considérable. Le propylène glycol est un additif alimentaire autorisé (E 1520) à la dose de 1g/kg d'aliment, kasher et halal. Humidifiant, il empêche la déshydratation de pains tranchés et de pâtisseries. Emulsifiant, liant et épaississant, il est utilisé pour les sauces, les crèmes, les entremets. C'est un solvant de colorants et d'arômes alimentaires. La Food and Drug Administration américaine (FDA) autorise son usage alimentaire depuis 1981 comme agent anti-dessiccation, antioxydant, renforçateur des pâtes, émulsifiant, solvant, stabilisant et épaississant. Elle limite à 2% sa concentration dans la majorité des produits, à 2,5% dans les produits lactés congelés et à 5% dans les boissons alcooliques. Le PG maintient une humidité satisfaisante dans les tabacs et les cigarettes. À l'opposé, il permet de garder un degré très bas d'hygrométrie de l'air pour la conservation de produits secs.

Ses propriétés de viscosité, d'hydratation et de solvant justifient un important usage en cosmétique. Elles en font un excipient essentiel en pharmacie dans des sirops, pommades, solutions nasales et oculaires.

Le fait que des aérosols de propylène glycol aient été ou soient utilisés comme antiasthmatiques est souvent cité. Je n'ai pu en trouver confirmation, ni dans la littérature, ni parmi les spécialités. Seul un article ancien de la Mayo Clinic prône son utilisation comme fluidifiant dans des aérosols pour traiter des épisodes broncho-pulmonaires aigus. Les articles de Robertson, 20 ans auparavant, ne sont pas cités, un effet anti-microbien n'était donc pas recherché. C'est présenté comme une pratique de routine, laissant supposer qu'elle a été largement utilisée. Je n'ai pu trouver d'article relatant des effets défavorables.

Les intoxications par doses massives n'ont conduit qu'à une sédation, pouvant aller à un coma régressif, parfois suite à une crise comitiale. Ces manifestations seraient liées à une hyperosmolarité, une acidose lactique et à l'hypoglycémie. Elles surviennent en particulier lors de perfusions intraveineuses, le PG étant souvent utilisé comme solvant de divers médicaments. Ainsi une femme de 70 ans a reçu en 24 heures une dose de 479 g. Elle a développé une grave acidose lactique, qui s'est résolue à l'arrêt de la perfusion. Chez les grands brûlés, l'absorption de PG à partir de topiques cutanés peut être considérable (10,5 g/L de sang chez un bébé). À 1,5 g/kg par voie orale dans le traitement du glaucome, on n'a observé qu'une sensation ébrieuse. L'OMS considère admissible une absorption journalière de 25 mg/kg, soit une considérable marge de sécurité. L'absorption à partir de diverses sources était estimée aux USA à 34 mg/kg par jour en 2004, avant la diffusion de la cigarette électronique. Aucune toxicité, aucun effet sur le développement ou la reproduction n'ont été retrouvés.

Il est difficile d'évaluer l'absorption moyenne par un vapoteur. Une recharge de 10 ml d'un liquide contenant 91,5 % de propylène glycol durerait de trois à cinq jours, soit environ 25 mg/kg par jour pour l'adulte standard de 73 kg si l'absorption était totale. Je n'ai trouvé aucune étude sur la proportion absorbée de vapeurs de PG inhalées. On peut supposer qu'un vapoteur rejette du PG dans l'air expiré, car on comprendrait mal comment se formerait la pseudo-fumée, mais paradoxalement, une étude n'a pas retrouvé de PG dans l'air ambiant d'une chambre close après une séance de vapotage. Les expositions aiguës (inhalation, brouillards) n'ont donné lieu qu'à des irritations respiratoires ou oculaires. Celles-ci sont manifestement dues au dessèchement des muqueuses, car le PG ne s'est pas montré allergisant. Il n'a pas posé de problèmes en tant qu'excipient de certains collyres et solutions nasales.

Le glycérol.

Le glycérol.(HOH2C–CHOH–CH2OH) est un liquide incolore au goût franchement sucré, plus visqueux que le propylène glycol. Il est également très avide d'eau. Il résulte de l'hydrolyse de graisses aussi bien animales que végétales. Le nom de glycérine végétale permet de le classer *halal*

. Il est souvent utilisé dans les cigarettes électroniques, soit seul, soit en mélange avec 50 à 80 % de propylène glycol. On le trouve parfois aussi dans les cigarettes de tabac pour en garder l'humidité. Il produit plus de vapeur que le PG, mais la sensation de contraction de la gorge avec picotements qui est recherchée dans la fumée de tabac (*throat hit*) serait plus faible. La perception des arômes serait atténuée. Un autre inconvénient est qu'il aurait tendance à boucher les tresses des atomiseurs.

Une phosphorylation le transforme en triphosphoglycéraldéhyde, puis en acide pyruvique qui entre dans le cycle de Krebs de dégradation des sucres. Il ne produit pas directement d'acide lactique.

Toxicité

La directive 67/548/CEE le considère comme non dangereux. Il n'a aucune toxicité, hormis sa décomposition en acroléine au point d'ébullition (290° C). L'acroléine est extrêmement irritante, comme on peut s'en rendre compte si l'on laisse les graisses se décomposer dans une poêle surchauffée. Elle est présente dans la fumée de tabac. Mais la température atteinte dans la cigarette électronique n'est habituellement que de 60 à 70° C. Cependant, elle peut atteindre 100 à 150° C. À cette température, de petites quantités d'acroléine peuvent être produites mais son effet tussigène protège contre une intoxication.

Le propylène glycol et le glycérol aux doses éventuellement absorbées par un vapoteur n'ont montré aucune toxicité. Le taux de composés toxiques ou carcinogènes dans la vapeur, tels que carbonyles, composés organiques volatils, nitrosamines et métaux lourds a été trouvé de 9 à 450 fois plus faible que dans la fumée de cigarette et souvent comparable aux traces retrouvées dans les inhaleurs à nicotine considérés comme produits de référence [26]. Quels que soient les arguments développés par ses opposants, *"la messe est dite"*: la cigarette électronique ne présente pas de réels dangers. Elle est infiniment moins dangereuse que les cigarettes de tabac et, sur ce plan, pourrait constituer une alternative bénéfique pour la santé publique.

La nicotine

La grande majorité des cigarettes électroniques ne se contentent pas de produire une pseudo-fumée, mais fournissent de la nicotine. La quantité varie beaucoup selon les e-liquides. La plupart des marques proposent en général plusieurs concentrations, de zéro à 24mg par ml dans les cartouches originelles ou les liquides pour remplissage. L'analyse de ces liquides montre cependant des différences considérables entre la concentration annoncée et les résultats des dosages. Cependant, certaines marques européennes contrôleraient déjà avec plus de précision le contenu en nicotine de leurs e-liquides. De même, par comparaison de concentration entre les cartouches neuves et les cartouches usagées, le pourcentage vaporisé après 300 bouffées varie énormément selon la marque, de 21 à 81%. De telles variations peuvent peut-être expliquer les résultats contradictoires d'absorption de la nicotine, quand une étude trouve qu'elle est nulle pour des cigarettes à fort taux de nicotine, et quand le même auteur deux ans plus tard la trouve au contraire effective, mais chez des vapoteurs utilisant un matériel différent avec des batteries plus puissantes.

Autres composants

La liste des autres composants ne peut être exhaustive, tellement se donne libre cours l'imagination des fabricants, et aussi des vapoteurs qui se livrent à des compositions artisanales. C'est par une recherche sur les sites commerciaux que j'ai pu en avoir une idée partielle, bien que beaucoup ne donnent pas la composition de leurs liquides.

L'alcool éthylique

Il est utilisé en tant que solvant d'arômes et fluidifiant des e-liquides, à raison souvent de 4,5%. Il favoriserait également la sensation de « *hit* ». Cet alcool peut simplement être de l'éthanol, mais aussi vodka, rhum, whisky (scotch, irish, bourbon). C'est une notion utile à connaître pour les alcooliques abstinents. Car il existe des e-liquides *halal* sans alcool.

Les acides organiques

Beaucoup de e-liquides contiennent 0,9 % d'acide lactique. En solution aqueuse, cela correspondrait à un pH = 3,72 mais cela n'a guère de sens en solution dans le PG. De toute façon, cela confère à la vapeur une forte acidité, vraisemblablement pour une part responsable du *hit*. On trouve aussi souvent de l'acide malique, encore plus acide, et même de l'acide citrique. Les aérosols d'acide citrique sont utilisés pour tester les antitussifs. Les fumeurs estiment qu'ils leur apportent une satisfaction la plus voisine de celle de la fumée de cigarettes. Ils ont été proposés pour aider à l'arrêt du tabac.

Les arômes

Une exploration sur les sites consacrés à la cigarette électronique permet de dresser une liste des e-liquides aromatisés ou d'arômes proposés à la vente pour confection artisanale. La liste est impressionnante, certainement pas exhaustive. Tous les arômes alimentaires sont apparemment utilisables. Beaucoup de sites proposent des compositions d'arômes, parfois provenant de fournisseurs de parfumeurs. De plus, nombre de vapoteurs utilisent leurs propres préparations, à partir de plantes et éventuellement de produits de synthèse. La variété des composés chimiques aromatiques des plantes est immense. Le tabac détient le record avec plus de 2 200 composés volatils. Évidement, la recherche d'un arôme de tabac parfait est une gageure.

Hormis son effet olfactif recherché, un arôme alimentaire est habituellement ingéré. Son innocuité est admise par cette voie. Après ingestion, certains subissent l'action des enzymes digestifs. Pour atteindre la circulation générale, il doit être absorbé par la muqueuse intestinale et subir l'action détoxifiante du foie. Nous ne savons rien des éventuels effets toxiques de certains arômes inhalés, passant directement dans le sang périphérique, utilisés tous les jours des mois ou années. Cependant, la sensibilité olfactive n'a habituellement besoin que de doses très faibles pour détecter les arômes. La marge de sécurité des arômes alimentaires semble relativement large. Cependant, les doses inhalées peuvent être beaucoup plus élevées. La réglisse devrait être surveillée pour son rôle dans l'hypertension artérielle, ou le diacétyle, arôme de beurre autorisé en ingestion, mais responsable par inhalation en milieu industriel de bronchiolites oblitérantes graves. Il pourrait favoriser des affections type Alzheimer. Les publicités sur internet pour des arômes mentionnent souvent: "Sans diacétyle, ni paraben, ni ambrox (parfum synthétique d'ambre gris, proche du tabac)". Les vapoteurs expérimentateurs recherchent des saveurs poivre qu'ils espèrent générateurs de *hit*. On peut espérer qu'ils n'essaieront pas la capsaïcine !

L'eau

La plupart des e-liquides contiennent une petite quantité d'eau, jusqu'à 5 %, pour fluidifier le liquide, solubiliser certains arômes et commencer à en saturer la vapeur.

L'effet thermique

La vapeur arrive dans la bouche autour de 50° C. Une petite enquête sur un forum m'a appris que sur 88 répondeurs, 53 trouvaient la vapeur tiède, 21 chaude et deux très chaude. Mais tandis que neuf l'inhalaient directement comme les fumeurs de narghilé, 68 avaient gardé leur habitude de fumeur de garder une bouffée dans la bouche, puis de l'inhaler en la mêlant avec de l'air extérieur, ce qui la refroidit[75].

Ce détail a son importance car notre prix Nobel André Lwoff, qui avait montré qu'une élévation thermique bloquait la multiplication des virus, avait amené l'Institut Pasteur à breveter un appareil qui envoyait dans les narines un air humide à 43°C (Rhinotherm®)[76] Il n'eut pas de succès commercial,

[75]http://www.forum-ecigarette.com/sondages-f95/comment-inhalez-vous-trois-questions-pour-comprendre-t79858.html

[76]Yerushami A, Lwoff A. Traitement du coryza infectieux et des rhinites persistantes allergiques par la thermothérapie. CR. Académie des Sciences de Paris, t.291 (8 déc.1980) série D, p 957-9. (accessible par Google et Galica Bnf)

peut-être parce qu'il pesait 3,5 kg et coûtait l'équivalent de 350 €. Mais il était très efficace pour faire avorter les coryzas saisonniers par une seule inhalation de 30 minutes, parfois répétée deux à quatre heures plus tard (Tableau I). Il était également efficace pour traiter les rhinites allergiques persistantes. Comme les virus du rhume profitent de la température basse de la muqueuse nasale (31 à 36° C.), il faudrait inhaler par le nez les vapeurs de la cigarette électronique pour profiter de cet effet, avec des précautions évidentes pour éviter les brûlures. La conjonction de l'élévation thermique et des vapeurs de propylène glycol pourrait créer une synergie antivirale, qui justifierait une étude clinique.

Tableau I
Traitement par l'hyperthermie de malades atteints de coryza infectieux

			Après 1 jour		*Après 1 semaine*	
			Guéris et (%)	Inchangé et (%)	Guéris et (%)	Inchangé et (%)
Groupe 1	Traités	22	17(74)	6(26)	16(70)	7(30)
	Placebo	18	4(22)	14(78)	4(22)	14(78)
Groupe 2	Traités	23	18(78)	5(22)	18(78)	5(22)
	Placebo	2	0	2	0	2
Groupe 3	Traités	48	34(78)	14(30)	34(70)	14(30)
	Placebo	37	8(22)	29(78)	8(22)	29(78)
Total	Traités	94	69(73)	25(27)	68(72)	26(28)
	Placebo	57	12(18)	45(82	12(18)	45(82)

Le matériel

Atomiseurs

C'est la résistance chauffante de l'e-cigarette. C'est une partie assez fragile, qu'il faut parfois changer. Selon le type, elle varie de 1,5 à 6 Ohms. Pour un voltage donné de la batterie, les atomiseurs LR (low resistance) produisent plus de chaleur. L'évaporation est plus rapide, les vapeurs plus denses. Mais leur durée de vie est plus courte et évidemment, les batteries se déchargent plus vite. Des bricoleurs manipulent atomiseurs et batteries pour obtenir un chauffage plus intense.

Stockage du liquide

Le liquide peut être contenu dans une bourre, ou dans un réservoir, avec un risque de fuites. Dans le cartomiseur, le réservoir est associé à l'atomiseur

Certains mettent directement une ou deux gouttes de liquide sur la résistance. Cela favoriserait le *hit*. Il est important que le vapoteur tienne sa e-cigarette en position horizontale, et mieux légèrement inclinée vers l'avant. En effet, la gravité est importante pour conduire le e-liquide vers l'atomiseur. Si celui-ci chauffe sans être suffisamment alimenté, non seulement la vaporisation se fait mal, mais le liquide risque d'être surchauffé et les parties plastiques du corps de la e-cigarette brûlées, avec émission de vapeurs inefficaces, désagréables voire toxiques.

Piles et batteries

Les piles ne sont utilisées que pour les cigarettes jetables. Autrement les batteries rechargeables sont la règle. On trouve des batteries entre 3,0 et 4,8 volts, avec une possibilité de faire varier le voltage entre ces limites. La capacité va de 650 à 1000 mAh. Elles peuvent être équipées de fonctions complexes, coupe-circuit, bouton d'arrêt-marche, détecteur d'aspiration connectant la batterie, alimentation d'une LED etc. Elles peuvent être rechargées par un chargeur à brancher sur le secteur, ou sur un ordinateur par une prise USB, permettant de vapoter pendant le rechargement. L'explosion d'une cigarette électronique bricolée au visage d'un vapoteur de Floride en février 2012 serait due à l'explosion de la batterie qui pourrait être associée à une fuite de liquide, les vapeurs de PG pouvant de plus constituer avec l'air un mélange explosif. D'autres explosions aux conséquences moins graves lors du rechargement sont épisodiquement relatées. Le risque d'explosion des batteries lithium-ion est très connu. Il a jusqu'à peu cloué au sol toute une flotte de Boeing 787. Pour la sécurité électrique (CE) des appareils qui fonctionnent avec les batteries rechargeables lithium-ion le plus souvent utilisées (technologie instable), une indication visuelle ou auditive indiquant que la batterie est déchargée est requise. Ce rôle peut être joué par la LED. Les vapoteurs sont à la recherche de sensations fortes. Ainsi l'un d'entre eux souhaitant *vapoter en 6 volts* a utilisé en série deux batteries de 3,7V. D'abord, ça fait 7,4V et de plus un tel montage peut créer un déséquilibre amenant à une explosion. Heureusement, elle s'est faite dans un sac de montagne. Je ne conseillerais pas de laisser une e-cig dans la boite à gants d'une voiture en plein soleil.

Controverses

La vogue de ces cigarettes inquiète les groupes de pression anti-tabac qui demandent leur interdiction, en s'appuyant sur une dangerosité hypothétique à long terme, sur la possible incitation des jeunes au tabagisme. Mais leurs arguments sont faibles. D'autant que, face à l'évidence que la dangerosité éventuelle de la cigarette électronique, si elle venait à être démontrée, est sans commune mesure avec celle de la fumée de tabac. La vapeur d'eau n'est clairement pas toxique pour l'environnement, se dissipe rapidement, et la dangerosité du propylène glycol à d'aussi faibles doses n'est pas établie. On n'a pas noté d'accidents avec les doses massives des brouillards de théâtre. On le trouve même dans des aérosols pour stopper les crises d'asthme. Certes les autres composants sont très variés, et aucune standardisation, aucun contrôle de leur nocivité éventuelle n'est pratiqué. Or ce sont des composés très utilisés, qui n'ont pas été mis en cause. Les salles de restaurants sont pleines de vapeurs d'arômes divers, et tous les cancérigènes des grillades ne sont pas évacués par les hottes d'aspiration des cuisines ! Un contrôle minimal pour éviter la présence de produits toxiques devrait être exigé (on y a signalé du *rimonabant*[77], d'autres médicaments pour perdre du poids et même des médicaments favorisant l'érection !), L'interdiction ne paraît justifiée que par le défi posé à la législation anti-tabac.

Or certains fumeurs utilisent ces cigarettes comme une étape pour arrêter de fumer. Avec le temps, elles sont même un argument contre le rôle de la nicotine dans la dépendance au tabac. En effet, les fumeurs commencent à vapoter avec des liquides Je ne pense pas qu'on puisse même devenir dépendant de celles qui contiennent de la nicotine. Si l'on découvrait que son association avec certains arômes serait addictive, ce serait au contraire un grand pas vers la compréhension de la dépendance, et peut-être vers un substitut inoffensif à la cigarette. De toute façon, elle est désormais interdite sur les vols intérieurs USA, et certains Etats ont prohibé dans tous les lieux où il est interdit de fumer ce concurrent évident de la nicotine pharmaceutique. La prohibition totale arrive, la France suivra évidemment comme toujours.

Toxicité

Les réactions hostiles portent d'abord sur la toxicité. C'est un véritable combat, à l'OMS comme en Europe entre prohibitionnistes et ceux qui y voient une possibilité pour les fumeurs de sortir de leur dépendance. Dans un communiqué de presse du 30 mai 2011, l'AFSSAPS recommandait de ne pas consommer de cigarettes électroniques, se basant sur la toxicité de la nicotine, *"classée comme très dangereuse par l'OMS"*; et sur le risque de dépendance primaire chez les non-fumeurs ! Assimilant la réglementation de la cigarette électronique à celle des *Produits du tabac* par la notion nouvelle de *Produits contenant de la nicotine* (PCN), la proposition de Directive au Parlement Européen et au Conseil Européen du 19/12/2012 sur les produits du tabac va dans le même sens: "Les PCN présentant un niveau de nicotine supérieur à 2 mg ou une concentration de nicotine supérieure à 4 mg par ml, ou dont l'utilisation aux fins prévues entraîne une concentration plasmatique maximale moyenne supérieure à 4 ng par ml, ne peuvent être mis sur le marché que s'ils ont été autorisés comme médicaments sur la base de leur

---

[77] Ce médicament (Acomplia®), censé faire perdre du poids et agir sur la dépendance au tabac, a été retiré du marché pour des manifestations d'intolérance.

qualité, de leur sûreté et de leur efficacité, et si leurs bénéfices l'emportent sur les risques potentiels. Les PCN présentant des niveaux de nicotine inférieurs à ces seuils pourront être vendus en tant que produits de consommation à condition qu'y soit apposé un avertissement sanitaire adapté. Le seuil de nicotine visé dans la présente proposition a été établi par rapport à la teneur en nicotine des médicaments de sevrage tabagique (substituts nicotiniques)"[78] .

De telles dispositions auraient interdit la vente actuelle de cigarettes électroniques. Limiter à 4 ng/ml la concentration plasmatique de nicotine après vapotage, quand un fumeur peut obtenir 25 ng/ml de ses cigarettes, 9 ng/ml d'une simple gomme à 2 mg et 25 ng/ml d'un timbre, en est la démonstration. En fait, des e-cigarettes échappant à cette législation restrictive pourraient obtenir un statut de médicament, avec une AMM[79] réservant leur vente aux pharmacies ! Avertissement sanitaire, critères qu'elle seule peut dépasser, l'industrie pharmaceutique se réserverait en effet le quasi-monopole de la commercialisation de la nicotine sur la base de sa toxicité, quand le tabac reste en vente libre !

L'Ordonnance n° 2016-623 du 19 mai 2016 portant transposition de la directive 2014/40/UE sur les produits du tabac n'a heureusement pas suivi cette proposition des lobbies pharmaceutiques, mais reflète bien le climat de répression de l'usage de la cigarette électronique[80]. Elle interdit la propagande ou la publicité, directe ou indirecte, en faveur des produits du vapotage, hormis dans les lieux de vente où les affiches ne doivent pas être vues de l'extérieur, et la vente aux mineurs de moins de 18 ans. Elle interdit le vapotage dans les établissements scolaires, les transports collectifs fermés et les lieux de travail public couverts ou fermés. Elle persiste de plus dans l'interdiction du snus. L'arrêté ministériel du 19 mai 2016 précise que la teneur en nicotine des liquides ne doit pas dépasser 20mg par litre, la capacité des réservoirs 2ml et des flacons de recharge 10ml.

Ainsi l'Europe combat délibérément tout ce qui pourrait réduire le risque qu'encourent les fumeurs, ce qu'un groupe d'experts clairvoyants comme *Clive Bates,* ancien directeur de l'association britannique anti-tabac ASH [81], qualifiait de *criminal* [82]. Cette attitude est manifestement dictée par les lobbies de l'industrie.

Dépendance

La nicotine est censée permettre au vapoteur de fumer moins, voire d'arrêter totalement de fumer, en satisfaisant sa dépendance au tabac. C'est

---

[78] http://ec.europa.eu/health/tobacco/docs/com_2012_788_fr.pdf

[79] Autorisation de Mise sur le Marché

[80]https://www.legifrance.gouv.fr/affichTexte.do?cidTexte=JORFTEXT000032547462&categorieLien=id

[81] Action on Smoking and Health

[82] http://www.clivebates.com/?p=434

un point discutable, car c'est adhérer à la thèse de l'industrie pharmaceutique qui prétend que la nicotine est l'unique facteur de la dépendance au tabac, pour en faire des produits substituant la nicotine *propre* des médicaments à la nicotine *sale* du tabac. J'ai toujours contesté cette notion[83]. Une molécule chimique peut posséder des effets jugés favorables sans pour autant générer de dépendance, c'est le cas de la caféine. La nicotine est un stimulant, maintient l'éveil, et en même temps donne une sensation de relaxation musculaire. De plus, elle élève rapidement la glycémie. Elle irrite la gorge, et participe certainement à la sensation de *hit* qui peut rappeler au vapoteur sa cigarette de tabac, sans pour autant créer une dépendance durable au vapotage. Mais il est peu probable que ces effets puissent être ressentis si les limites de la proposition européenne venaient à être adoptées. La nicotine serait plus efficace seulement chez les hommes[84] . Les acides dans les e-liquides ionisent la nicotine, ce qui modifie sa biodisponibilité. Sous cette forme, elle est moins vaporisable par les atomiseurs et moins absorbable par les muqueuses, ce qui peut expliquer pourquoi une étude d'Eissenberg n'a pas trouvé d'élévation de la nicotinémie. De toute façon, la nicotine n'est qu'un facteur accessoire de l'habitude de vapoter, peut-être en partie psychologique vu le rôle que la publicité lui a donné dans l'inconscient collectif.

C'est pourtant la crainte de la dépendance qui a fait interdire la vente des e-cigarettes aux moins de 18 ans, par crainte de dépendance. Elles pourraient rendre les enfants dépendants de la nicotine et les amener à fumer. Cette notion n'est pourtant pas confirmée[85]. En général allumer directement une cigarette est plus excitant pour un enfant. Hormis la curiosité normale à cet âge, ceux qui adoptent durablement les cigarettes électroniques sont toujours déjà des fumeurs dépendants.

Certains sont vraiment accrochés à leur e-cigarette, bien que beaucoup s'en libèrent facilement. Ils le disent sur les forums, même les 1 à 3 % qui ont adopté les e-cigarettes sans nicotine. Des études cliniques comparant la dépendance à long terme aux cigarettes contenant ou non de la nicotine pourraient répondre à ce rôle éventuel de la nicotine. Le plus souvent, les vapoteurs commencent avec des liquides les plus riches possible, 18mg/l de nicotine, puisqu'ils s'en croient très dépendants. Pourtant, trois mois plus tard la plupart vapotent du 6mg/l et certains jusqu'à du 0mg/l, ce qui plaide énormément contre la dépendance à la nicotine.

---

83 Molimard R. Le mythe de l'addiction à la nicotine. http://www.formindep.org/Le-mythe-de-l-addiction-a-la.html

84 Dawkins L, Turner J, Hasna S, Soar K. The electronic-cigarette: effects on desire to smoke, withdrawal symptoms and cognition. Addict Behav. (2012) 37: 970-3

85 Use of e-cigarettes in Great Britain among adults and young people. ASH (2013). http://www.ash.org.uk/files/documents/ASH_891.pdf

Aussi bien une e-cigarette sans nicotine qu'une e-cigarette à 18 mg atténuent le désir de fumer par rapport au simple fait de manipuler une cigarette. Les facteurs possibles sont nombreux. L'émission de pseudo-fumée, la manipulation de l'objet, la sensation de chaleur, à la fois des vapeurs inhalées et de l'objet dans les doigts rendent évidente la dimension comportementale. La seule répétition des mêmes gestes, des mêmes situations est rassurante, atténue le stress. Mais elle est prégnante. On l'observe déjà dans les jeux de l'enfance, quand il faut cent fois répéter la même histoire.

Le propylène glycol et le glycérol sont des sucres. Ils en ont la saveur et rejoignent la voie métabolique du glucose. Cela les différencie des édulcorants, qui provoquent une libération d'insuline pré-absorptive, mais ne sont pas rassasiants, puisqu'ils n'élèvent pas la glycémie, au contraire. Les sucres peuvent d'ailleurs expliquer une part de la dépendance au tabac, dont en partie le triomphe des tabacs de type américain sur les tabacs bruns, très fermentés et sans addition de miel et de mélasses.

Le *hit* est une sensation périphérique très recherchée des vapoteurs, et aussi des fumeurs, pour qui cette sensation liée à l'inhalation fait partie du plaisir à fumer. Parmi ses facteurs, on peut imaginer le dessèchement muqueux par le propylène glycol, l'irritation liée à la nicotine, l'alcool, l'acidité agressive de certaines vapeurs, certains arômes. Une marque propose un e-liquide sans nicotine, sans acides, avec uniquement 2% d'arômes. Elle le présente comme donnant un *hit* très fort. Certains arômes poivre, piment Jalapeno, menthol pourraient l'expliquer.

Le menthol mérite une place à part. Il rend plus difficile l'arrêt du tabac, en particulier chez les noirs et les hispaniques, mais pas chez les caucasiens[86].

La réglementation instaure un système de surveillance vigilante de la toxicité à long terme du vapotage. Mais pour l'instant les effets nocifs observés sont mineurs, se bornant à une irritation respiratoire, sans commune mesure avec ceux du tabac. Ainsi, même si une dépendance s'installait, elle ne pourrait vraisemblablement avoir sur la santé des conséquences aussi graves que celles de l'asservissement au tabac.

Effets sur le tabagisme

Si la cigarette électronique a une telle diffusion, c'est qu'elle s'adresse quasi exclusivement aux fumeurs. Vapoter où il est interdit de fumer n'est qu'un aspect de la question. Une grande partie disent qu'ils le font pour tenter d'arrêter, au moins de diminuer leur consommation de tabac, après souvent de nombreuses tentatives infructueuses, où l'échec des médications

[86] Foulds J, Web Hooper M, Fletcher MJ, Okuyemi KS. Do Smokers of Menthol Cigarettes Find It Harder to Quit Smoking ? Nicotine Tob Res. (2010) ; 12(Suppl 2): S102–S109.

est fréquent. Sur les forums, on est impressionné par le nombre de vapoteurs qui disent combien vapoter les aide beaucoup, contrairement aux substituts nicotiniques. Il est encore difficile d'évaluer le rôle de la cigarette électronique dans l'arrêt du tabac. En général les études portent sur un effectif trop faible pour permettre une conclusion franche, et les résultats sont très discordants, trouvant par exemple, sur un suivi d'un an, soit 6 fois plus d'arrêts dans le groupe des vapoteurs quotidiens, soit au contraire moins d'arrêts, mais une réduction du tabagisme. Mais dans ce cas, l'étude était menée par un groupe lié clairement à l'industrie pharmaceutique des substituts nicotiniques. Quelques enquêtes ont été faites *on-line*. Cependant elles sont grevées d'un biais évident, ne concernant que les vapoteurs suffisamment motivés pour répondre, et ne contrôlent pas le CO alvéolaire, seule mesure capable de juger de la diminution ou de l'arrêt.

Conclusion

En fait, la cigarette électronique ne me semble pas l'arme absolue pour aboutir à l'arrêt du tabac. Elle fait cependant partie des moyens divers par lesquels un fumeur tente de s'arrêter sans peine, en satisfaisant plus parfaitement que d'autres gadgets la composante comportementale de la dépendance. Mais ceux-ci font partie de la démarche qui l'amènera à un *mûrissement intérieur* qui, un jour, déclenchera un changement brutal tel que fumer ne lui semblera plus possible.

Quoi qu'il en soit, un nombre conséquent de vapoteurs adoptent durablement la cigarette électronique et s'en trouvent satisfaits quant à l'évolution de leur tabagisme. Elle n'a aucun des inconvénients de la combustion. Pas de production d'oxyde de carbone, qui porte une grande part de responsabilité dans les affections cardiovasculaires. Pas de goudrons, d'hydrocarbures cancérigènes, pas de nitrosamines, bien qu'on puisse y trouver quelques traces, comme partout quand on les cherche. Ce serait déjà un progrès pour la société que de voir ainsi s'abaisser le nombre des fumeurs et de leurs cancers. On ne met pas le feu à la forêt ou à son lit en vapotant. Un vapoteur n'incommode pas ses voisins. Certes on trouve dans l'air environnemental après vapotage en milieu clos des traces de nicotine, des dérivés d'oxydation du propylène glycol, des particules fines et ultrafines et des nanoparticules métalliques provenant de la résistance des atomiseurs, mais le vapotage passif me semble une vue de l'esprit[87].

La cigarette électronique est toujours un gadget. Mais sans publicité tapageuse, uniquement par le bouche à oreille et les forums spontanés, elle est en passe de supplanter tous les autres moyens d'arrêter le tabac, sans faire courir de risque évident. Ce n'en fait pas pour autant un médicament, pas plus que des antidépresseurs comme le chocolat ou le café. Ses possibles

---

[87] Schripp T, Markewitz D, Uhde E, Salthammer T Does e-cigarette consumption cause passive vaping ? Indoor air 2013 Feb ;23(1):25-31.

propriétés antibactériennes et antivirales pourraient être étudiées et exploitées. Les inconvénients sont mineurs, se bornant à une irritation des voies respiratoires loin d'atteindre celle de la fumée de tabac, et à des problèmes de fuites de liquides ou de problèmes de batteries qu'une progression technique croissante devrait rendre exceptionnels. Le prix est déjà tout à fait compétitif par rapport aux cigarettes de tabac et devrait baisser, la concurrence aidant si le marché continue à croître. Il est peu probable que le combat d'arrière-garde que livrent ses détracteurs, puritains ou lobbyistes au service d'intérêts financiers arrive à bloquer son développement.

Et pourtant, ils ne désarment pas. Comparant les effets du vapotage entre les pays où la réglementation est souple (Royaume Uni et Etats-Unis) et deux pays ou elle pénalise la cigarette électronique (Canada et Australie), plusieurs enquêtes ont montré que les chances d'arrêter de fumer étaient près de deux fois supérieures (OR = 1,95) là où l'on peut facilement vapoter mais au contraire inférieure des deux tiers (OR = 0,36) dans un environnement restrictif.[88,89] Une telle différence n'existe pas entre les effets des médicaments à la nicotine, du bupropion ou de la varénicline. Ces résultats devraient inquiéter les impénitents détracteurs interdicteurs de la cigarette électronique.

Cependant, une saine réglementation permet désormais de donner des critères de qualité des composants et des ingrédients dangereux, avec un contrôle des services de répression des fraudes, sans pour autant passer par une médicalisation. La cigarette électronique a un bel avenir, et je le crois heureux pour la santé publique.

Un signe annonce son *ir*-résistible ascension: Elle devient une concurrente redoutable pour les grandes multinationales du tabac. Elles sentent le vent et songent déjà à leur reconversion. C'est un considérable marché potentiel. *Imperial Tobacco, Philip Morris, BAT, Altadis*[90], ont déjà acheté des entreprises fabricant des e-cigarettes, ou vont les fabriquer elles mêmes. Mais la cigarette électronique est aussi un redoutable concurrent pour les firmes pharmaceutiques. Sur les forums, beaucoup de vapoteurs qui ont arrêté de fumer avaient déjà sans succès essayé les substituts nicotiniques. Une étude sur la popularité de l'e-cigarette, basée sur les connexions sur Google suivies pendant deux ans, la comparant aux substituts nicotiniques, au snus et à la varénicline, montre sa montée en puissance qui

88 Yong H-H, Hitchman SC; Cummings KM et al. Does the Regulatory Environment for E-Cigarettes Influence the Effectiveness of E-Cigarettes for Smoking Cessation?: Longitudinal Findings From the ITC Four Country Survey. *Nicotine Tobacco Research* (2017, 5 april) https://doi.org/10.1093/ntr/ntx056

89 OR: *Odd Ratio*. Rapport des chances de succès de deux groupes. Un pari.

90 Dans une série de transferts, la *SEITA* nationale française, d'abord privatisée, fusionna avec l'espagnol *Tabaccalera* pour formes *Altadis*, rachetée par *Imperial Tobacco,* et désormais *Logista France.* Molimard R. http://www.formindep.org/Fallait-il-privatiser-la-SEITA.html

finit par largement surpasser les autres moyens en déclin[91]. Les buralistes voudraient avoir le monopole de leur vente, pour compenser les pertes de ventes de cigarettes, plombées par l'augmentation des prix et en parallèle de la contrebande. Les limitations que cherche à édicter la Commission Européenne, tant concernant la nicotine que les arômes, ont pour but évident d'éliminer un concurrent des gommes et des patches. Le marché est considérable. Les multinationales pharmaceutiques pourraient donc être tentées de proposer des cigarettes électroniques médicamenteuses. Les soumettant à un contrôle strict de leur composition et de la qualité des composants, libres de les proposer à forte teneur en nicotine, elles pourraient continuer à surfer sur le mythe publicitaire si fructueux de la dépendance à la nicotine. Le changement de ton de certains leaders d'opinion tels que Bertrand Dautzenberg qui jusqu'ici décriaient la cigarette électronique m'incline à le penser. " Ces évènements me dépassent, feignons d'en être l'instigateur[92]."

---

[91] Ayers JW, Ribist KM, Brownstein JS. Tracking the rise in popularity of electronic nicotine delivery systems (electronic cigarettes) using search query surveillance. Am.J. Prev.Med. 2011 Apr ;40(4):448-53.

[92] Paraphrase d'après M. de Chazal, J. Cocteau ou JP.Sartre

CHAPITRE XII

Drogues illégales

Le *blé en herbe*[93]

L'alcool et le tabac donnent bien du souci. Leur légalité limite quelque peu leurs ravages en permettant un certain contrôle. Il est très efficace pour l'alcool. On ne peut boire n'importe quoi dans n'importe quel établissement. Si l'on peut trouver du vin banal sous l'étiquette de grands bordeaux, on ne trouve plus de boissons frelatées à l'alcool méthylique, et les alambics artisanaux ont pratiquement disparu. C'est dû à une répression efficace des fraudes, et à un prix qui décourage les trafiquants. C'est moins évident pour le tabac. Certes les buralistes ont encore le monopole des ventes, et ne se risquent apparemment pas à trouver des fournisseurs contrefacteurs.

Cependant, l'idée que le prix du tabac puisse un jour décourager les fumeurs, si l'augmentation est assez forte et rapide, n'est jamais remise en question face à l'épreuve de l'échec. Le résultat est clair. Le prix des cigarettes en France étant un des plus élevés d'Europe, les achats transfrontaliers se développent, la contrebande aussi. Elle vient des pays voisins et d'Algérie. Des cigarettes contrefaites viennent d'Asie via le Montenegro. Ces cigarettes se vendent dans la rue aux plus pauvres. On les pénalise un peu plus en augmentant le prix du tabac à rouler. Ils en utilisent donc moins en y mêlant du tabac de mégots. Beau résultat pour la Santé Publique !

On ne peut donc plus baser l'évolution du tabagisme sur celle des ventes officielles. La part de ce marché parallèle sur la consommation n'est pas facile à évaluer. Le rapport du cabinet international d'audit KPMG en 2015 évalue autour de 25% de la consommation totale les cigarettes illégales fumées en France, soit de contrebande, soit contrefaites, soit de *marque blanche illégale*, c'est-à-dire fabriquées hors de France par un producteur connu, mais distribuées officiellement hors de France sous une autre marque[94].

---

93 Le titre du roman de Colette évoque dans l'argot maffieux l'argent du trafic de cannabis.

94 hthttps://home.kpmg.com/uk/en/home/insights/2015/05/project-sun-a-study-of-the-illicit-cigarette-market.html

Le Cannabis

Je me suis beaucoup inspiré pour du cours de *Didier Touzeau* au DIU de Tabacologie[95], et de la mise à jour de l'OFDT[96]. Le chanvre dit *agricole* est utilisé depuis le néolithique pour ses longues fibres pour faire des cordages, des tissus, du papier. C'est exactement la même espèce botanique (*Cannabis sativa*) que celui utilisé pour ses effets psychiques, mais sa teneur en principes actifs est inférieure à 2%, liée à des conditions de culture à température plus basse que celle du chanvre *indien,* à qui l'on réserve pratiquement le nom de cannabis.

Il se présente sous 3 formes: l'herbe (feuilles, tiges et sommités fleuries séchées), la résine (le "haschisch") et l'huile (plus concentrée en principe actif). Au 5e siècle avant JC, Hérodote rapporte que les Scythes s'enivraient sous des tentes closes à la fumée de graines de cannabis jetées sur des pierres rougies au feu. Le cannabis était souvent mêlé à de l'encens dans des cérémonies religieuses. On mangeait plutôt les graines ou les feuilles de chanvre, on en buvait des décoctions. Ce n'est qu'à la fin du 17e siècle qu'on l'a fumé, souvent mêlé à du tabac, dans des pipes ou des narghilés.

Généralement, l'herbe et le haschisch se fument sous forme de *joint* (mêlé à du tabac, sous forme d'une cigarette roulée). L'huile est plutôt consommée à l'aide d'une pipe. Plus marginalement, le cannabis peut aussi être ingéré, incorporé dans des préparations alimentaires (gâteaux *space-cakes*) ou bu en infusions. En Inde le cannabis est souvent mélangé au datura, à la jusquiame ou à l'opium (le *hachisch* doit son nom à la secte ismaélienne des *haschischins*). En Afrique du Nord, on trouve, mélangés ou non à du tabac, le *takrouri* ou le *kif* au Maroc. A partir du Mexique, l'usage fumé s'est répandu aux USA: *marijuana*, *grass*, *pot*, *stick*, *joint*, etc.

On peut inhaler des vapeurs de cannabis avec des vaporisateurs distillant de l'herbe[97]. Il était évidemment tentant d'utiliser le système de cigarette électronique pour vapoter du cannabis, avec des liquides à base de *"dab"* , qui est un extrait huileux de cannabis par le butane ou le CO^2 (Butane Honey Oil ou BHO). On peut aussi utiliser des cannabinoïdes de synthèse. On prépare ses liquides de façon artisanale par dilution dans du propylène glycol. On peut ainsi obtenir des concentrations très élevées de tétrahydrocannabinol. La pratique est évidemment interdite. Un avantage sur les joints est l'absence de combustion et de tabac, une odeur plus

---

95 Touzeau D. Cannabis et tabac. http://www.tabac-humain.com/enseignement-daltertabacologie-2/dependances-associees/cannabis-et-tabac/

96 http://www.ofdt.fr/produits-et-addictions/de-z/cannabis/

97http://www.stop-tabac.ch/fr/cigarettes-electroniques-et-vaporisateurs-pour-consommer-du-cannabis

discrète. Mais les difficultés de préparation s'opposent pour l'instant à une large diffusion, et les utilisateurs semblent préférer les vaporisateurs.

Cannabinoîdes et THC

On a isolé du cannabis plusieurs dizaines de substances psychoactives dites *cannabinoïdes* dont la plus active est le delta 9-tetrahydrocannabinol (THC), dont la concentration peut varier beaucoup selon les produits, de 1 à plus de 20% pour certaines variétés (Sinsemilla, Netherwood). On a trouvé jusqu'à 40% dans une résine saisie. La tendance est à une recherche de *qualité*, c'est-à-dire à des concentrations de plus en plus élevées.

Un joint est constitué de 0,5 à 1 g de cannabis. La dose efficace de THC se situe entre 2 et 22mg. Le THC est absorbé en quelques minutes par le fumeur, en 2 à 4 heures par voie orale. Par inhalation, la durée d'action est brève (30 minutes). Le THC stocké dans les graisses et métabolisé par le foie sous forme de dérivés qui peuvent être eux-mêmes psycho actifs. Il est très lentement élimé et détectable dans les urines pendant plusieurs semaines.

On a montré en 1990 que les cannabinoïdes se fixaient spécifiquement sur certains sites récepteurs, appelés CB1 et CB2. Les récepteurs CB1 sont surtout présents dans le système nerveux. En particulier dans des structures cérébrales comme l'amygdale et l'hippocampe, liées à la mémoire. On les trouve aussi dans les structures limbiques qui participent à l'émotion, ou dans le thalamus et la moelle épinière dans les circuits de la douleur, et dans le cervelet qui préside aux coordinations motrices. Les récepteurs CB2 sont plus diffus dans l'organisme, au niveau des cellules responsables de l'immunité.

La stimulation des récepteurs CB1 par le THC provoque comme d'autres drogues une libération de dopamine dans les zones cérébrales associées au phénomène de dépendance. Cependant s'il existe chez certains grands consommateurs, il est sans commune mesure avec la dépendance à héroïne, cocaïne, alcool, benzodiazépines ou tabac.

Ces récepteurs n'ont pas été conçus par l'organisme pour produire les effets du cannabis. Ils ont un rôle dans la physiologie normale de l'organisme. On a cherché, et on a trouvé. Le corps produit naturellement, au niveau du système nerveux central, mais aussi dans d'autres organes, des substances qui agissent sur ces récepteurs, qui sont donc des cannabinoîdes endogènes ou *endocannabinoïdes*. Ce sont des substances très lipophiles, dérivant des acides gras, en particulier de l'acide arachidonique de l'arachide. Parmi elles, l'*anandamide* a été très étudiée.

Effets du cannabis

En 15 à 30 minutes après un joint apparaissent d'étranges sensations: douce euphorie, bien être et désinhibition. Puis des altérations importantes de la perception visuelle et auditive, des crises rapides d'anxiété et de dépression, une extrême rapidité d'idéation, une exaspération extraordinaire de la mémoire, des accès paranoïdes et parfois même des formes transitoires de psychose. Le fumeur ne peut soutenir une activité et est suggestionnable Puis c'est la "descente", il s'assoupit et s'endort. La recherche d'ivresse cannabique traduit une absence de contrôle de la consommation ou une appétence pour cette perte de contrôle.

Le cannabis diminue l'attention, comme l'a montré la comparaison avec des souris normales ou dépourvues du récepteur CB1. Le temps de réaction est augmenté, avec des troubles de coordination motrice pouvant altérer la capacité de conduire, d'autant que le cannabis potentialise les effets de l'alcool. Le cannabis perturbe la mémoire et l'apprentissage, avec en particulier un désintérêt pour le travail et les performances scolaires. L'intoxication aiguë peut provoquer des attaques anxieuses (*bad trip*), ou un syndrome de dépersonnalisation. Rarement, des bouffées délirantes avec hallucinations visuelles, agressivité, désorientation dans le temps et l'espace. Les relations avec des états schizophréniques ont été notés, sans qu'on puisse préciser si le cannabis en était seulement révélateur ou pouvait les provoquer. Hormis quelques rares cas d'infarctus du myocarde, difficiles à relier formellement au cannabis, le fumer à long terme expose à des risques pulmonaires comparables à ceux du tabac, bronchites chroniques et cancers. Une véritable dépendance peut accompagner des consommations élevées.

Un des effets du cannabis est qu'il augmente l'appétit. Une molécule de synthèse, le *Rimonabant*® agit sur les récepteurs CB2 de façon inverse, en diminuant l'appétit. Elle a dont été utilisée dans le traitement de l'obésité. Des essais sur le tabagisme étaient programmés, mais elle a été retirée du marché à cause d'effets psychiques pouvant conduire au suicide.

Certains sujets utilisent illégalement le cannabis pour calmer des douleurs chroniques intenses très diverses. Le cannabis médical est autorisé aux USA, au Canada, où les firmes pharmaceutiques commercialisent le THC, évidemment sans les effets nocifs du cannabis fumé (Marinol®). Cependant les utilisateurs considèrent que fumer un joint a un effet plus rapide et plus facile à doser que le THC, sans provoquer de crise d'angoisse. Cet effet anxiogène du THC serait dans la plante tempéré par la présence de cannabidiol (CBD). L'effet donne des résultats comparables à ceux des opiacés, avec des sensibilités individuelles très variables. Une controverse existe en France, où l'on considère que l'attitude à l'égard du cannabis est comparable à ce qui existait avec la morphine quand, sous prétexte du risque de dépendance, on laissait inutilement souffrir des malades[98]. Le cannabis est également capable d'atténuer les nausées, par exemples celles liées à la chimiothérapie anticancéreuses. Mais à l'opposé il peut déclencher des nausées.

Les accidents de la route sont assez souvent liés à la consommation de cannabis. Une enquête entre 2001 et 2003 a montré que 7% des conducteurs impliqués dans un accident mortel avaient plus de 1mg de THC par litre de sang. Ce pourcentage montait à 17% chez mes moins de 25 ans. Ils ont 1,8 fois plus de chances d'être responsables de l'accident, et 14 fois plus s'ils ont bu de l'alcool.

Le cannabis et la loi

La loi du 31 décembre 1970, intégrée dans le Code pénal et le Code de la santé publique, interdit d'acheter, de consommer, détenir, donner, revendre, cultiver (chez soi ou à l'extérieur), transporter du cannabis ou conduire après en avoir consommé. Les sanctions sont lourdes devant les tribunaux, quelle que soit la quantité en cause. Les peines sont doublées s'il est vendu ou donné à des mineurs. Il fait partie des produits dopants interdits aux sportifs. En 2010, l'usage de cannabis représentait 90 % des interpellations pour usage de stupéfiants, soit 65% de plus qu'en 2000.

Il n'est pas facile d'évaluer l'usage d'une substance prohibée. On ne peut guère qu'avoir des arguments indirects. Selon l'OFDT[99], les saisies douanières augmentent fortement, comme celles de pieds de cannabis qui traduisent l'augmentation de la culture domestique, en champs ou en placards. En 2007, le marché français était déjà évalué, résine et herbe confondus, à 832 millions d'euros. Les interpellations représentent 90% de celles pour usage de stupéfiants. Mais cela peut aussi bien refléter l'augmentation de l'activité policière. On a estimé en 2014 à 17 millions le nombre de ceux qui en ont consommé une fois dans leur vie, à 4,6 millions une fois dans l'année et à 1,4 millions les consommateurs réguliers (10 fois dans le mois). L'usage augmente surtout chez les plus jeunes, en 4e et 3e de collège. Les jeunes exclus du système scolaire en consomment plus que ceux en apprentissage, qui eux même consomment plus que les élèves de l'enseignement général. Chez les adultes, les très diplômés sont plus

---

98 Michka. Cannabis médical. Du chanvre indien au THC de synthèse. Mama ed. (2015) 272p http://www.mamaeditions.net/pdf/9782845940215_intro.pdf

99 Observatoire Français des Drogues et Toxicomanies

fréquemment des expérimentateurs et moins souvent usagers réguliers[100]. La France semble le pays le plus touché en Europe. L'OFDT a établi un test pour détecter les sujets à qui l'usage du cannabis ferait courir un risque d'abus et de dépendance[101]. Parmi les usagers actuels, 21 % sont considérés à risque faible, et 20 % à risque élevé.

Cette loi fortement répressive est donc ouvertement bafouée. La conséquence est une forte augmentation de la délinquance. Des trafics maffieux extrêmement profitables se sont implantés. Les règlements de compte pour la défense d'un territoire ont fait 34 morts tués par balle en 2016 à Marseille. La réponse constante, démagogique et primaire, amplifiée et validée par les media, est davantage de répression, des peines exemplaires et un arsenal policier accru. Cette politique est pourtant un échec, mais on persiste dans la folie de "faire toujours plus de la même chose en en attendant un résultat différent"[102]. Elle augmente les profits du trafic, dont une partie sert à recruter de jeunes consommateurs, attirés par le délicieux stress de la transgression. Certains trouveront de l'argent facile dans le job de revendeur ou de guetteur.

Face à l'ampleur d'un usage croissant malgré la répression, des mouvements demandent sa dépénalisation. Mais elle ne ferait que le favoriser ! Pourquoi une telle demi-mesure, et laisser aux maffias les bénéfices de ce commerce, qui entretient la délinquance et alimente peut-être le jihad ? L'Uruguay est le premier pays ayant rendu légales l'usage et la vente du cannabis. En Australie, en Autriche, dans certains états américains, l'usage médical est autorisé. Les opinions publiques commencent à bouger, y compris en France, où des candidats de gauche à l'élection présidentielle de 2017 se sont prononcés en faveur d'une légalisation.

Dans ce cas, le réseau bien structuré des buralistes pourrait vendre des produits très contrôlés, à teneur raisonnable en THC et exempt d'adultération. La culture en France, réglementée comme celle du tabac freinerait l'expansion des lopins illégaux en placards et éviterait d'importer. On embaucherait dans l'agriculture, dans des usines à joints et dans les bar-tabacs. Voilà du travail pour des jeunes en déshérence. Toute cette activité paierait impôts et charges sociales et, cerise sur le gâteau, le travail des policiers et douaniers serait allégé. On pourrait alors recruter des enseignants, des éducateurs, des infirmières et mieux payer les médecins généralistes qui se raréfient.

---

[100] OFDT Consommation de cannabis. www.ofdt.fr/produits-et-addictions/de-z/cannabis/

[101] http://www.ofdt.fr/BDD/publications/docs/eisxsst9.pdf

[102] Attribué à Einstein, Mark Twain, G.B Shaw et bien d'autres

Mais, vendre officiellement de la drogue serait immoral ? La vraie morale est celle qui sait judicieusement choisir entre deux maux. Certes en 1629 Richelieu avait taxé le tabac. Mais Colbert avait compris son pouvoir addictif et, à la fois, les bénéfices à en retirer et la nécessité de le contrôler en créant un monopole d'Etat de sa vente, puis de sa fabrication en 1681. Sa sagesse lui aurait peut-être fait choisir la même voie pour le cannabis. La vraie morale est celle qui sait judicieusement choisir entre deux maux. Certes en 1629 Richelieu avait taxé le tabac. Mais Colbert avait compris son pouvoir addictif et, à la fois, les bénéfices à en retirer et la nécessité de le contrôler en créant un monopole d'Etat de sa vente, puis de sa fabrication en 1681. Sa sagesse lui aurait peut-être fait choisir la même voie pour le cannabis[103].

Héroïne et autres opiacés

L'opium de la sève du pavot contient naturellement la morphine, la codéine. Des molécules de synthèse en dérivent, l'héroïne, la buprénorphine, la méthadone. L'héroïne a été synthétisée à partir de la morphine, dans le but de traiter les morphinomanes. Le remède s'est montré pire que le mal. Hormis une très forte dépendance, l'injection intraveineuse expose à des accidents infectieux graves par matériel non stérile, plusieurs fois réutilisé, entre personnes différentes. J'ai vu mourir dans mon service une magnifique jeune fille de 20 ans d'une septicémie à staphylocoques à partir d'une injection dans une veine du pouce, incontrôlable par les antibiotiques. La mort était due à une insuffisance cardiaque rapide, car les germes avaient détruit les valves aortiques, sans qu'on puisse envisager une réparation chirurgicale du fait de l'infection. Les fortes oppositions puritaines à une approche humaine du problème me semblent totalement condamnables.la distribution de seringues stériles, et à l'ouverture de centres spécialisés, où les toxicomanes apprendraient les gestes d'asepsie nécessaires à des injections stériles, et trouveraient un accueil et une écoute qui pourraient les aider à sortie de cette dépendance, avec des traitements substitutifs comme la buprénorphine à haut dosage (BHD) ou la méthadone. Leur l'intérêt est leur longue demi-vie qui permet une administration moins fréquente. Cela facilite le sevrage et la resocialisation, sous couvert d'un soutien psychologique. Mais leur situation est ambiguë, car ce sont des opiacés aux effets moins brutaux mais voisins, qui sont parfois détournés et l'objet de trafic illégal.

La crainte des complications infectieuse des injections et de la transmission SIDA font un peu régresser leur pratique, qui reste cependant majoritaire. Des utilisations sans injection se développent, dont la prise

[103] Molimard R. http://www.formindep.org/Herbe-ecole-et-Colbert.html

nasale, et aussi l'inhalation de vapeurs chaudes comme la *Chasse au Dragon*[104].

Cocaïne

Depuis bien avant l'empire Inca et jusqu'à nos jours, les feuilles de coca sont chiquées par les populations d'Amérique latine pour leurs vertus stimulantes. Les toxicomanes utilisent leur extrait, la cocaïne. Son chlorhydrate est une poudre blanche, le plus souvent prisée. Pour ne pas en perdre, la poudre est souvent disposée en un dépôt linaire et inhalée par une paille (*se faire une ligne*). Elle est parfois ingérée, la dose enveloppée dans du papier à cigarettes (*parachute*). Elle est parfois injectée par voie veineuse. La cocaïne sous forme basique (ou *free-base*), comme la nicotine et d'autres alcaloïdes, est beaucoup plus rapidement absorbée par les muqueuses que le chlorhydrate. On peut l'obtenir en la déplaçant de son sel par un alcalin fort comme le bicarbonate de soude ou mieux l'ammoniaque. On obtient des cailloux qu'il faut bien laver pour les en débarrasser, car ce serait très irritant. C'est le *crack*. On sublime la cocaïne en la fumant avec du tabac[105] dans des cigarettes ou une pipe. On peut aussi produire et inhaler la *free-base* en chauffant simplement la cocaïne par la technique de la chasse au dragon. L'effet est très rapide, en quelques secondes.

Effets de la cocaïne

L'effet stimulant intense apparait plus rapidement avec le crack. Cela ressemble à un accès maniaque qui associe euphorie, bien être et un sentiment de toute puissance physique et intellectuelle, une hyperactivité physique avec une grande résistance à la fatigue, tachycardie, insomnie et parfois agressivité. Succède alors un *syndrome de sevrage* aux effets inverses, fatigue, manque d'énergie. Surtout, le désir de retrouver l'excitation procurée par la drogue devient relativement impérieux et une dépendance s'installe rapidement si l'a prise n'est plus occasionnelle.

La cocaïne est la drogue qui augmente le plus fortement la concentration de dopamine dans les structures cérébrales mésencéphaliques du *système de récompense*. Les effets de la dopamine l'ont fait surnommer avec bonheur la *dope-amine* par le Pr Jean Constantin. Mais d'autres neuromédiateurs sont mis en œuvre, pour expliquer la forte dépendance qu'induit le produit.

---

[104] On inhale à travers un tube les vapeurs d'héroïne, plus souvent brune (héroïne base), déposée sur une feuille d'aluminium chauffée avec un briquet. http://www.ofdt.fr/produits-et-addictions/de-z/heroine-et-autres-opiaces/

[105] Lowenstein W. Cocaïne, crack et tabac. http://www.tabac-humain.com/enseignement-daltertabacologie-2/dependances-associees/cocaine-crack-et-tabac/

Hormis la perforation de la cloison nasale ou du voile du palais chez les grands priseurs de cocaïne, due à son effet vasoconstricteur puissant, les conséquences infectieuses liées à l'administration intraveineuse et les répercussions sociales de la dépendance, les complications cardiovasculaires sont fréquentes. Cela va de troubles rythmiques à l'infarctus et aux accidents vasculaires cérébraux. Des troubles respiratoires peuvent survenir chez les fumeurs de crack.

Les troubles psychiatriques sont fréquents. Délire aigu de type paranoïaque lors d'une intoxication aiguë, voire véritable paranoïa induite chez des sujets dépendants, crises de panique, dépressions et suicides. On estime que le risque de mortalité toutes causes sur 5 ans de surveillance est de l'ordre de 17% supérieur chez les utilisateurs de cocaïne que dans une population normale comparable.

L'usage de cocaïne est en forte augmentation. Les expérimentateurs (usage au moins une fois) sont passés en France de 1,2 % en 1995 à 2,6 % en 2010 et à 5, 6 % en 2014.

Autres substances

Les amphétamines, dont l'Ecstasy[106], sont également des stimulants, jadis utilisées pour préparer les examens ! Ingérées en comprimés, ou sniffées, l'augmentation de leur usage est également nette. Les *poppers* (inhalations de nitrite d'amyle ou de propyle) sont largement expérimentés.

Toutes les fois qu'apparaît sur le marché un nouveau médicament aux effets psychiques, les toxicomanes en quête de sensations nouvelles l'expérimentent. C'est un grand problème de pharmacologie que de dépister ses propriétés éventuellement addictives avent la commercialisation. Pratiquement, une grande quantité d'utilisateurs de drogues illicites sont également fumeurs, ou associent le tabac en cigarettes ou en pipes comme moyen de chauffage du produit, comme la résine de cannabis ou le crack, ou simplement utilisent directement les techniques d'administration utilisées pour le tabac, prise nasale, chique, combustion.

[106] Méthylènedioxyméthamphétamine ou MDMA

CHAPITRE XIII

Les consultations de tabacologie

Aide-toi, le ciel t'aidera

La grande majorité de ceux qui arrêtent de fumer le font seuls. En fait, on ne s'arrête jamais que seul, au terme d'une lente maturation. Mais des thérapeutes avertis peuvent accélérer cette maturation, car réduire la durée d'exposition à la fumée est le plus efficace pour réduire le risque. Les pneumologues étant ceux qui voient le plus les graves conséquences du tabagisme, ils ont donc organisé dans leurs services hospitaliers des *consultations anti-tabac*. Je me suis très vite élevé contre cette dénomination. En effet, pour un fumeur, le tabac est vital. Aller se faire supprimer ce qui est essentiel à votre survie, c'est aller faire scier la branche sur laquelle on est assis. Le médecin qui vous reçoit est un ennemi potentiel, prêt à attenter à votre vie. Le fumeur n'a d'autre part pas envie de se sentir jugé comme utilisateur d'un produit illicite aux yeux d'un censeur. J'ai fait part de cette objection à Gilbert Lagrue, qui a immédiatement changé la dénomination de sa consultation pour celle d'*Aide au sevrage tabagique*.

Je n'étais pas non plus satisfait. D'une part parce que le mot *sevrage* évoque pour la plupart d'entre nous des souvenirs lointains douloureux, une frustration venue de l'extérieur, la privation puritaine d'une situation somme toute confortable, vous exposant nu aux dures réalités. D'autre part, le mot *aide* me gênait. Il, transformait le fumeur en un assisté et le thérapeute en un bon samaritain.

La consultation de tabacologie

Il me semblait que le fumeur ne souhaitait trouver ni un juge, ni un directeur de conscience, mais un expert connaissant le sujet, lui permettant de choisir en connaissance de cause ce qu'il jugerait le mieux adapté à son cas. Il ne viendrait à personne l'idée d'appeler une consultation de cardiologie consultation d'aide aux cardiaques. C'est pourquoi j'ai introduit sur ce modèle le néologisme de *Tabacologie*, tout en ayant conscience que cette chimère, associant une racine grecque à un mot caraïbe, pourrait choquer certains linguistes. Mais comment faire ? Les grecs ne connaissaient pas le tabac ! J'ai donc proposé *Consultation de tabacologie*. Là, le fumeur peut s'attendre à trouver un interlocuteur neutre, susceptible de lui faire comprendre les mécanismes de sa dépendance, de l'éclairer sur les pièges qu'il peut rencontrer, et de l'aider à dégager les stratégies qui lui seront les plus efficaces. C'est dans cet esprit que la Société de Tabacologie a créé les *Centres de Tabacologie Ex-F* (pour Ex-Fumeur). Elle accordait à des

Centres agréés le droit d'utiliser un logo que j'ai dessiné et déposé à l'INPI, lorsqu'un membre de la Société diplômé de tabacologie avait signé une charte d'éthique. Elle garantissait que tout fumeur y bénéficierait des meilleurs conseils et traitements que justifie son état. Après la disparition de la *Société de Tabacologie*, ce label est hélas tombé en désuétude.

Que peut trouver un fumeur dans une telle consultation ? Une approche individuelle est nécessaire. Les raisons qui amènent à consulter sont propres à chaque fumeur, il est essentiel qu'il les exprime, qu'il fasse part de ses tentatives, de leur contexte. Mais une réunion en groupe est aussi très utile. Il se reconnaîtra dans les difficultés des autres, leurs mobiles, ou s'en différenciera. Une dynamique peut s'installer. Surtout, lorsqu'on aborde l'information sur les mécanismes de la dépendance, les moteurs possibles utilisables pour s'en délivrer, le gain de temps est considérable, et les remarques des participants permettent de comprendre ce qui ne passe pas, de préciser des points essentiels.

L'information

Car il faut bien informer, aider le fumeur à se débarrasser des idées préconçues, le déculpabiliser. Mais pas de bourrage de crâne, pas de propagande. Pas dans le but de lui faire peur, de le manipuler. Simplement lui dire la vérité, ni plus, ni moins. Ne pas en rajouter. A lui d'en tirer de quoi méditer. Qu'il voie lui-même s'il veut vraiment se débarrasser du tabac, s'il en a *envie*. Ne pas lui communiquer l'idée que c'est mon désir à moi de le voir s'arrêter, ni même que cela me ferait plaisir qu'il y parvienne. C'est son problème à lui, pas le mien. Je ne suis pas un bon samaritain. Je m'intéresse au problème du tabac parce qu'il m'a posé problème. Quels pièges faut-il éviter ? Ai-je des arguments à lui faire valoir qui puissent augmenter ses arguments rationnels pour arrêter ?

La peur

C'est vrai que fumer expose au cancer du poumon, à la bronchite chronique, à l'artérite, à l'infarctus. Il faut évidemment le dire et le répéter, dans la presse, à la radio, à la télévision, afin que nul ne l'ignore. Mais toutes les enquêtes montrent que les fumeurs sont les plus au fait des risques à fumer. Celui qui a envie de s'arrêter les connaît. S'il vient consulter, c'est souvent parce qu'il est terrorisé. Il n'a pas besoin qu'on en remette une couche. Il est déjà suffisamment stressé comme cela, pris entre l'angoisse du cancer et celle d'avoir à abandonner le tabac. Je me garderai bien d'appuyer sur ce levier sensible. Insister ne servirait qu'à élever leur niveau d'angoisse, qui les pousse à pratiquer la politique de l'autruche. .

Car la peur est mauvaise conseillère. Actuellement c'est un fait acquis, que le tabac provoque le cancer du poumon. Ce n'était pas le cas lorsque j'ai commencé à m'en occuper. Certains soutenaient même que c'étaient les mêmes personnes qui étaient à la fois prédisposées à fumer et prédisposées au cancer. On admettait qu'il y avait une association, mais le tabac n'était pas encore reconnu comme *la cause* du cancer. Dans un dîner, j'étais vu comme une sorte de martien empêcheur de fumer en rond. Il y avait toujours quelqu'un pour poser la question: "Alors, c'est vrai que fumer donne le cancer ?". En néophyte, et pour l'avoir vécu avec mon oncle Roger, je dressais un tableau qui n'était pas rose. La réaction m'étonnait. En toute logique, on eût dû me demander combien il fallait fumer de cigarettes pour courir un risque, s'il y avait des cigarettes moins dangereuses, s'il y avait des trucs pour s'arrêter. En fait, après un temps, un des convives glissait deux doigts dans sa poche. Un élégant mouvement de circumduction du poignet amenait à la bouche une cigarette masquée, un peu honteuse, protégée par la main comme s'il y avait du vent, la flamme du briquet luisait entre les doigts. Puis il se renversait sur sa chaise, à l'aise et rasséréné, libéré, exhalant sa première bouffée. L'un après l'autre, tous les fumeurs l'imitaient, m'écoutant parler, dans une attitude désormais distanciée qui signifiait: "Cause toujours, tu nous intéresses…".

Pourquoi cette réaction ? J'y ai mis du temps, mais crois la comprendre. J'évoque les horreurs qui attendent le fumeur. Je déclenche l'angoisse. L'angoisse est une sensation insupportable. On ne peut vivre avec elle. Il faut trouver une issue. S'agissant de cancer, on se tourne vers la médecine. Ça s'opère ! Oui, mais la perspective d'une chirurgie lourde n'est pas propre à lever l'angoisse, d'autant que dans l'imaginaire collectif, en matière de cancer, après le billard, le corbillard n'est pas loin. En fait rien ne peut lever l'angoisse, ne serait-ce que parce qu'on touche du doigt qu'on est mortel…

Mais si!…, tout au moins pour le cancer, une sortie se fait jour ! Tout d'un coup, une idée germe dans un coin de la tête: "Oui, mais moi je tiens plutôt du côté de ma mère, où il n'y a jamais eu de cancer !". On vient de se déclarer invulnérable, *Cancer-proof*. On respire, on a trouvé la solution.

Oui mais, à quoi reconnaît-on un *cancer-proof* ? La réponse est claire: au fait qu'il peut fumer sans risque. Alors le doute : "Mais, si je ne fume pas, c'est que je ne suis pas si sûr que ça d'être cancer-proof !". Alors on prend une cigarette. Par ce geste, *on se prouve à soi-même qu'on croit réellement être invulnérable.* Par conséquent, prendre cette cigarette lève l'angoisse. Le cancer, ce sera pour les autres, pour ceux qui y sont prédestinés. Certes, raisonner et se comporter ainsi accroît objectivement le risque. C'est Gribouille se jetant à l'eau pour ne pas se mouiller parce qu'il pleut. Mais nous fonctionnons ainsi. Si lors de la déclaration de guerre, les soldats n'avaient pas ce sentiment d'invulnérabilité personnelle, s'ils pensaient vraiment que la balle ou l'éclat d'obus avaient de grandes chances statistiques d'être pour eux, combien de déserteur ! Mais chacun pense que ce sera pour l'autre.

C'est la mort qui fait peur. Mais la mort n'est pas le pire. Les autres risques font moins peur, la perspective d'une insuffisance respiratoire ne parle pas. Pourtant, quoi de plus pénible que de ne pouvoir respirer, s'arrêter toutes les trois marches, anhélant, avec des quintes de toux épuisantes, pour finalement, à bout de souffle, bleu, faire remonter du fond des bronches ce crachat verdâtre et collant, passer la nuit assis dans son lit, calé sur trois oreillers, avec un appareil à oxygène qui vous interdit de fumer…

Alors, pourquoi réveiller l'anxiété. Cela va à l'encontre de l'intérêt du fumeur. Ce n'est que s'il aborde le sujet de la santé que je réponds à sa demande.

Le risque financier

A l'opposé, je pense que c'est un moteur, et qu'il est utile de lever ce tabou. Le risque majeur du tabagisme, celui dont on ne parle jamais et pourtant à mon sens le plus grave, c'est la *pauvreté*, la précarité. Il n'est pourtant pas nécessaire d'être un génie de l'économie pour comprendre l'importance du tabac dans le budget des plus pauvres, combien il peut entièrement désorganiser leur existence et leur famille. Dans un ménage aux revenus modestes où se fument deux à trois paquets de cigarettes par jour, c'est facilement deux à trois mois de salaire qui passent chaque année dans le seul tabac, sans parler souvent de l'alcool. Or, toutes les statistiques dans le monde le prouvent, ce sont les classes sociales les plus défavorisées qui fument le plus. Dans une enquête au sein de mon service de l'Hôpital de Nanterre, qui recueille beaucoup des *sans domicile fixe* de la ville de Paris, c'est-à-dire des clochards, nous avons retrouvé 91% de fumeurs. Ceux qui ne fumaient pas étaient des citoyens socialement intégrés de la ville de Nanterre, ou des femmes maghrébines. Se pose alors la question de la poule et de l'œuf. Ont-ils fumé (et bu) parce que, lorsqu'on est à la rue, un peu de feu et de vin vous réchauffent au réveil dans le froid et l'humidité du petit matin, et vous font un peu oublier votre triste condition ? Ou bien sont-ils à la rue parce qu'ils ont fumé (et bu) ?

Je serais plutôt tenté par cet aspect de l'alternative. Lorsque la satisfaction d'une dépendance prend une telle part du revenu, la fragilité sociale devient extrême. Aucune réserve ne permet de faire face aux imprévus. De plus, si un employeur est contraint à une compression de personnel, il est évident qu'il gardera les meilleurs. Celui qui arrive le matin sur le chantier avec déjà un verre dans le nez et fait trois *pauses-cigarette* par heure est particulièrement menacé. Quand le prix du tabac augmente, le grand dépendant n'arrête pas de fumer. Il commence par rogner sur les vêtements, met un peu moins de viande dans l'assiette des enfants, on ne parle plus de vacances. Il fume plus dangereusement. Pour dépenser moins pour les cigarettes, il passe aux moins chères, sans filtre. Puis il les roule. Il mélange le tabac avec celui qu'il récupère dans les mégots. Quand les indemnités de chômage et le travail au noir ne suffisent plus et qu'il commence à ne plus payer ses notes d'électricité ou son loyer, la rue n'est pas loin. Sa femme est partie emmenant les enfants. Je le retrouve à Nanterre. Même sans aller à ces cas extrêmes, la pauvreté qu'engendre le tabac a de grandes répercussions, sans doute insuffisamment analysées, sur la santé, la qualité de l'alimentation, le développement des enfants, leur éducation, la délinquance.

On ne parle pas d'argent en France. C'est un sujet tabou. Lorsqu'on aborde le sujet, les fumeurs le balaient d'un revers de main, comme si on attentait ainsi à leur dignité. Mais on peut aussi y voir une protection contre la peur de l'avenir. C'est un sujet que chacun veut occulter parce qu'il est angoissant, et d'autant plus qu'on est plus fragile. Encore le réflexe de Gribouille. On joue le rôle de celui *qui ne compte pas*, et l'on s'enfonce objectivement dans le surendettement et la misère. J'aborde le sujet dans les réunions de groupe d'une façon générale. J'attire simplement l'attention sur le fait qu'il serait bon qu'une meilleure conscience soit prise du tribut extraordinaire que chaque fumeur paie à sa dépendance. Je calcule que dans sa vie, un ménage de fumeurs fume une maison. Je laisse les fumeurs prendre de ce discours ce qu'ils veulent. L'approche individuelle est trop délicate, intime, voire culpabilisante. Je ne suis pas juge de la façon dont ils gèrent leurs ressources.

LE JARDINIER ET LA TOMATE

Tant qu'on n'est pas ***mûr***, on n'arrête pas. On essaie, on fait des tentatives. Mais si l'on s'arrête avec tout à l'arrière de la tête l'idée que: "Peut-être, quand je serai bien vieux, pourrais-je reprendre, le dimanche, une petite cigarette ou un petit cigare", le ver est dans le fruit. Quinze jours après, on a un peu le *blouze* et l'on se dit: "C'est fou ce que je me sens vieux aujourd'hui", et c'est reparti.

Si l'on veut aider quelqu'un à s'arrêter, il faut se mettre dans la peau du jardinier qui fait mûrir la tomate. Il peut lui mettre un bon terreau, l'arroser ce qu'il faut, enlever les surgeons, combattre les pucerons, la mettre dans une serre…, il aura des tomates bien avant les autres. Mais s'il la peint en rouge, cela ne marche pas, parce que le rouge doit venir *de l'intérieur* de la tomate. Aiguilles d'acupuncture, passes magnétiques, médicaments de tout poil ne sont que peinture rouge si l'on en attend le succès. Ils ne peuvent agir à long terme que s'ils sont utilisés comme des moyens d'accélérer le mûrissement. On *n'arrête pas* quelqu'un de fumer, mais on peut l'aider à trouver plus vite sa voie.

CHAPITRE XIV

Les chemins de la prévention

Ah Dieu! Si j'eusse estudié
au temps de ma jeunesse folle
et à bonnes mœurs dédié
j'eusse maison et couche molle...
François Villon

C'est en règle à l'adolescence que l'on commence à fumer. Certes, il y a des vocations tardives, mais l'effort de prévention devrait être centré sur les plus jeunes afin de tarir le renouvellement des fumeurs. Malheureusement, il faut reconnaître qu'on ne sait pas faire.

Les campagnes

J'ai participé il y à fort longtemps à plusieurs réunions pour la préparation d'une campagne télévisée et par voie d'affiches du CFES. Pas une seule de nos réflexions n'a été retenue. Nous avons découvert la campagne quand les affiches ont été placardées. On y voyait le pied d'un adolescent chaussé de baskets écrasant une cigarette. Le slogan était: "Le tabac, c'est plus ça". "Ok !, disaient les gamins, maintenant c'est le shit !". Comme il n'existe par réellement de recherche psychosociologique qui étudie spécifiquement sur quels leviers pourrait s'appuyer une campagne de prévention pour avoir des chances d'atteindre ses buts, on se rabat sur les gens du métier, les agences de publicité. Cela coûte une fortune, et l'on a connu des détournements. Elles utilisent les mêmes moyens que pour faire consommer un yaourt. On cherche un jeu de mots qui fait mouche, un slogan qu'on espère porteur, un message drôle qui *accroche*. Une très ancienne affiche de la Ligue contre le Cancer donnait comme slogan: "La cigarette vous mène en bateau". Elle montrait un naufragé sur une mer démontée, assis sur un radeau, la chemise accrochée à un bâton flottait en drapeau de détresse. Le radeau était fait de cigarettes ! L'image contredisait totalement le slogan. Elle signifiait: "Je dois mon salut à mes cigarettes". Quand on connaît le niveau de tabagisme qui régnait alors dans les *charrettes* des Beaux-arts, demander à des fumeurs de dessiner une affiche contre le tabac exposait évidemment à un tel message subliminal.

L'évaluation est très difficile, et se borne à des études d'impact. Certains slogans étaient de vraies trouvailles et ont eu un grand impact. Par exemple: "Un verre ça va, trois verres bonjour les dégâts !". Le slogan a été retenu. Comment savoir s'il a eu un effet sur la consommation d'alcool ?

Beaucoup de campagnes font toujours appel à la peur. C'est la réponse immédiate et simpliste de ceux qui n'ont pas étudié le problème, mais elle plait. C'est très répandu dans les pays anglo-saxons qui montrent des images horribles, des poumons envahis par une marée noire, des cerveaux coupés en tranches avec des caillots de sang. Une grande agitation se fait autour des avertissements figurant sur les paquets de cigarettes, dont on définit la surface, où sont parfois également reproduites des images percutantes, des têtes de mort etc. La discussion est vive pour savoir s'il vaut mieux écrire: "This product causes cancer" plutôt que: "Smoking causes cancer". Tout ceci me paraît une agitation assez vaine, quand on sait que les adolescents canadiens font collection des paquets aux images les plus affreuses, et qu'à la suite de l'avertissement "Nuit gravement à la santé" on quémande une cigarette en disant: "Tu me passes une Nuitgrave". C'est arrivé en France. Maintenant, plus de paquets affichant la marque qu'il faut chercher dans un coin, uniquement des images horribles et des avertissements de santé. Cela satisfait les activistes anti-tabac et les graphistes. Mais il est difficile d'évaluer l'efficacité de telles mesures. On doit se contenter d'études d'impact, fatalement ponctuelles, et qui ne préjugent guère de l'efficacité à long terme. Cependant, une étude allemande[107]a mesuré objectivement l'attention portée à des images, chez de petits et de grands fumeurs, ainsi que des non-fumeurs. Les petits fumeurs évitent les images-choc. Elles augmentent l'angoisse des grands fumeurs, et leurs donnent envie de fumer. L'effet de ces images est donc ambigu. Elles pourraient au contraire constituer des *situations-signal* appelant à se défendre en allumant une cigarette. J'ai interviewé la gérante du mon Tabac-Presse. Selon elle, les ventes n'ont absolument pas diminué, la seule chose qui guide le choix des fumeurs est le prix. Les fumeurs restent totalement fidèles à leur marque, bien qu'elle ne soit plus au premier plan. Dé/jà depuis longtemps, ils ne voyaient même plus les images-choc et s'en moquent, ainsi que des avertissements. Aucune image ne les a particulièrement frappés.

Plus de 85% des adolescents fumeurs, selon une étude britannique, disent que si c'était à refaire, ils ne se mettraient pas à fumer. Pourtant, selon une enquête dans les lycées parisiens, plus de 40% fument déjà à 16 ans. Malgré toutes les campagnes de prévention, la suppression de toute publicité hormis à l'intérieur des bureaux de tabac, les interdictions de fumer dans les lieux publics et en particulier à l'école, les hausses de prix du tabac qui devaient dissuader de commencer, le pourcentage de jeunes fumeurs ne décroît pas. Mieux, bien qu'illégal, cher, sans publicité autre que le bouche à oreille, le cannabis se répand. A 16 ans, plus de 40% en fument au moins une fois pas mois. 80% des gros consommateurs de tabac fument aussi des cigarettes de haschich. Certains arrivent à en consommer près de 20 par jour.

---

[107] Loeber S et all. The effect of pictorial warnings on cigarette packages on attentional bias of smokers *Pharmacol. Biochem. Behav.* (2011)98: 292-8

Idéologie et arguments de *bon sens* constituent la base des différentes actions entreprises en France, sans la moindre évaluation scientifique. Même placés devant l'échec évident de leurs politiques, leurs promoteurs n'acceptent pas d'en tirer les leçons et continuent de promouvoir des campagnes onéreuses sur les mêmes thèmes, dont bénéficient surtout les agences de publicité. Il serait grand temps que l'argent soit plutôt consacré à l'exploration de la psychosociologie des jeunes, de leurs peurs et de leurs désirs, et à l'évaluation scientifique des idées nouvelles qu'elle pourrait faire naître.

Car évaluer les actions et les décisions est très difficile, voire impossible. Dans un article au titre magnifique "Unravelling gossamers with boxing gloves[108]", l'Australien Simon Chapman décrit la journée d'un homme qui, je ne garantis pas les détails, entend à la radio en faisant sa gymnastique matinale un exposé sur les risques du tabac. Son médecin lui dit depuis des mois qu'il devrait cesser de fumer. Ouvrant son journal, il y voit un article disant comment s'arrêter. Dans sa voiture, un flash sur le tabagisme. Sur les murs, des affiches. A son travail, l'interdiction de fumer. C'est comme cela en Australie. Il est matraqué depuis des années. Notre homme arrête de fumer parce que c'était son anniversaire. Une agence de publicité vient justement de lancer un slogan porté par un spot télévisé. Pour en évaluer l'effet, on s'est basé sur des enquêtes globales de ventes de tabac, des déclarations d'abstinence, des interviews téléphoniques... Va t'on comptabiliser ce succès comme un effet du spot ? Comment démêler, dans une décision qui dépend de tant de facteurs, ce qui revient à une action précise ?

Un des points importants pour la prévention serait que fumer ne soit plus vu comme *la Norme* à laquelle on doit socialement se conformer. Il faut donc se féliciter de certaines avancées. On ne voit plus de médecins fumer en présence de leurs patients. Les réunions où l'on fume deviennent rares. Les non-fumeurs font valoir leurs droits à respirer un air non-pollué. On ne fume plus dans les avions, dans les trains. Plus de ces espaces où l'on parquait les non-fumeurs, qui se résumaient à deux compartiments secoués sur les boggies. Les fumeurs y allumaient sans vergogne leur cigarette, ce qui conduisit le fondateur de la *Ligue Contre la fumée de Tabac en Public*, devenue *Droits des Non-Fumeurs*, à tirer la sonnette d'alarme. Le procès retentissant qui suivit fut pour beaucoup dans la rébellion des non-fumeurs. Depuis les interdictions de fumer dans tous les lieux publics, les hôtels-restaurants, les discothèques et même les bars-tabac, ce sont désormais les fumeurs qui ont leur espace réservé: le trottoir, où ils se regroupent pour la cigarette de la pause, dans une nouvelle convivialité. Mais les réactions humaines sont complexes et difficiles à prévoir. Celles d'un groupe ou d'une foule ne sont jamais la somme des réactions individuelles. Elles sont parfois

---

[108] Démêler des fils de la vierge avec des gants de boxe

même diamétralement opposées. Le terrain est vraiment miné, en particulier auprès des jeunes.

Les "actions" auprès des jeunes

Beaucoup d'actions de prévention sont menées dans les écoles, collèges, lycées. Elles sont initiées le plus souvent par des bénévoles, enseignants, médecins scolaires, associations. Elles apportent une information de qualité, essentiellement centrée sur les risques à fumer et sur l'esclavage de la dépendance. On organise alors des concours de dessins. Dans la classe, tous les élèves planchent. Ils reproduisent avec fidélité les informations qu'on vient de leur donne. Toutes les variantes sont là, cercueils avec une croix en cigarettes, cierges en cigarettes, visages décharnés de prisonniers derrière des barreaux de cigarettes, têtes de mort sur croix de cigarettes, panneaux de sens interdits barrés de cigarettes, cendriers vomitifs, et slogans du type: "Le tabac t'abat" ou "Arrête la cigarette". On a défini le démon. On a fait un exorcisme. Les enfants se sont amusés. Les organisateurs ont bonne conscience car ils ont agi. Est-ce efficace ?

J'ai souvenir d'un collège de la banlieue parisienne. Le principal, le professeur d'arts plastiques et le médecin scolaire avaient organisé un concours de dessin parmi les élèves de 5e, parce que c'était l'âge où l'on commençait à fumer. Les 105 familles des élèves avaient été conviées à admirer les œuvres de leurs enfants. Je devais faire un exposé suivi d'un débat. Un pot était même prévu. Nous nous sommes ainsi retrouvés seuls, à quatre, le principal, le professeur et le médecin scolaire et moi... Une exposition des meilleurs dessins talentueux a fait le tour des lycées et collèges du département. L'évaluation de telles actions est évidemment quasi-impossible. Cette expérience n'a cependant pas éveillé l'intérêt des enfants au point qu'ils aient fait un siège efficace de leurs parents pour qu'ils viennent au moins contempler leurs œuvres. Mais peut-être en ressentiront-ils un jour les effets.

Le tabac tue ? Mais le roller, ça tue. Traverser la rue sans regarder, ça tue. Jouer à escalader les rochers, ça tue. Le sport, ça tue. Se battre, ça tue. Avaler de travers, ça tue. Boucle ta ceinture ! Arrête avec ce couteau ! Ne te penche pas à la fenêtre ! Ne touche pas à la prise de courant ! Ne monte dans la voiture de personne ! N'accepte pas de bonbons ! Ne cours pas dans les escaliers ! Ne joue pas avec les allumettes ! Lave-toi les mains avant de manger, c'est plein de microbes ! Tu vas t'étouffer avec ce plastique ! Ne grimpe pas à l'arbre ! Tu vas t'étrangler ! Fais pas ça, c'est dangereux !...

La vie d'un môme se passe dans une forêt de panneaux de danger, points d'exclamation sur triangles jaunes, croix et têtes de mort sur triangles rouges. Dans le bruit de fond de cette multitude de signaux, quel sens particulier donner à celui du tabac, tellement loin au bout de la route qu'il en apparaît mythique.

La pression est telle que l'on ne peut échapper à l'angoisse qu'en se rêvant invulnérable comme tous les héros de bande dessinée. Une bonne prévention devrait commencer par lever l'angoisse.

Les interdictions de fumer

Le climat a beaucoup changé depuis la première édition de cet ouvrage en 2003. Avec juste raison, des non-fumeurs se rebiffaient, intentaient des actions en justice. Au harcèlement répondait parfois l'agressivité. Mais on doit quand même se poser la question: jusqu'à quel degré un groupe social est-il capable de supporter la répression ? Qu'est-il prêt à accepter avant de déclencher des réactions de rejet allant à l'opposé des buts recherchés ? Instruite par l'expérience américaine, la loi Evin avait cherché à obtenir un minimum de consensus pour éviter de glisser vers l'intolérance. A cet égard, les excès marqués de puritanisme avaient été évités. L'interdiction de fumer dans les lieux publics était le plus souvent respectée, dans les bureaux de poste, les banques, les cantines. Mais on peut aussi comprendre que des fumeurs ne voient pas bien la logique d'une interdiction de fumer sur un quai de gare ouvert à tous vents.

Les critères qui conditionnent le respect d'une interdiction sont tout d'abord qu'elle n'apparaisse pas comme une répression gratuite. Les raisons doivent en être logiques et comprises. Les incendies dans les salles de spectacle ont justifié depuis longtemps qu'on n'y fume plus, sans que cela ait déclenché des révolutions. Il faut d'autre part que les sanctions soient applicables. A cet égard, l'interdiction de fumer dans les ascenseurs m'a toujours paru le type même de la mesure stupide. Lors de ce trajet dans une boite coupée de l'extérieur, impossible de faire appel à un agent de la force publique pour constater le flagrant délit. Dès l'arrivée, comment retenir le contrevenant, recueillir des témoignages. Le fumeur a allumé une cigarette, soit par pur automatisme, soit par refus de ce qu'il considère comme une brimade, fort de la certitude d'impunité. Le non-fumeur, sûr de son bon droit, tient par principe à le faire respecter. La solution, logique et regrettable, est qu'ils en viennent aux mots, voire aux mains. Une simple affiche rappelant que le trajet ne dure que quelques secondes et demandant de ne pas fumer dans cet espace exigu aurait été certainement aussi efficace. Perçue comme une requête et non comme une agression, la demande du non-fumeur aurait eu plus de chance d'être entendue et bien des conflits auraient été évités. Enfin, une punition est d'autant plus efficace qu'elle suit de plus près la faute à sanctionner. Si l'on peut marcher sur les trottoirs londoniens sans risque d'amorcer un triple axel sur des crottes de chien, c'est que l'amende est à régler sur-le-champ à l'agent de police. Si la punition n'est pas possible, ou si elle est trop tardive, la loi ne sera pas respectée Autant alors ne pas faire de loi, car rien n'est plus démobilisateur qu'une loi bafouée.

Certaines interdictions sont souhaitables en elles-mêmes. L'effet éventuel sur le tabagisme vient *en prime.* Il paraît peu croyable que fumer dans les établissements scolaires n'ait pas été plus tôt fermement interdit. Avoir choisi d'appeler *Education Nationale* ce qui était jadis *Instruction Publique* doit avoir un sens. Sa mission théorique n'est pas seulement de faire des têtes bien pleines, mais des citoyens avertis et responsables, sains, sachant se tenir à l'écart des drogues et des comportements inciviques. Les enfants ont besoin de logique. Informés des problèmes que pose le tabagisme, ils comprennent très bien que la cigarette soit interdite à l'école, au même titre que la saleté corporelle, le port d'armes, la violence et le racket, et que soient exigées les vaccinations. La grande résistance ne venait donc pas d'eux, mais évidemment des enseignants fumeurs et aussi des parents d'élèves qui préfèrent que les enfants fument à l'école plutôt qu'exposés à tous les dangers sur le trottoir. Il n'est pas nécessaire de faire preuve d'autoritarisme. Même dans l'agitation et la désorganisation extrême des cours en mai 1968, dans des amphis de 500 étudiants, j'ai toujours réussi à faire avorter toutes les tentatives d'allumer une cigarette. Il suffisait de le demander et d'expliquer pourquoi, en s'adressant aux étudiants comme à des personnes autonomes, sensées et responsables. Mais on comprend trop bien que l'enseignant tenaillé par le besoin de fumer ait accepté de s'abaisser avec ses élèves à une démagogie contraire au respect qu'il devrait en attendre et nuisible à son autorité. Pourtant, au vu des conséquences possibles, il me semble aussi impératif de ne pas fumer dans une école, professeurs et élèves confondus, que dans une poudrière ou sur une plate-forme pétrolière. Pour les mêmes raisons, le tabac devrait être banni des clubs sportifs, même en plein air.

Une interdiction suscite le besoin de transgression. L'attrait du fruit défendu est notre pêché originel. Interdire à l'enfant de faire ce que font les adultes, c'est agiter un chiffon rouge devant un taureau. Ce n'est pas par hasard que l'interdiction de vente aux mineurs a vraiment la faveur de l'industrie du tabac. "Réservé aux adultes", quoi de mieux pour donner envie d'aller voir. Faire garder par des militaires armés les champs des Sablons où il faisait pousser des pommes de terre a été le moyen le plus efficace imaginé par *Parmentier* pour en assurer la diffusion.

Comment donc se procurer ce symbolique objet du désir, lorsqu'on a douze à quinze ans ? Le plus simple est de subtiliser une, voire deux cigarettes à la fois dans le paquet de papa ou de maman. Si l'épreuve n'est plus simplement d'affronter le regard réprobateur du buraliste, mais de s'exposer à un refus humiliant, improbable malgré une amende[109]. Le plus pauvre trouvera bien les 50 centimes que lui demandera pour une cigarette le

[109] Le vendeur s'expose à une contravention de 4e classe (135€ en 2017), sauf s'il prouve qu'il a été induit en erreur sur l'âge du mineur.

grand qui a pu acheter le paquet. Ce dernier, devenu *dealer*, mais aussi consommateur, trouvera dans les 100% de bénéfice de cette vente à l'unité de quoi assurer facilement son approvisionnement personnel. Parader devant les petits, en pouvant se permettre quelques largesses envers les novices et les rabatteurs, lui assurera la publicité nécessaire à l'épanouissement de son commerce. Les promoteurs de l'interdiction de vente aux mineurs souhaitent-ils voir s'installer aux portes des collèges la dégradation morale qu'implique un tel trafic ? On comprend aussi la réticence des buralistes à demander sa carte d'identité à un jeune colosse de 17 ans qui en paraît 20.

La proposition d'interdire aux mineurs les espaces fumeurs est louable si l'on veut protéger les très jeunes enfants, plus sensibles aux effets délétères de la fumée. Mais c'est de la responsabilité des parents, qu'il faut informer. Si l'on en espère une prévention de l'initiation au tabagisme, on devrait plutôt s'attendre à un effet contraire à celui souhaité. Une interdiction est d'autant mieux acceptée qu'elle est générale, n'apparaissant pas comme une ségrégation, voire un apartheid. *Je pense qu'on devrait se méfier de toute mesure ciblée sur une population particulière.*

Le problème se pose avec les parents. Les enfants ont besoin d'une fermeté qui les sécurise. Si les parents ne fument pas, il leur est évidemment facile d'interdire ce qu'ils ne font pas. Mais l'autoritarisme peut susciter provocation et rébellion. L'interdiction doit découler naturellement de l'information objective, c'est le message normal de l'adulte à l'enfant. Elle n'exclut pas la compréhension qu'il soit tentant d'essayer de fumer, et l'indulgence pour ceux qui ont cédé à la tentation, assortie d'un renforcement du message. Si les parents sont fumeurs, ils ont à gérer la contradiction d'interdire ce qu'ils s'autorisent. Cela renvoie à l'interdiction à une population ciblée. Le danger est celui de l'interdiction aux mineurs, que l'enfant l'interprète comme: "Tu auras le droit quand tu auras l'âge". Le message devrait donc plutôt être centré sur: "J'aimerais arrêter, j'ai essayé, j'essaierai encore, mais c'est si difficile que j'aimerais que tu ne tombes pas dans le piège où je me suis laissé prendre". Faire tirer à son enfant une bouffée de cigarette et rire de le voir tousser n'est sans doute pas la meilleure méthode de prévention. Jouer à fumer est considéré comme normal et anodin chez l'enfant. Pourtant une étude américaine conclût que les cigarettes en chocolat ou autres sucreries, dans des paquets évoquant des marques de cigarettes connues, doubleraient le risque que l'enfant fume plus tard. Beaucoup seraient achetées à l'insu des parents, ce qui témoigne déjà d'une ébauche de transgression. Les compagnies tabagières n'ont évidemment réagi que pour la forme aux évidentes imitations grossières de leurs marques.

Eduquer les jeunes, c'est les armer pour en faire des adultes capables d'affronter les pièges et les écueils de la vie. Ne vouloir que les protéger, c'est les infantiliser et les fragiliser.

La censure

La publicité est par essence mensongère. On voit mal un constructeur automobile mettre en valeur les qualités et les défauts de sa nouvelle voiture dans un spot télévisé. Contraindre les annonceurs à dévoiler en même temps les aspects négatifs de leurs produits serait alors de l'information. Se borner à interdire la publicité sur le tabac, c'est interdire d'informer que le *snus* est infiniment moins dangereux que la cigarette, tout en ne niant pas ses risques. Biaiser l'information est mensonger. Critiquer sévèrement arguments à l'appui ce qui peut être une apologie intentionnelle du tabac est plus dans la tradition démocratique qu'interdire. Surtout, quand on met le bout du doigt dans la censure, elle peut broyer les libertés. La chasse aux images qui s'inscrivent dans le patrimoine culturel d'une époque me paraît intolérable. Supprimer dans une affiche la cigarette de *Serge Gainsbourg*, remplacer la pipe de *Jacques Tati* par un petit moulin jouet me semble criminel, et ridicule. Cela m'évoque la disparition de Trotsky d'une photo de groupe du Politburo, et le fameux barbouilleur *Il Braghettone*, qui avait affublé de caleçons les angelots du plafond de la Chapelle Sixtine. J'ai montré l'étonnante perspicacité de Morris, qui avait si bien traduit les effets de la nicotine sur son personnage *Lucky Luke*. Remplacer la cigarette par un brin d'herbe fait perdre tout son sens à ce dessin[110]. Est-il vraiment certain que beaucoup de jeunes s'étaient mis à fumer pour imiter leur héro de BD ? A moins que cette *herbe* ait des vertus particulières.

Les conseils

Faites-lui faire du sport

Tout un discours, bien ancré dans les têtes, présente le sport comme la panacée à tous les maux de l'adolescence. Malgré les douloureux exemples du stade du Heysel et autres lieux entourés de gradins, on pense qu'il suffit de construire plus de stades pour avoir une belle jeunesse saine à l'abri des démons de l'alcool, du tabac ou de la drogue. Donner à un jeune la passion du sport devrait lui faire fuir comme la peste la cigarette qui diminue les performances. On a donc fait souffler des lycéens dans des spiromètres pour leur démontrer que les fumeurs avaient des capacités respiratoires diminuées et les inciter ainsi à ne pas fumer. Pas de chance. Quand on a 15 ou 16 ans, même si l'on fume depuis quelques années, les dégâts pulmonaires sont encore trop peu importants pour avoir des conséquences mesurables et spectaculaires. Mieux, le champion de la classe a bien souvent une fonction

---

[110] Réponse des Editions Dargaud à ma demande d'utiliser ce dessin: " Malheureusement il ne nous est pas possible de vous autoriser à utiliser le visuel de Lucky Luke avec vos annotations. Ce document associe le personnage de Lucky Luke aux éventuels effets positifs de la cigarette, or cette association va totalement à l'encontre de la volonté de Morris qui a remplacé à dessein la cigarette par un brin de paille. Il a reçu à ce titre une médaille de l'OMS". Quelles pressions a dû subir Morris pour pouvoir continuer à dessiner son héros !

respiratoire un peu supérieure à celle des autres, puisqu'il les bat à la course. Comme il est admiré, c'est un contre-exemple s'il est fumeur.

Un autre piège est la mesure de l'oxyde de carbone dans l'air expiré. Elle a beaucoup de succès car elle permet de montrer par un chiffre qui s'affiche sur un écran combien ceux qui fument sont intoxiqués. On fait alors un joli cours sur l'oxyde de carbone qui prend la place de l'oxygène sur les globules rouges, d'où la fatigue et la diminution des performances. Malheureusement, la démonstration tombe encore à plat, car c'est encore souvent le champion qui se révèle le plus grand fumeur. Et cela s'explique. Chargé d'oxyde de carbone, chaque globule rouge transporte moins d'oxygène. Pour compenser cette insuffisance, l'organisme en fabrique tout simplement un plus grand nombre. Il suffit de ne pas fumer pendant 24 heures avant une compétition. L'oxyde de carbone s'en va, mais les globules restent. Notre jeune sportif se retrouve alors avec des capacités d'oxygénation comme s'il venait de faire un stage d'entraînement de trois semaines en altitude, ou une sérieuse cure d'EPO.

Il n'existe aucun indice que le sport soit contraire au tabagisme. Une enquête auprès de 1319 sportifs par l'Institut National d'Education Physique et Sportive et le Comité National contre le Tabagisme a été le sujet de thèse d'une de mes internes, *M.F. Ancelin.* Sa conclusion était qu'il fallait faire un sort à l'idée reçue du sportif non-fumeur. Le pourcentage de fumeurs chez les sportifs était dans l'ensemble identique à celui de la population générale, sauf chez les sportifs de haut niveau et dans les disciplines individuelles à haute dépense énergétique. Mais cela résulte d'une sélection manifeste, car il n'est pas imaginable qu'un fumeur puisse atteindre un niveau de performances lui permettant d'être sélectionné pour le Tour de France cycliste ou une épreuve olympique de ski de fond. Au niveau local et départemental, dans les sports collectifs, on fumerait plutôt un peu plus que le Français moyen. Il est bien connu que bière et cigarette sont les attributs indispensables de la troisième mi-temps. Le sport de compétition n'est pas un moyen efficace de lutter contre le tabagisme. Il faudrait plutôt tenter de réduire le tabagisme chez les sportifs, et en particulier les entraîneurs, ne serait-ce que pour la valeur d'exemple qu'ils peuvent avoir sur les adolescents.

Une étude américaine sur 1108 adolescents près de Pittsburg n'a trouvé aucun indice que l'activité sportive ou la forme physique ait conféré une protection quelconque contre des comportements dommageables pour la santé, avec des différences selon le sexe. Les garçons qui pratiquaient des sports d'équipe avaient trois fois plus de chances de boire de l'alcool que les autres, et ceci d'autant plus qu'ils participaient à un plus grand nombre d'équipes. Chez les filles, ce type de différence ne se retrouvait pas pour l'alcool, mais pour le tabac. Selon les sports, les joueuses de *softball* (sorte de base-ball) avaient un risque plus élevé de commencer à boire, tout comme les *cheerleaders,* sortes de majorettes qui excitent le tonus des supporters. Chez les garçons, c'étaient les joueurs de football, de base-ball et surtout de hockey sur ciment. Quant aux joueurs de football américain, ils étaient plus souvent porteurs d'une arme !

Une autre étude concernait des collégiens de Californie pratiquant l'athlétisme. Comparés aux non-athlètes, ils sont enclins à consommer plus d'alcool en une fois, à conduire sous l'influence de l'alcool ou d'autres drogues ou à monter dans une voiture conduite par un chauffeur intoxiqué, à ne pas mettre de ceinture de sécurité ou de préservatifs. Un mythe de toute puissance du corps pousse t'il les sportifs à se prouver leur invulnérabilité en s'engageant dans des conduites à risque ?

Notre civilisation judéo-chrétienne a séparé le corps de l'âme. Pas de danses rituelles chez nous lors de cérémonies religieuses comme en Afrique, pas de danseuses du temple comme en Grèce antique ou en Inde. Le sport est né dans l'Angleterre victorienne, au paroxysme de cette scission, comme une soupape de sécurité. Par cette origine même, il n'intéresse donc que le corps, il est privé d'âme. L'expression des sentiments n'y a pas sa place. L'idée qu'un danseur étoile puisse être considéré comme un sportif parait incongrue, et pourtant, quel athlète ! Dans un club sportif, l'activité physique est exclusivement vécue dans un esprit de compétition et de sélection. Elle n'est pas intégrée dans un projet éducatif, comme c'était le cas dans divers mouvements de jeunesse. On voit mal comment la logique qui aboutit au dopage pourrait protéger contre l'alcool, le tabac et autres drogues.

Sport et desport

Qu'on ne conclue pas de cette diatribe que je sois opposé à l'activité physique ! Elle est indispensable à un bon développement, et le procès de la sédentarité n'est médicalement plus à faire. Ce n'est pas elle qui est en cause, mais la déviance qu'impose l'esprit de compétition. La sémantique devrait venir à notre secours. Les choses commencent à exister lorsqu'il y a un mot pour les dire. Nous aurions besoin d'un mot pour exprimer cette joie d'une activité physique vécue pour elle-même. Ce mot, nous l'avions d'ailleurs, il faudrait peut-être le ressusciter. *Sport* nous vient directement de l'anglais, mais emprunté à l'ancien français *desport,* qui signifiait simplement *amusement*. On se *desportait*, ou *déportait*. Un pas de côté qui vous sortait de l'ornière du train-train quotidien, ce qui n'avait naturellement rien à voir sauf l'étymologie avec l'horreur de la déportation. Il me plairait qu'on laisse le nom de sport à ces jeux du cirque, folie collective, gouffre financier, école de dopage, de magouilles, miroir aux alouettes de jeunes brisés moralement par les sélections qui font plus de déçus que d'élus, et physiquement par les entraînements intensifs, les brutalités et les accidents. J'aimerais qu'on développe et anoblisse le ***desport.*** Le préfixe de ce mot en fait un antonyme, une antithèse de l'idée de sport. Une balade à skis au soleil avec les copains, c'est du desport. Se geler au fond de la vallée en attendant son tour de lutter contre un chronomètre entre des piquets, c'est du sport. Brailler au début du match de foot qu'on va tuer ceux d'en face et leur faire des crocs-en-jambe sournois au milieu des hurlements de la foule, des klaxons et des canettes de bière qui volent, c'est du sport. Albert Jacquard raconte qu'il a vu en Afrique des matchs de football où chaque fois qu'un joueur marquait un but, il changeait de camp. On quitte alors un enjeu pour un jeu, c'est du *desport.*

L'angoisse fondamentale

Manifestement, nous ne savons pas dissuader les jeunes de fumer. Une étude faite entre 1984 et 1999 dans l'Etat de Washington en apporte la preuve[111]. Deux groupes de 4200 élèves tirés au sort dans 20 zones scolaires ont été suivis du CE2 à deux ans après la terminale. Les enfants du groupe témoin ne recevaient aucune information spéciale. L'autre groupe était soumis à tout ce que l'on estimait susceptible d'éviter qu'ils deviennent fumeurs. Au cours de leur scolarité, ils avaient droit à 65 leçons comportant, outre des informations sur le tabac, un entraînement à repérer les influences sociales venant de la publicité, du marketing, de leurs proches. Ils apprenaient à y résister en analysant les stratégies d'influence de l'industrie du tabac et en renforçant les aptitudes personnelles à refuser. Par ailleurs, la motivation à ne pas fumer était renforcée. Ceux qui avaient cédé à la tentation avaient droit à des séances spéciales et à un guide d'aide à l'arrêt. Enfin, les élèves recevaient une lettre d'information deux fois pas an. Les résultats étaient évalués par des questionnaires. La véracité des réponses était contrôlée par dosage de la cotinine dans la salive.

L'échec a été retentissant, et cuisant. Au terme de cette énorme étude, aucune différence de pourcentage de fumeurs n'a été constatée entre les deux groupes. Les auteurs de ce travail remettent donc en cause l'approche théorique préventive uniquement fondée sur l'influence sociale et insistent sur la nécessité de trouver de nouvelles théories.

Il est évident qu'on ne fume pas la première cigarette de sa vie par manque de nicotine. Très tôt, les enfants sont avertis du risque à fumer. A 5 ans, une de mes petites filles chantait: "J'ai du bon tabac dans ma tabatière..." et ajoutait immédiatement: "et c'est mauvais pour la santé". Une de mes élèves, alors encore fumeuse, s'est entendu dire au baiser du soir par son petit garçon de 5 ans qu'elle venait de coucher: "Maman, tu sens le cancer !". Avant 10 ans, les enfants sont de petits puritains, le tabac est tout bonnement le diable. Ils l'exorcisent avec des cigarettes en chocolat ou en faisant mine de fumer un petit bâton de bois, en guettant la réaction des parents.

---

[111] Peterson AV, Jr., Kealey KA, Mann SL, Marek PM, Sarason IG. Hutchinson Smoking Prevention Project: long-term randomized trial in school-based tobacco use prevention--results on smoking. J. Natl. Cancer Inst. (2000)92:1979-91.

L'interprétation semble claire: La maîtresse a dit un jour que fumer pouvait tuer. Ils voient fumer leurs parents. "Le tabac peut donc tuer mon papa et ma maman ?" traduisent-ils. Très tôt, ils ressentent les dangers du monde, contre lesquels le refuge est les bras de la mère. Leur défense, ce sont ces combats imaginaires où l'on tape sur tout avec un bâton, et où l'on tue tout le monde avec un pistolet en plastique. Très tôt, ils prennent conscience des trois grands problèmes de la vie: la mort, le sexe et l'argent. Mais ils se sentent trop faibles pour y faire face. C'est l'affaire des parents, qui sont leur seule protection. L'idée qu'elle puisse leur manquer les terrorise. La cigarette est donc l'ennemi absolu.

Les choses changent vers 10 à 12 ans. Ils commencent à prendre la mesure de la fragilité de cette protection parentale. Ils sentent qu'il leur faudra un jour affronter seuls les angoisses et les peurs de la vie. Les adultes, qui ne les ont pas souvent maîtrisées eux-mêmes, leur sont d'un piètre secours. Pour ne pas avoir à répondre à des questions auxquelles ils n'ont pas de réponse, ils laissent s'installer des tabous. A la maison, on ne parle pas de ces choses. Le prêt-à-croire des diverses religions évite de s'engager dans de réelles discussions philosophiques sur le sens de la vie. On envoie le gosse au catéchisme, à la synagogue où à la mosquée, tout en n'ayant soi-même le plus souvent que des relations distendues avec la religion et ses préceptes. Ces contradictions ne font qu'accroître l'angoisse dans ces jeunes esprits épris de rigueur et d'absolu ("Mon papa sera t'il damné ?"). On n'aborde pas le sujet de la sexualité, on se borne à donner avec gêne quelques explications mécanistes. Ce sont les copains les plus délurés sinon les plus avertis qui friment en se chargeant de propager la vision qu'il s'en sont faite à partir d'informations glanées ça et là, d'un film porno vu clandestinement, le tout agrémenté d'histoires grivoises et machistes. Quant à l'argent, c'est la condition de la survie. Ou bien on participe aux angoisses de la famille à propos des fins de mois et de l'insécurité du travail, ou bien on s'angoisse en se demandant si l'on pourra arriver, comme son père ou sa mère, à entretenir une famille. A l'entrée de l'adolescence, on sent que l'enfance s'en va, qu'on aura bientôt à faire face à ces questions fondamentales, et l'on se demande si on en aura la force de jouer un rôle d'adulte.

Il faudrait sans doute déjà ne pas donner aux enfants une notion fausse de ce qu'est l'Homme dans la nature. Qu'ils abandonnent l'idée que des siècles d'inconscient collectif ont déjà gravée dans leur tête qu'ils sont *hors nature* et maîtrisent tout. L'Homme n'est pas un pur esprit maître d'un monde créé pour lui, il dépend de sa biologie. Elle lui impose des contraintes avec lesquelles il doit négocier pour profiter au mieux de tout ce que la vie peut lui apporter, faute de quoi il risque d'avoir les difficultés d'un poisson qui voudrait vivre sur la terre ferme.

Quel sens donner à la célèbre angoisse de castration ?

L'être humain est faible, mal armé pour se défendre dans une nature hostile. Pas de carapace, pas de griffes ni de mâchoires puissantes. Le moindre prédateur le rattrape à la course. Sa vraie défense est le groupe, la horde. Dans la savane primitive, bâtons, pierres, lances peuvent tenir le lion en respect. Mais qui s'écarte du groupe ou en est exclu est une proie facile. Par nécessité, c'est un animal social. Il ne se sent en sécurité que lorsqu'il a conscience de faire partie d'un groupe humain.

"Un homme à la mer !". A ce cri, c'est le branle-bas à bord du navire. Tous s'affairent, lancent une bouée, un cordage, plongent au péril de leur vie. " Une vache à la mer !". Si c'est celle qui donne le lait frais qui est passée par-dessus bord, on fera peut être un petit effort pour la repêcher. Le "rat à la mer " recevra un coup de gaffe qui l'empêchera de remonter.

C'est bien la seule appartenance à l'espèce qui est en cause. Dès qu'on fait une différenciation, d'un individu ou d'un groupe, la réaction n'est plus aussi franche et unanime. Celui qui s'appelle *Landru, Petiot, Dutroux* ou *Adolf Hitler* a plus de chances d'être repêché dans la tempête si le cri se borne à "Un homme à la mer !" que si l'on clame son nom. La décision critique qui a permis d'exterminer juifs et tziganes dans de véritables abattoirs industriels a été de leur dénier la qualité d'êtres humains, de les décréter *Undermensch*, sous-hommes. Les fantastiques massacres et incinérations de bovins au nom du *principe de précaution* lors de l'épidémie de vache folle n'ont soulevé l'émotion qu'en tant que désastre économique. Mais dès qu'une projection anthropomorphique se fait sur chiens, chats ou bébés-phoques, ces animaux peuvent désormais se prévaloir d'une protection dont les loups et les fouines auront du mal à bénéficier.

La certitude d'appartenir à l'espèce humaine donne un sentiment de confiance et de sécurité, mais demande des preuves. Elles ne peuvent être que génétiques. Cela explique beaucoup de comportements humains. Seule la mère du petit garçon peut lui affirmer qu'il est un petit d'homme, et non de singe, "puisque c'est moi qui t'ai fait". Plus tard il va courir les filles. Toutes celles qui l'accepteront comme partenaire sexuel lui donneront le témoignage rassurant qu'il est bien un membre de la famille humaine. Mais la vraie preuve sera toujours la mère, ce qui peut expliquer l'attachement particulier que portent les garçons à leur maman.

La fille a sur ce plan plus d'atouts. Elle aussi a une mère qui l'a mise au monde. Jeune fille, elle est rassurée si les jeunes mâles de l'espèce lui font la cour. Mais la preuve absolue est de mettre elle-même au monde un bébé de l'espèce, qu'elle verra jouer avec les autres dans la cour de l'école, tandis que s'établit une connivence complice avec les autres mamans qui attendent la sortie. La naissance de l'enfant est souvent un moment difficile pour le couple. Que peuvent bien représenter les attentions d'un mari, voire les relations sexuelles avec lui, à côté de cette merveilleuse expérience où tous autour de vous s'extasient de leur avoir donné la preuve que l'espèce se perpétuait à travers vous, avec ce petit être qui demande tous vos soins.

Mais, quand l'âge vient, que la ménopause interdit toute perspective de nouvelle maternité, alors on peut se mettre à nouveau à rechercher les preuves plus mineures que peut donner l'attention des hommes.

Je pense que l'angoisse de castration chère aux psychiatres est en fait la peur du rejet hors de la communauté humaine. La plus grande punition qu'on puisse infliger à un être humain est l'exclusion. La mise à l'écart: "On ne joue plus avec toi" est la plus grave des sanctions. Les plus graves violences dans les cours d'école sont désormais possibles, justifiées puisqu'elles peuvent désormais s'exercer envers un *hors-groupe,* une sorte *d'Undermensch.* Dès que s'éloigne la protection des parents, la recherche de la protection d'un groupe est donc aussi génétiquement dictée que celle d'un partenaire sexuel.

Les moteurs de base des comportements des enfants entre eux sont déjà présents dès la toute petite enfance. Ils expliquent aussi évidemment les comportements adultes, car ils ne s'éteignent que lorsqu'on met le deuxième pied dans la tombe. La différence d'attitude et de comportements entre garçons et filles est parfaitement explicable par les contraintes de leur biologie, qui leur impose une stratégie génétique particulière.

"Croissez et multipliez".

La lutte pour la vie ne concerne pas que les individus. L'évolution nous montre que la véritable lutte est entre les espèces, chacune tentant de gagner le territoire le plus important possible aux dépens des autres. Le combat entre les plantes dans la nature est un spectacle permanent. Le moindre carré de terre s'arrache entre herbes, mousses et le noyau germant d'un arbre futur. Au gré des vents, les graines se dispersent. Les pollens vont diffuser leur ADN en hybridant des espèces voisines, ou favoriser la domination de leur espèce en donnant avec elles des hybrides stériles.

Ce conseil s'applique à toutes les espèces, chacune devant chercher à diffuser au maximum son patrimoine génétique, son ADN. Pour les poissons, pas de problème. La femelle pond des milliers d'œufs, fécondés par l'abondante laitance du mâle. Cette générosité permettra à quelques individus d'échapper aux prédateurs et de perpétuer l'espèce. Lorsque la production d'œufs est plus faible, une difficulté survient. Le problème devient très aigu chez les mammifères. Le mâle dispose toujours de milliards de spermatozoïdes. La diffusion de son ADN impliquerait qu'il féconde le plus grand nombre de femelles possible. Il est donc biologiquement polygame. Que cet ADN se combine parfois à un ADN de seconde catégorie n'a pas grande importance, il se trouvera bien dans le lot une combinaison favorable à l'espèce. L'obstacle est que les autres mâles de l'espèce ont aussi la même idée. Dans une situation de concurrence, il faut donc être le meilleur, d'où le côté batailleur des mâles, le mauvais caractère des coqs, taureaux, étalons, boucs et béliers, et hélas des hommes. La stratégie des femelles est tout à fait différente, en particulier chez les mammifères. Elles ont à être économes. Elles n'ont que quelques dizaines d'ovules utilisables dans une vie, des durées de gestation longues, les possibilités de diffusion de leur propre ADN sont donc rares. Elles doivent absolument le placer à bon escient pour lui donner les plus grandes chances possibles. Il faut donc quelles puissent le combiner avec le meilleur ADN qui soit. Peu leur importe que le champion sème un peu de sa graine ailleurs, pourvu quelles en aient un peu. Il n'y a donc pas de compétition d'origine génétique entre les femelles, et donc pas de développement de ce qui peut donner des chances au combat, intolérance, agressivité, violence de caractère, force musculaire ou cornes impressionnantes. Au contraire, l'essentiel est d'être remarquée. Les chanteurs masculins ont des clubs de groupies féminines fanatiques. Rien de comparable avec les garçons qui préfèrent se battre.

Chez l'Homme, ces pulsions génétiquement programmées sont toujours présentes. La polygamie est fréquente, la polyandrie l'exception. Mais avec l'héritage génétique viennent interagir d'autres transmissions. Le savoir, la culture, et surtout les biens. On n'a pas l'intention de voir sa fortune aller en fait au fils du facteur. L'incertitude quant à la filiation dans nos civilisations patriarcales a créé de toutes pièces un monde machiste d'asservissement des femmes, qui contraste avec les sociétés matriarcales de Nouvelle Guinée, bien étudiées par l'anthropologue anglais *Malinovski,* qui a vécu 20 ans parmi elles[112]. Ce travail a donné à *Wilhelm Reich* l'occasion d'une remarquable analyse des conséquences de la transmission des biens exclusivement de la mère aux enfants, ceux du père ne pouvant aller qu'aux enfants de sa sœur, seuls dont la parenté génétique est incontestable[113].

Faire comprendre aux enfants ces réalités biologiques élémentaires qui guident les comportements me semblerait très utile. A leur lumière, sans doute pourraient-ils mieux analyser leurs réactions, en particulier de peur et d'agressivité, et éviter qu'elles se traduisent par des comportements dommageables pour eux-mêmes et la société. Certains comportements de fuite hors du réel vers des *écoles buissonnières*, qu'il s'agisse de simples jeux électroniques, de déviances, d'inadaptations scolaires, de fugues, de tentatives de suicide ou d'utilisations de produits divers résultent vraisemblablement de conflits entre ce qu'on est et l'idée qu'on s'en fait. Une meilleure information sur le réel les rendrait peut-être plus maîtrisables.

---

112 Malinowski B. La sexualité et sa répression dans les sociétés primitives. 2001 Petite Bibliothèque Payot 232p

113 Reich W. L'irruption de la morale sexuelle. Petite Bibliothèque Payot

La communication

Si j'avais à résumer en un mot ce qui caractérise la vie, je crois que je répondrais, l'échange de signaux, d'informations, la réaction aux actions, en un mot la *communication.* La mort est une rupture de communication. On a raccroché le téléphone. Toute rupture de communication est une petite mort. On aurait pu appeler *excommunion* l'action d'excommunier, d'exclure de la communauté des fidèles. C'est excommunication qui a été choisi. J'y vois quelque chose de plus grave. Non seulement on est rejeté hors des frontières du groupe, mais tout échange est rompu. Comme dans la cour de l'école. Non seulement tu es exclu, mais "on te parle plus". Quand au contraire les messages deviennent surabondants, souvent contradictoires et délibérément trompeurs et que ceux qui sont chargés de sens véritable se perdent dans un assourdissant bruit de fond, la communication ne passe pas mieux. L'échange interactif qui en fait la richesse fait place à des messages à sens unique, bruyants, savamment biaisés et chargés d'affectivité pour forcer les barrières de la critique, une pure propagande. De la publicité qui, pour peu qu'on la regarde avec un œil critique, est systématiquement mensongère. Les agences de communication qui enseignent aux hommes politiques à modifier leur sourire et édulcorent leurs discours tuent la communication aussi sûrement que ces animateurs de soirées armés de micros, quand leurs orchestres annihilent à coups de décibels toute velléité d'échange autour d'une table.

Ecouter et parler

Fumer est une réponse…et une demande. C'est donc un symptôme. Les enquêtes de Marie Choquet parmi les adolescents ont bien montré que fumer était un des signes les plus fiables d'un mal-être de l'enfant[114]. Se focaliser sur le symptôme n'est jamais une méthode efficace. C'est éponger le débordement de la baignoire en laissant ouvert le robinet. Depuis que sont largement diffusés les risques à fumer, le sens qu'il faut donner à ce comportement a changé de nature. Fumer était simple imitation de l'adulte, conformité à une norme établie. Cela devient prise de risque, provocation, appel, à l'instar d'une tentative de suicide: "Je voudrais qu'on s'occupe de moi !".

Il faudrait peut-être chercher là les raisons de l'échec des campagnes de prévention. A trop se centrer sur le symptôme, le tabac et ses dangers, en ne cherchant pas à en traiter la cause, on risque d'enfoncer plus encore le jeune dans sa fuite en avant. Mais aborder les sujets tabous est avancer sur un terrain miné. C'est mettre en cause tout un équilibre social et une vision

[114]Choquet M, Ledoux S. Attentes et comportements des adolescents. INSERM 1998

culturelle, sans doute plus du monde des adultes que des enfants. L'action collective, seule capable de faire face à l'ampleur de la tâche, devient difficile et périlleuse. Les adultes voient les solutions dans le cadre de leur culture. Les actions à l'encontre du tabac sont relativement efficaces à leur niveau. Les enfants sont enfermés dans l'univers culturel où ils sont éduqués, et se ferment. J'ai demandé à de jeunes collégiens quelles mesures ils pourraient suggérer pour lutter contre le tabagisme. Les réponses, atterrantes, sont d'un conformisme total avec le discours ambiant. Bien souvent plus radicaux, plus royalistes que le roi, ils ne font que répéter les solutions manifestement inefficaces que leur ont proposées la radio ou la télévision. Ils sont évidemment encore incapables de prendre un recul critique. J'ai tenté dans le questionnaire de susciter leurs réflexions sur les relations entre le tabac et la mort, la sexualité et l'argent. Hormis quelques rares idées d'une pertinence qui témoigne que le nombre des années n'est pas indispensable à une grande perspicacité, la banalité des commentaires illustre la pauvreté des échanges formateurs qu'ils ont pu avoir sur ces thèmes prohibés.

Le *mal-être* des adolescents se conçoit aisément. Beaucoup se sentent à la fois mal armés pour affronter un monde qu'ils découvrent de plus en plus incertain où ils voient mal leur place. Ils se sentent mal protégés par leur environnement familial et communautaire. Alors qu'atténuer leurs peurs et leurs angoisses serait le seul moyen de les aider à mieux vivre, le discours général se veut de plus en plus alarmiste, avec une diffusion rapide et imagée des catastrophes, des massacres et des faits divers criminels. A la peur répond l'agressivité. Les chiens dangereux sont avant tout des chiens peureux.

"Les Français sont des veaux", disait de Gaulle. Le système socio-économique prédominant veut simplement faire des consommateurs soumis. Aider les jeunes à devenir des citoyens critiques, responsables, libres de leurs choix va totalement à contresens. Les parents conscients pourraient individuellement mieux armer leurs enfants. Je pense qu'un des moyens serait de les inciter à mieux communiquer avec eux sur les sujets qui les angoissent.

Il semble au contraire très difficile d'envisager pour l'instant d'action collective dans ce domaine. La société actuelle n'est pas mûre pour mettre en cause ses modes de fonctionnement. Toute orientée vers une fuite en avant, une compétition qui fait de plus en plus d'exclus, elle court aveuglément à une catastrophe économique, écologique et humaine qu'il sera difficile d'éviter. Des discours généreux indiquent régulièrement les solutions rationnelles possibles. Parfois même des décisions sont prises, mais les forces économiques obscures continuent à additionner les conflits armés, les marées noires et les accidents nucléaires. La réponse à l'exclusion se borne à une réaction sécuritaire qui la renforce. La vie est pleine de dangers. Le principe de précaution est une formule scandaleuse qui ne peut conduire qu'à la paralysie. Une bonne éducation devrait entraîner à évaluer objectivement les risques, à juger au mieux ce qui est acceptable et ne l'est pas, et à trouver des réponses adaptées pour réduire le risque sans handicaper la vie. Faire des citoyens critiques capables de communiquer est une véritable bombe. De ce fait, les expériences ponctuelles qui seraient nécessaires pour savoir si l'on va dans la bonne voie toucheraient le fondement même du consensus social, et risqueraient de déclencher des réactions très violentes.

La solution au *mal-être* des adolescents ne me semble pas en vue. La pauvreté de la communication, sa confiscation même sont des facteurs très favorables au développement, non seulement du tabagisme, mais de tous les comportements de dépendance. Cela ressort clairement de l'enquête du CFES, qui avait enregistré les déclarations spontanées de jeunes interviewés. Ainsi, un Henri, de 13 ans: "Celui qu'on oublie un peu, ou il lance une vanne, il dit une connerie et tout le monde revient à lui, ou alors il présente un paquet de cigarettes et en offre à tout le monde".

Pourtant une Agnès, 14ans, montrait une voie en déclarant: "Très souvent, c'est ce qui nous amène à avoir des relations avec d'autres. Quand on veut parler à quelqu'un ou que quelqu'un nous intéresse, on commence très souvent le dialogue par: "T'as pas du feu ?, t'as pas une cigarette ?". À ma sœur, dans l'école où elle est, on leur apprend à vivre de telle manière qu'ils n'ont pas besoin de ça pour engager une conversation; mais nous, on n'est pas si libres. Même aux profs, on leur demande, pour pouvoir avoir une relation avec eux". Cet apprentissage à franchir les barrières qui isolent les individus dans les sociétés modernes serait peut-être une des voies éducatives à explorer. Une étude anglaise a trouvé que la seule corrélation que l'on puisse actuellement établir avec la réduction du tabagisme des jeunes est la diffusion du téléphone portable, ce qui me conforterait dans cette opinion. Cette possibilité de tisser un réseau de liens intimes, discrets, qui permet des audaces, des contacts qu'interdisent la timidité, la pudeur, le regard des autres, est susceptible de sortir des jeunes d'un isolement destructeur, et des fausses communications d'une réunion autour de cigarettes ou d'alcool, ou de soirées en boîte ou de rave-parties où la puissance des haut-parleurs alliée aux cris de la foule supprime toute possibilité de réel contact. Qui ne se féliciterait que le budget des jeunes aille à ce merveilleux instrument, plutôt qu'au tabac ou au cannabis. On pourrait même se demander si derrière les ondes maléfiques dont il est accusé ne se cachent pas déjà quelques censeurs vigilants qui subodorent ses effets subversifs. Malheureusement, six mois plus tard, une étude finlandaise relativisait ce bel espoir, puisque dans ce pays c'étaient les accrocs au téléphone portable qui fumaient le plus et avaient les comportements les plus dangereux ! À ce titre, l'anonymat de *Facebook* ou de *Twitter* permet de livrer facilement et de partager ses interrogations et ses secrets intimes, mais permet aussi des utilisations perverses. Rien ne vaut une relation humaine ouverte, où l'on peut lire sur le visage de l'autre la véritable chaleur, le non-dit, ou la duplicité.

On forme des têtes bien pleines. On s'extasie de voir des élèves du primaire surfer sur Internet comme des pros de l'informatique. On n'étudie la philosophie qu'en terminale. Je rêverais que cela commence en maternelle.

Faute de pouvoir s'attaquer à la cause, on est donc contraint pour l'instant à s'attaquer au symptôme, en cherchant à être le plus efficace possible. Mais il faudrait en savoir plus sur ce qui aurait des chances réelles d'être efficace. Obstinément revient la réponse que nul ne veut entendre: *nous avons besoin de recherche scientifique sur le tabac et ses relations avec l'Homme.*

CHAPITRE XV

Politiquement incorrect

Il a dit la vérité,
Il doit être exécuté...
Guy Béart

Vérité un jour, erreur le lendemain. La vérité est mouvante. Il fallait coucher les bébés sur le ventre, il faut les coucher sur le dos. La seule vertu est l'inlassable remise en cause des certitudes, la recherche obstinée des preuves, la circonspection dans l'application de ce qui semble prouvé. Sans le doute scientifique, la terre serait encore plate, quelques grains de blé dans un pot recouvert d'une chemise sale feraient naître des souris sans papa ni maman. Le doute dérange, parce que le conservatisme est confortable. Poser des questions n'est pas sans risque. La plus anodine peut faire s'écrouler des empires. C'est bien pourquoi les puissances financières et politiques cherchent à assurer leurs bases en contrôlant l'information.

Je n'ai pas l'intention de faire le procès des compagnies industrielles ni de l'Etat. Le monde s'est construit autour d'un système économique devenu dominant dont le moteur est le profit. Seules sont valorisées les activités marchandes, *qui rapportent*, même si elles détruisent la planète. Mais une infirmière, un instituteur, un chercheur qui explore un inconnu sans bénéfice économique direct immédiat sont des activités *qui coûtent*, et qui souffrent toujours d'un sous-investissement. On peut tenter d'imaginer mieux, mais, pour l'instant, il faut *faire avec*. J'ai développé ces idées dans un ouvrage[115]. Une industrie ne peut se construire et survivre que si son domaine d'activité est rentable et répond à une demande, même si une publicité jouant d'arguments émotionnels arrive parfois à la créer artificiellement. Sans perspective de profit et en travaillant à perte, pas de nouveaux médicaments, pas de voitures, pas d'électricité... L'objectif premier et naturel de toute industrie n'est donc pas de donner un toit, de fournir de l'eau potable, de nourrir les populations, de traiter les malades. Son objectif premier est de survivre et de se développer. Elle doit assurer ses investissements, son fonctionnement, rémunérer ses dirigeants, son personnel et des actionnaires anonymes. Avec mes quelques SICAV, je soutiens peut-être à mon insu des activités que je réprouve.

[115]Molimard R. L'Homme, avatar de Dieu. L'Harmattan (2016)

Le profit est donc un souci vital. La déviance est qu'il pousse naturellement à la recherche du profit maximum sans véritable contrepoids. Les *commerciaux* exercent une pression considérable pour une rentabilité immédiate. Ils sont écoutés. Il en résulte souvent des choix et des comportements aux conséquences néfastes, immeubles non conformes qui s'écroulent, farines animales contaminées, médicaments inefficaces voire dangereux, navires poubelles, forages sous-marins qui déversent leurs marées noires. Un œil un peu critique décèlera sans peine, sous un habillage scientifique, les mensonges publicitaires qui, à force de répétition, finiront par être acceptés comme vérités naturelles. Ces déviances ne sont rectifiées que lorsque le profit est menacé parce que les consommateurs se détournent des produits qui ne leur donnent pas satisfaction, voire intentent des actions en justice ou se groupent pour organiser des boycotts. C'est alors seulement que des exigences morales, un souci d'éthique peuvent émerger dans les entreprises. Cette culture n'a pas encore disparu dans leurs services de recherche. Un vrai chercheur préfère en général par passion scientifique travailler à de meilleurs produits plus utiles et sûrs. La plupart n'aiment guère la *recherche-développement* qui ne vise qu'à donner des arguments pour doper les ventes. Mais les conseils de direction entendent plus volontiers les sirènes des commerciaux qui *rapportent* et font vivre la firme, plutôt que la voix des chercheurs qu'ils estiment leur coûter cher, et qui trouvent trop rarement à leur goût la perle qui ferait exploser les profits. C'est dire que la prévention efficace des dérives ne peut compter sur un sens éthique, une morale spontanée des entreprises. Il est alors nécessaire que la puissance publique intervienne, édicte des réglementations, mette en place des systèmes de contrôle complexes. Mais elle est sensible aux pressions des lobbies, aux arguments financiers, au chantage à l'emploi, si bien que la qualité des productions et des prestations ne se maintient qu'au prix d'un combat permanent. Les organismes ministériels soucieux de protéger la santé ne disposent que de moyens dérisoires face à ceux des grandes industries, qui dépassent souvent ceux des Etats qui prétendent les contrôler. Cette puissance financière permet à leurs lobbies des pressions occultes. Je voudrais simplement analyser le mécanisme de certaines dérives, pour éclairer un peu l'opinion, et afin que les décideurs publics honnêtes se laissent peut-être moins facilement abuser.

Mensonges et manipulations

Sur la publicité des tabagiers

Une première réflexion d'ordre éthique. Lorsqu'un produit a été démontré aussi dangereux pour la santé que le tabac, les campagnes visant à promouvoir son usage, même assorties d'avertissements, sont indécentes voire criminelles. Ce seul argument me semble justifier d'interdire leur publicité. Depuis la Loi Veil en 1977, cette interdiction a été une des revendications constantes des organisations de lutte contre le tabagisme. D'autant que le combat était inégal. S'étalaient sur les murs et dans la presse les splendides affiches des campagnes promotionnelles de l'industrie du tabac, où les meilleurs spécialistes de la manipulation des foules jouaient avec art et métier sur les leviers subconscients. En face, les meilleures productions des organisations anti-tabac faisaient figure de tracts, tapant souvent à côté de la plaque avec des slogans facilement détournés. Mais depuis l'interdiction de toute publicité, on doit avec le recul se poser la question de son efficacité, et de ses éventuels effets pervers.

Hormis les anecdotes, l'histoire n'a de réel intérêt que si l'on sait en tirer les leçons. Or en moins d'un siècle après *Christophe Colomb*, le tabac avait déjà gagné le monde entier jusqu'aux confins de la Chine, uniquement par le bouche-à-oreille. N'existaient alors ni télévision ni radio, l'imprimerie en était encore à ses balbutiements, le premier numéro de la Gazette de *Théophraste Renaudot* n'était pas encore paru et la notion même de publicité n'existait pas. Aucune industrie tabagière n'était d'ailleurs là pour la promouvoir. Pendant 70 ans de régimes communistes dans l'ancienne URSS et en Chine, on ne voyait aucune publicité pour quelque produit que ce soit. Pourtant on s'y enivrait et on y fumait aussi intensément qu'à l'occident. Sans publicité, la moitié des adolescents français ont déjà goûté au cannabis.

Les fabricants de tabac affirment que la publicité leur sert à promouvoir leur marque dans un monde très concurrentiel. Chacun prêche évidemment pour sa paroisse. Le but premier de *Philip Morris* n'est pas de promouvoir l'usage du tabac, mais de grignoter un peu plus de parts de marché pour sa *Marlboro*®. Cependant, comme les fumeurs sont dans l'ensemble très fidèles à leur marque, Il leur faut nécessairement capter les débutants. L'argument ne tient donc pas, la publicité cherche essentiellement à pousser les jeunes à fumer.

Là peuvent intervenir des effets pervers. Si l'on supprime la guerre ouverte des marques dans les médias, les grandes affiches en quadrichromie, les honoraires à des stars du show-biz pour qu'on les voie fumer, ces compagnies font des économies considérables. Si cette manne financière est utilisée à des promotions plus sournoises et pernicieuses, trophée Camel, prix Philip Morris, fondations et bourses, produits dérivés, distributions de cigarettes dans des rave-parties, on comprend que l'interdiction de la publicité n'ait eu sur le tabagisme qu'un impact décevant

L'industrie du tabac n'a aucun intérêt à tuer prématurément ses bons clients. Voir mourir 10 ans trop tôt d'un cancer du poumon un fumeur de trois paquets par jour est une perte potentielle considérable. Elle a donc cherché à produire des cigarettes réellement moins dangereuses. Mais elle est vite arrivée aux limites du possible, malgré les filtres perfectionnés, car c'est la fumée qui porte l'essentiel de la nocivité du tabac C'est ce qu'ont compris les pragmatiques suédois en s'investissant sur le snus, leur tabac oral, qu'elles ont amélioré en le débarrassant de nitrosamines cancérigènes. Démontrer un avantage réel pour la santé demande des études sur de longues années, quand un slogan publicitaire fallacieux de cigarettes *allégées* marche tout de suite. Or depuis quelques années, les compagnies tabagières sont diabolisées, en butte à des attaques juridiques. Elles se font donc plus discrètes sur la publicité. Plus question de vanter les cigarettes légères, qu'avaient avec grand succès réussi à promouvoir les gens de leur marketing pour un retour sur investissement rapide. Les firmes utilisent désormais des voies plus perfides pour les promouvoir. Leurs lobbies sont très actifs. Ils infiltrent des conseillers *scientifiques* auprès des instances de décision, qu'ils intoxiquent et amènent à des décisions inadaptées. La naïveté des décideurs, voire leur complicité, est impressionnante. Ils sont tombés dans tous les pièges. *Kozlowski* nous avait pourtant montré il y a au moins 30 ans l'inanité des mesures des rendements avec la machine à fumer, qui ne renseignent en rien sur ce qu'absorbe un fumeur. Pourtant, l'OMS préconise encore de limiter les rendements en nicotine et goudron et oxyde de carbone, et des taux maximum sont édictés par des instances européennes[116]. Elles cautionnent ainsi depuis des années l'imposture des cigarettes légères, et continuent à jouer les partitions que propose l'industrie du tabac

Sur la publicité des firmes pharmaceutiques

Au début de leur commercialisation, les dits *substituts nicotiniques* devaient être prescrits par un médecin. Mais la Sécurité Sociale se refusait à les rembourser, considérant que son rôle était le traitement des maladies, alors qu'il s'agissait de médicaments de *prévention* d'affections liées au tabagisme, mais que la dépendance au tabac n'était pas en soi une maladie. Un autre argument pour ce refus était que le fumeur payait bien pour ses cigarettes et que s'il arrêtait, ses économies le dédommageraient largement de son investissement en *substituts nicotiniques.* De plus, la publicité des médicaments sur prescription médicale est limitée aux revues professionnelles. C'était là un frein considérable à une large diffusion des gommes à la nicotine. Les firmes s'indignèrent alors qu'on ait besoin de consulter un médecin pour acheter de la nicotine en gommes, quand on pouvait s'en procurer sans limites sous forme de tabac. Pour pouvoir faire de la publicité *grand public*, il fallait donc obtenir que ces produits puissent être vendus sans ordonnance, avec la contrepartie que la Sécurité Sociale ne les rembourse pas. Faisant leur deuil de les voir rembourser, les firmes firent une pression considérable pour qu'ils soient en vente libre en pharmacie. Elles purent alors en faire la publicité grand public, à la télévision, mettre des affiches sur les culs de bus.

---

[116] Directive (n°2001/37/CE) du 5 juin 2001 du Parlement européen et du Conseil. Arrêté du 5 mars 2003

Malgré cela, les ventes ne décollaient pas. L'efficacité diminuait lorsque ce traitement n'était pas prescrit par un médecin, ce qui altérait son image dans le public. Il fallait faire mieux. On avança alors que beaucoup de fumeurs ne pouvaient s'offrir un traitement onéreux, pourtant vital chez des malades insuffisants respiratoires qui ne pouvaient s'arrêter, et qu'ils et devraient bénéficier d'un médicament qui diminuerait leur inhalation. On vit alors fleurir des études explorant la capacité respiratoire, démontrant qu'elle diminuait très vite chez de jeunes fumeurs. Donc les autorités sanitaires se devaient de considérer ce traitement comme essentiel. Tâche difficile, au vu de la méta-analyse du groupe Cochrane[117] portant sur 132 essais. Elle conclut qu'au suivi d'un an, la gomme nicotine a 17,1% de succès, le placebo 10,8%. Pour le patch, 14,9% contre 10,3%. Vu sous un autre angle, c'est ramener à 85,1% les 89,7% d'échecs du placebo. Dans un grand essai de patchs chez des cardiaques, le groupe traité a eu de moins bons résultats à 48 semaines: Nicotine 10%, Placebo 12%. Le rapport entre le coût et le *Service Médical Rendu* est largement utilisé pour justifier le déremboursement de certains médicaments. Comment a-t'on pu, quelles pressions a-t'il fallu exercer en fonctions de tels résultats, pour arriver à faire payer *50€ par an et par fumeur* pour des produits d'une aussi piètre efficacité, *tout en continuant à en faire de la publicité grand public* ? C'est un véritable *pillage scandaleux de la Sécurité Sociale.*

Evidemment, des produits potentiellement dangereux comme le *Zyban*® ou le *Champix*® ne peuvent être mis sur le marché sans l'avis d'un médecin. Mais une stratégie se développe pour contourner l'interdiction de publicité grand public. Un spot télévisé vous propose d'arrêter de fumer "grâce à votre docteur". Vous êtes renvoyé sur un site tel que http://www.prévention-tabac.com. C'est clairement un site *Pfizer*. Vous pourrez y apprécier tous ses liens de partenariat avec de nombreuses sociétés savantes qui témoignent de leur indépendance ! La prudence fait qu'il n'y est pas question de *Champix*®, mais vous n'aurez aucun mal à trouver le nom. Vous ferez alors le siège de votre médecin pour qu'il vous prescrive ce médicament, d'autant plus vraisemblablement miraculeux qu'une caution officielle lui a été donnée, puisque qu'avec une incroyable rapidité qui tient de l'urgence, vous bénéficierez grâce à son ordonnance d'un remboursement de 50€ ! Ce type de publicité indirecte à l'intention du grand public tend à se généraliser. "Vous avez des troubles de l'érection ? Parlez-en à votre médecin". Et s'affiche sur l'écran le nom d'une mystérieuse *Lilly*, dont les charmes si efficaces se résument à commercialiser le *Cialis*®.

[117] Stead LF, Perera R, Bullen C, Mant D, Lancaster T.Nicotine replacement therapy for smoking cessation.Cochrane Database Syst Rev. 2008 Jan 23;(1):CD000146.

Sur la nicotine

Quoi de plus anodin en apparence que de remettre en cause comme je le fais depuis des lustres le rôle exclusif de la nicotine dans la dépendance au tabac. Dès la commercialisation des gommes, je m'entends dire au *Chef de Produit* d'un grand laboratoire: "Vous ne devriez pas présenter la nicotine comme la molécule unique responsable de l'addiction, parce que vous n'en avez pas la preuve absolue. Si vous en étiez certain, vous seriez criminels de mettre sur le marché un produit hautement addictif et joueriez les apprentis sorciers, comme si vous commercialisiez la cocaïne. Bornez-vous à dire qu'elle aide à arrêter de fumer, ce qui est démontré, en vous félicitant qu'elle n'ait jamais été utilisée à des fins toxicomaniaques". Mais un *Chef de Produit* n'est là que pour vendre. Il n'a aucune chance d'être entendu par ceux qui définissent les stratégies commerciales. Manifestement, faire de la nicotine *La* drogue du tabac devait être *plus porteur*. Mais les conséquences d'un tel choix sont importantes.

Si, à force de publications scientifiques, de conférences, d'articles dans différents journaux, d'interventions télévisées, en chauffant à blanc les visiteurs médicaux, on arrive à graver dans l'esprit des médecins et du grand public que la nicotine explique à elle seule l'intense pouvoir addictif du tabac, un raisonnement primaire exige que les cigarettes en contiennent le moins possible. Ainsi les enfants deviendront moins facilement dépendants du tabac, et les fumeurs seront moins accrochés et plus enclins à s'arrêter.

Mais le contenu réel du tabac en nicotine et son rendement machine n'ont guère d'intérêt. Un fumeur a une grande latitude d'adapter sa façon de fumer pour avoir sa dose. Cela suffit pour démontrer l'inanité d'une réglementation basée sur les rendements standards. N'empêche, la pression exercée au niveau des instances décisionnelles est forte, si bien que la Directive précitée du Parlement Européen a limité à 1mg le rendement en nicotine des cigarettes. Une telle décision ne gêne en rien l'industrie du tabac, puisqu'il n'existait depuis déjà longtemps sur le marché européen *aucune* cigarette atteignant un tel rendement. Un naïf ne s'en alarmera pas, estimant qu'il s'agit d'un coup d'épée dans l'eau…

Pourtant, dans le même temps, l'industrie pharmaceutique tente d'élargir le marché de ses *substituts nicotiniques* sur le thème de la réduction du risque. Un effet évident de la nicotine est de réduire la quantité de fumée inhalée. Lorsqu'elle travaillait dans mon laboratoire, *Caroline Cohen* avait obtenu de la SEITA qu'elle nous fournisse des cigarettes expérimentales sous une présentation et avec un rendement en goudron et oxyde de carbone identique à ceux des *Gauloises*®, mais avec un plus fort rendement en nicotine. Des fumeurs volontaires ont trouvé ces cigarettes trop fortes, moins bonnes au goût que leurs *Gauloises*® habituelles. Mais elles les ont rassasiés un peu plus, car ils en ont inhalé moins de fumée, ont attendu plus longtemps avant de prendre spontanément une de leurs *Gauloises* favorites, et la cigarette suivante a été aussi allumée beaucoup plus tardivement. Plus de nicotine ne donne donc pas plus de plaisir à fumer, mais diminue le besoin et rassasie.

L'idée *marketing* est donc de donner de la nicotine à ceux qui ne peuvent s'arrêter de fumer, sous forme de gommes, timbres ou autres. Ils n'abandonneront pas la cigarette, mais ils inhaleront moins de fumée, ce qui sera meilleur pour leur santé. On voit tout l'intérêt commercial à faire accepter cette conception. Le but ne serait plus de donner des médicaments à la nicotine deux à trois mois pour arrêter de fumer. On les vendrait aussi aux fumeurs qui n'ont pas envie de s'arrêter, en leur disant qu'ils peuvent *continuer à fumer à moindre risque s'ils les prennent à vie*, ce qui est proprement criminel, puisqu'on les incite à prolonger la durée d'exposition ! On saisit dès lors la perversité de la décision arrachée au Parlement Européen par des lobbies où les taupes de toutes les industries sont vraisemblablement très actives.

Si j'avais à conseiller l'industrie du tabac, je leur dirais en effet d'abonder dans le sens de cette décision: "Faites les cigarettes au plus faible rendement possible en nicotine. Comme les fumeurs fument jusqu'à ce qu'ils aient absorbé suffisamment de nicotine pour se calmer, il leur en faudra fumer un peu plus. Ces cigarettes demandant une technologie plus élaborée, vous pourrez les vendre plus cher. Enfin, comme on n'attrape pas les mouches avec du vinaigre, vous accrocherez peut-être plus facilement les jeunes avec des cigarettes douces qu'avec celles qui les rendraient malades".

J'avoue que ce dernier argument n'est peut-être pas très solide. Afin de le vérifier, j'ai fait une enquête auprès de collégiens fumeurs, pour savoir s'ils avaient plutôt commencé avec des légères. En fait, ils ont fait leurs premières expériences avec celles qui leur tombaient sous la main, *piquées* dans le paquet du père ou de la mère, *refilées* par un copain, *taxées* à un autre. Il est vraisemblable que ce qui compte dans l'initiation, c'est le contact avec la fumée, quel que soit le rendement théorique en nicotine. Avec des cigarettes très fortes, on prend sans doute moins de bouffées, et plus petites. De plus, l'effet aversif est plutôt dû aux substances irritantes de la fumée qu'à la nicotine elle-même, et le débutant n'a pas encore pris l'habitude d'inhaler, ce qui limite l'absorption.

Il existe donc une évidente convergence d'intérêts entre les deux industries. Celui de l'industrie du tabac est de produire des cigarettes pauvres en nicotine, dont elle vendra plus et plus cher. Celui de l'industrie pharmaceutique est de vendre le plus de nicotine possible. Son marketing a trouvé une formule remarquable, la *bonne nicotine*, par opposition avec la *mauvaise nicotine* qui est apportée par le tabac. Je laisse aux chimistes le soin de faire la différence ! Selon l'étude déjà citée avec un inhalateur, *la bonne nicotine* permettrait de diminuer de 30% l'inhalation de fumée. Cependant, pour en retirer un bénéfice réel de santé, il faudrait une utilisation à vie ! Quel pactole si les fumeurs achetaient leur boite de nicotine en même temps que leur paquet de cigarettes ! Rien n'étant parfait, avec les produits actuels cela relève malheureusement de l'utopie, car l'inconvénient de la *bonne nicotine*, c'est que les fumeurs ne l'aiment pas et l'abandonnent. Cependant, cela fait toujours des ventes…

Si l'on a un peu mauvais esprit, une telle convergence peut paraître suspecte. Elle ne devrait pourtant pas étonner. Il serait intéressant d'explorer le maquis des holdings, des sociétés et de leurs filiales. On aurait sans doute des surprises. L'argent va vers ce qui rapporte, sans se soucier d'éthique. Comme cette dame qui mettait un cierge devant saint Michel et un autre devant le Dragon, pour s'assurer une protection dans les deux camps.

L'ajout de nicotine.

Sous le prétexte que la nicotine serait l'agent addictif du tabac, une énorme campagne, relayée dans le monde entier, s'est déclenchée aux Etats-Unis contre les fabricants de tabacs, lorsqu'il a été révélé qu'ils enrichissaient le tabac avec de la nicotine pour fabriquer certaines cigarettes *pour les rendre plus addictives*. Ces accusations sont étayées par des documents internes à l'industrie du tabac qui ont été publiés.

En fait, la réserve de nicotine dans une cigarette est telle qu'il n'est nul besoin d'en rajouter. La teneur en nicotine du tabac sec est d'environ 15 à 23 mg par gramme. Il y avait un gramme de tabac dans la *Gauloise* classique. C'est encore sur cette base que les statisticiens transforment le nombre de cigarettes en poids de tabac. Mais une cigarette moyenne actuelle n'en contient plus guère que 750 mg, et certaines seulement 500 mg. Une cigarette peut donc contenir de 8mg à plus de 20 mg de nicotine selon le tabac utilisé. C'est entre 25 et 100 fois le rendement mesuré par la machine. Il y a donc une grande marge d'adaptation, aussi bien pour le fabricant que pour le fumeur, sans qu'il soit nécessaire d'ajouter de la nicotine *pour augmenter le pouvoir addictif*.

Il faut donc une autre explication. Voici celle que donnent les fabricants. Le tabac reconstitué-papier a perdu dans les bains de lavage une grande partie de sa nicotine. S'ils en utilisent beaucoup, ils ne peuvent obtenir les rendements déclarés qu'en y réincorporant un concentré des eaux de lavage, voire de la nicotine. La polémique est intense, les avocats américains soufflent sur le feu. On est facilement mis au banc d'infamie si l'on ne classe pas immédiatement toute déclaration des fabricants comme fausse et inspirée par le diable. Pourtant, il n'est clairement pas de l'intérêt des fabricants de rajouter de la nicotine. Je pense donc que cette querelle est un bon cheval de bataille dans le combat contre les compagnies de tabac. C'est certainement une grande source de profit pour les *lawyers* américains, mais c'est un mauvais procès.

L'ajout d'ammoniaque

On a découvert que l'industrie du tabac utilisait de l'ammoniaque ou des sels d'ammonium lors de la préparation du tabac. Elle a alors été accusée de le faire pour augmenter la dépendance. L'argument est qu'alcaliniser la fumée accroîtrait la vitesse de diffusion de la nicotine dans l'organisme et sa fixation dans le cerveau, tout comme ajouter un alcalinisant aux gommes ou timbres à la nicotine facilite son absorption. On ne peut comparer l'absorption à partir d'un timbre gardé 24heures, ou d'une gomme à forte teneur en nicotine gardée 30 minutes en bouche à celle à partir d'une fumée beaucoup moins concentrée lors d'un bref passage d'une à deux secondes lors de l'inhalation dans le poumon. La surface de la cavité buccale est insignifiante par rapport à l'énorme surface des alvéoles pulmonaires. On estime que si la fumée est inhalée, entre 95 et 100% de la nicotine d'une bouffée est absorbée, que la fumée soit acide ou alcaline. La muqueuse buccale n'absorbe donc qu'une minime fraction de nicotine, et lentement, vers les veines du cou Elle ne peut donc participer à la vague de nicotine arrivant rapidement au cerveau que procure l'absorption pulmonaire, qui est dite importante pour générer l'addiction. De plus, selon les accusateurs, la nicotine-base, plus volatile, serait mieux extraite de la cigarette. Une partie traverserait les filtres de la machine à fumer sans y être piégée, ce qui fausserait les résultats des rendements standards. Mais cette volatilité lui permettrait aussi de s'échapper dans l'environnement à travers le papier poreux dans l'intervalle entre deux bouffées, d'où une perte également importante pour le fumeur.

Avec l'hypothèse qu'une meilleure absorption de la nicotine par les muqueuses de la bouche, de la gorge et du nez, permettrait au fumeur de cigarettes à fumée alcaline d'inhaler moins pour avoir sa dose, nous avons comparé il y a plus de 10 ans la cotininurie et le taux d'oxyde de carbone dans l'air expiré entre deux groupes de fumeurs[118]. L'un fumait des cigarettes brunes, *Gauloises brunes*® ou *Gitanes*®, à fumée alcaline (pH 7,55), l'autre des cigarettes blondes, *Gauloises Blondes*® (pH 6,45) et *Marlboro*® (pH 6,75). Le dosage de cotinine urinaire a montré que les deux groupes avaient absorbé une quantité identique de nicotine. Contrairement à notre

---

[118] Cohen C, Molimard M, Le Houezec J, Molimard R: Fumeurs de tabac brun et fumeurs de tabac blond. *Semaine Hôp. Paris* (1989) 65: 2463-5

attente, c'est le groupe de fumeurs de brunes qui inhalait le plus. L'hypothèse était donc fausse: l'acidité ou l'alcalinité de la fumée ne changent en rien l'absorption.

Si le pH avait l'importance qu'on veut bien lui donner pour expliquer l'addiction, ce sont les cigarettes brunes qui devraient avoir conquis le marché américain, avec leur fumée bien plus alcaline que celles des *Marlboro*®. C'est le contraire qui se produit, les cigarettes blondes à fumée acide supplantent actuellement les cigarettes brunes dans leur marché traditionnel en France, Espagne ou Italie. Quant à l'argument que la nicotine absorbée sous cette forme passerait plus facilement dans le cerveau, il est tout bonnement faux. Sitôt absorbée, la nicotine est tamponnée au pH 7,4 du sang. Le pH de la fumée n'a donc aucune répercussion sur sa distribution entre les différents organes.

Alors pourquoi l'ammoniaque ? Pour des raisons techniques disent les fabricants, par exemple pour la préparation du tabac reconstitué, l'ammoniaque (NH^4OH), et surtout le phosphate dibasique d'ammonium sont nécessaires dans l'utilisation de la pectine comme adhésif liant les fibres... Curieusement, c'est un moyen industriel d'ignifuger les tissus et le papier. Une cigarette qu'on ne pourrait allumer serait évidemment moins dangereuse! Le sulfamate d'ammonium serait aussi utilisé pour diminuer la production de benzopyrène. Une autre propriété de l'ammoniaque, très utilisée en parfumerie, est selon *P. Mac Léod*[119] d'exalter les arômes. C'est une explication que donne aussi l'industrie, qui dit que l'ammoniaque réagit avec les sucres du tabac lors de sa préparation ou lors de sa combustion pour former des substances aromatiques. Or les tabacs blonds sont très riches en sucres, naturellement et par adjonction de mélasses dans les *sauces*. L'alcalinisation augmenterait par ailleurs la sensation appelée *impact* de la fumée, liée à l'action irritante de la nicotine sous forme basique. Cette sensation que recherchent certains fumeurs peut être aversive pour des débutants. En effet, la nicotine est habituellement dans la phase particulaire de la fumée, n'ayant pas de contact direct avec la muqueuse. Sous forme alcaline, elle est plus volatile et tend à s'en échapper, manifestant alors son action irritante. C'est un des inconvénients du *spray* nasal et des inhalateurs à nicotine.

Il y a suffisamment d'arguments pour combattre le tabac et les procédés commerciaux de l'industrie sans qu'il soit besoin d'aller enfourcher de douteux chevaux de bataille qui risquent simplement de déconsidérer les meilleures causes. Tous les activistes sont déjà tombés dans le piège des cigarettes légères. Sous leur pression, on édicte encore des règlements

[119] Patrick Mac Léod. Professeur à l'Ecole Pratique des Hautes Etudes. Neurophysiologiste spécialiste de l'olfaction.

limitant les rendements en nicotine et goudron, alors que l'on sait certainement depuis longtemps à quoi s'en tenir, 20 ans après que *Kozlowski* eut démontré l'inanité de telles mesures. Cette question de nicotine et d'ammoniaque est un leurre dont se satisfait parfaitement l'industrie du tabac. Elle est accusée avec des arguments trop facilement démontables, et ces campagnes détournent l'attention de ses réelles recherches visant à augmenter l'accrochage des fumeurs.

Sur l'absorption intestinale de la nicotine et le premier passage hépatique

Il est vrai que le tabac n'a jamais été utilisé par la voie digestive. Mais une des couleuvres qu'on continue à nous faire avaler pour l'expliquer est celle du *premier passage hépatique.* On a ainsi réussi à faire admettre que la nicotine déglutie était inefficace parce que le sang de l'intestin qui l'emporte est drainé par la veine porte qui l'amène directement au foie, qui la détruirait immédiatement et totalement. On a ainsi justifié la mise sur le marché de dispositifs complexes et onéreux qui feront absorber la nicotine par les muqueuses de la bouche ou du nez, ou à travers la peau. Passant alors dans des veines qui l'amènent directement au cœur, elle gagne le cerveau sans traverser le foie. Ce sont des gommes à mâcher où la nicotine est fixée sur une résine, des timbres à coller sur la peau d'où elle est libérée à un débit régulier, des pulvérisateurs qui l'enverront dans les fosses nasales sous forme d'aérosol, des inhalateurs... Toutes ces préparations galéniques coûtent cher et justifient un prix qui garantit la rentabilité.

Le problème est que le foie ne détruit pas tout au passage. Même *Benowitz*, spécialiste mondial du métabolisme de la nicotine et grand promoteur de la nicotine pharmaceutique, estime qu'environ un tiers de la dose ingérée échappe à cette destruction immédiate hépatique[120] ! Il n'en donne aucune explication. La capacité de sa transformation en cotinine par le foie serait-elle limitée, si bien qu'il en laisse passer dans la circulation générale à partir d'une certaine dose ? J'ai une autre explication qui n'a jamais été évoquée. En effet les graisses alimentaires ne sont pas absorbées par la veine porte. Elles ne traversent donc pas le foie. Sous forme de petites particules en émulsion, les chylomicrons, elles sont drainées par les lymphatiques intestinaux qui convergent pour former le canal thoracique. Celui-ci s'abouche dans les veines de la base du cou où il les déverse directement dans la circulation générale. Or justement, au pH 7,4 de l'organisme, environ 31% de la nicotine est sous la forme de nicotine-base non ionisée, soluble dans les graisses. Cette nicotine suit donc vraisemblablement après son absorption le trajet spécial des lipides alimentaires, tout comme d'autres substances liposolubles comme les

---

120 Benowitz NL, Porchet H, Peyton Jacob III. Pharmacokinetics, metabolism and pharmacodynamics of nicotine, in "Nicotine Psychopharmacology", (1990) Oxford Science Publications p 112-57.

vitamines A, D, E ou K, qui sont très mal absorbées s'il y a un trouble de digestion des graisses. Elle pourrait donc constituer le fameux tiers de nicotine non détruite. Ainsi, compte tenu du résidu de nicotine qui reste dans les gommes et timbres après utilisation, le cerveau pourrait parfaitement avec une même dose orale en recevoir la même quantité que par les autres voies. Si l'on ingérait de la nicotine-base en solution huileuse, il est même probable qu'on aurait besoin de doses plus faibles. Il est d'ailleurs bien vraisemblable que la nicotine des nouvelles préparations de tablettes à laisser fondre sous la langue soit tout bonnement principalement avalée. Or la nicotine hautement purifiée des laboratoires de fournitures de produits chimiques pour analyses coûte 440 euros le litre. Un traitement de 15 jours de pilules contenant les 50 centimes de nicotine nécessaires ne devrait pas coûter plus de 5 euro, dix fois moins qu'avec les timbres. Ce serait un médicament peu onéreux à la portée des plus pauvres, qui pourrait ainsi avoir une large diffusion. C'est justement là que le bât blesse. Le prix des médicaments étant jusqu'à il y a peu de temps encore basé sur celui de la matière première, il n'était absolument pas rentable de mettre bêtement de la nicotine en pilules.

Méfaits du tabagisme passif: une scandaleuse manipulation commerciale.

Le tabagisme passif, c'est le risque pris par un non-fumeur à respirer la fumée des autres. Je me suis fait agresser jadis pour avoir dit sur un plateau de France 3 que ce n'était pas un problème de Santé Publique. Je ne prétendais pas que ce ne soit pas un problème, mais il ne faut pas se tromper d'échelle. Je voulais souligner que le véritable problème de Santé Publique était le tabagisme actif, sans lequel il n'y aurait évidemment pas non plus de tabagisme passif. Je me basais sur les calculs de Catherine Hill[121]. Si 18.000 cancers du poumon par tabagisme actif constituent un *problème* de Santé Publique, on ne peut en dire autant des 100 cas qu'elle attribuait au tabagisme passif, ajoutant de plus que l'estimation précise de niveaux aussi faibles était d'ailleurs une impossibilité statistique. Elle évaluait alors à 1000 le nombre de décès qui pouvaient lui être imputés, toutes causes confondues. Mais, sans aucune étude française, par simple extrapolation de statistiques américaines qui lui attribuaient 450 000 décès annuels par accidents cardiovasculaires, un rapport à l'Académie de Médecine fit grimper le score à 2500. C'était certes beaucoup, mais pas assez encore pour justifier des mesures au nom de la Santé Publique.

D'autant que le rôle du tabagisme passif est loin d'être clairement démontré. On se base par exemple sur le risque du conjoint non-fumeur vivant avec un fumeur. Concernant le risque cardiovasculaire, Il n'est

[121] Catherine Hill. Epidémiologiste française spécialiste des cancers, Institut Gustave Roussy, Villejuif

curieusement pas très différent de celui qu'encourt un grand fumeur ! Ceci suggère que des facteurs autres que la fumée entrent en jeu. Par exemple les préférences alimentaires. L'équipe de Jeanine Louis-Sylvestre[122] a montré que les fumeurs avaient un besoin accru de protéines qui les pousse à manger beaucoup de viande, riche en graisses saturées[123]. Ces graisses sont tenues pour responsables de dépôt d'athérome qui obstruent les artères. Mais au Japon, les fumeurs ne font pas plus d'infarctus que les non-fumeurs ! Or pour satisfaire leur besoin en protéines ils mangent du poisson, et donc des graisses non saturées qui ne provoquent pas d'athérome. Ce n'est pas un problème génétique, car les Japonais qui émigrent aux Etats-Unis font autant d'infarctus que les autres américains, sans doute parce qu'ils satisfont leur besoin en protéines avec des hamburgers. De plus, l'odorat des fumeurs est très altéré. Ils sont poussés à saler davantage leurs aliments parce que le sel exalte les arômes. Ils n'aiment ni les fruits ni les légumes, mais adorent les frites. Leur régime n'a donc rien du fameux régime méditerranéen. Ils avalent 25% de cholestérol de plus que les non-fumeurs, et 25% de vitamine C en moins. Alors, si votre conjoint est fumeur, ferez-vous un accident vasculaire parce que vous respirez sa fumée, ou parce que vous mangez la même cuisine que lui, qu'il la fasse ou vous la demande ?

Les interdictions de fumer appliquées en France depuis 2007 dans les lieux publics et tous les lieux de travail, étendues en janvier 2008 aux hôtels-restaurants, bars-tabac et discothèques ont évidemment satisfait ceux qui ne fument pas. Mais elles ne suffisent pas à calmer l'ardeur des militants anti-tabac, qui obtiennent déjà aux USA l'interdiction de fumer dans des parcs ou sur certaines plages. On commence même à s'attaquer au tabagisme à domicile, et l'on peut se voir refuser la location d'un appartement si l'on est fumeur. Des hôpitaux, des entreprises commencent à refuser d'embaucher des fumeurs. Cette folie répressive s'étend au monde entier. C'est à qui prendra les mesures les plus restrictives. Il vient d'être interdit de fumer le narguilé sur les terrasses des cafés d'Alexandrie.

Pourtant, c'est bien la mortalité provoquée par le tabagisme passif qui a fait adopter dans le monde entier les législations extrêmement restrictives à l'encontre des fumeurs. En février 2006 était publié un rapport qui dénombrait pour tous les pays européens la mortalité attribuable au tabagisme passif[124]. Pour la France, l'estimation était de 5863 décès, au mort près. C'était un saut considérable par rapport aux évaluations précédentes,

---

[122] Jeannine Louis-Sylvestre. Professeur à l'Ecole Pratique des Hautes Etudes. Spécialiste de la nutrition.

[123] Le Peltier D, Chabert M, Louis- Sylvestre. Mise en évidence d'un appétit spécifique pour les protéines chez les fumeurs. *Alcoologie* (1995)17,76

[124] Lifting the smokes creen: 10 reasons for a smokefree Europe - *European Respiratory Society, Brussels Office*, 146p

qui en faisait désormais un problème de Santé Publique. Ce rapport préconisait donc comme seule solution un bannissement total du tabac dans tous les lieux publics, au travail, dans les transports, sans zones où fumer serait autorisé. Les activistes français de l'anti-tabagisme ont immédiatement arrondi ce chiffre à 6000, ce qui était plus parlant, et ont entrepris un lobbying parlementaire qui a abouti d'abord à l'interdiction de fumer dans les lieux de travail en février 2007, étendue aux hôtels, restaurants, bars et discothèques à partir du 1er janvier 2008.

Un rapport n'est pas fait pour être lu ! On saute à ses conclusions. *Je l'ai lu !* J'ai cru rêver. On ne peut imaginer pire falsification de la vérité scientifique. Car pour augmenter le nombre de décès justifiant de telles mesures, les auteurs ont simplement *changé la définition du tabagisme passif !* Jusque là, c'était le risque pris par un non-fumeur exposé à la fumée des autres. Là, ils ont imaginé que, si vous fumez seul dans votre bureau, certes vous êtes un fumeur actif avec ses risques, *mais vous respirez l'air de la pièce que vous venez d'enfumer !* Donc vous êtes une victime du tabagisme passif ! Ils ont pu ainsi inclure près de 5000 vrais fumeurs parmi les victimes du tabagisme passif. Ils ont même poussé la naïveté, voire l'impudence, à comptabiliser le nombre de décès de non-fumeurs, et sont arrivés à 1114, soit pratiquement à l'estimation de *Catherine Hill* il y a 20 ans. Et sur ces 1114, seuls 107 étaient victimes à leur travail, et 6 dans les secteurs de l'hôtellerie, des bars et discothèques. Restent 1007 victimes par enfumage à domicile. Pour l'instant, on voit mal comment diminuer ce risque tant que la police n'aura pas le droit de défoncer votre porte avec un bélier pour verbaliser votre conjoint fumeur. C'est donc pour ces 113 décès selon le rapport lui-même qu'ont été prise des mesures aussi radicales et d'une telle ampleur.

Nul besoin de chercher loin leur raison. On les trouve dans le rapport lui-même. La commission qui l'a mis en œuvre l'a présenté le 2 juin 2005 dans une conférence à Luxembourg, tenue sous les auspices de la présidence luxembourgeoise de l'Union Européenne, avec comme sponsors GlaxoSmithKline (*Zyban*® et *Niquitin*®) et Pfizer (*Nicorette*® et *Champix*®)! Il me semble donc clair que les véritables promoteurs de la politique d'interdiction de fumer en sont les principaux bénéficiaires.

J'ai fait une analyse complète de ce rapport qu'a publiée une courageuse revue scientifique, mais apparemment, personne non plus ne l'a lue[125].

Le mieux est l'ennemi du bien.

Hormis le risque encouru par quelques professionnels très exposés comme les serveurs de bars, les seuls effets bien démontrés de la fumée dans l'environnement concernent les enfants. Le calibre de leurs voies respiratoires est très fin. La moindre irritation les obstrue. Lorsque la maison est enfumée, que la maman souffle la fumée dans le nez du bébé à son bras, ou conduit les enfants à l'école dans une voiture toutes vitres fermées, quoi d'étonnant qu'ils aient plus d'otites ou de bronchites infantiles. J'ai peur qu'à vouloir trop démontrer on finisse par donner des armes à l'adversaire. Nous avons besoin de preuves irréfutables, non seulement de la réalité des risques, mais aussi de leur importance. Les vrais saints patrons de la médecine ne devraient pas être Côme et Damien, mais Thomas, qui a exigé de mettre son doigt dans les plaies du Christ pour croire à sa résurrection. Nous vivons dans un monde de froussards, terrorisés pour un rien, hantés par la sécurité, barricadés derrière le *principe de précaution.* Or rien n'est pire que la peur. La peur du cancer ne dissuade pas de fumer, n'incite pas à s'arrêter. La peur génère l'agressivité, l'intolérance, les conflits. Ceux qui sont incommodés des heures durant par la fumée de leurs collègues de bureau, voire harcelés s'ils protestent, ont suffisamment de raisons immédiates pour se rebeller sans qu'on en rajoute une louche avec la menace de complications de santé incertaines et lointaines.

Lutter pour le droit à ne pas respirer un air pollué est essentiel. En particulier lorsqu'on y est contraint pour gagner sa vie. C'est un bon cheval de bataille contre le tabagisme actif. L'action de l'association qui défend les droits des non-fumeurs a fait énormément bouger les choses. Fumer est de moins en moins considéré comme *La Norme.* C'est très important pour que les jeunes ne se sentent pas obligés de se conformer à la pression sociale. Cela facilite l'arrêt du tabac chez ceux qui commencent à y penser. Il faudrait éviter pour cela toute agressivité à l'égard des fumeurs, ce qui est difficile. Se dire que chez pratiquement tout fumeur un ex-fumeur se cherche. Le meilleur combat est de lui faciliter sa démarche d'arrêt. On fait ainsi d'une pierre deux coups: il préserve sa santé et n'importune plus les autres. Si la fumée disparaît de son environnement, si fumer n'est plus la norme, il en tirera également bénéfice. Il faut penser à l'esclavage que vivent ceux qui se

---

[125] Molimard R. Le rapport européen "Lifting the smokescreen: Etude épidémiologique, ou manipulation ? *Revue d'Epidémiologie et de Santé Publique*, (2008) 56:(n°4): 286-90. Une version complète de cet article est téléchargeable sur http://formindep.org, onglet altertabacologie

trouvent dans cette situation de dépendance. La nicotine dans le sang diminue de moitié en deux heures. C'est à mon avis le maximum qu'un fumeur dépendant puisse tolérer sans recharger ses batteries et devenir enragé. La durée de la séance de cinéma ... Prendre conscience de cette nécessité quand on veut édicter des règlements peut éviter les conflits qui compromettent leur efficacité. Si le fumeur se sent agressé, la réaction est évidemment d'être agressif à son tour et de renforcer son comportement par bravade et réflexe de défense.

C'est d'ailleurs ainsi qu'il réagit à une politique purement répressive. Ce n'est pas une politique contre le tabagisme. C'est une politique *anti-fumeur*. Déjà celui-ci se sent coupable en allumant sa première cigarette du matin. Coupable de ne pouvoir se libérer de cette dépendance, de gaspiller l'argent du ménage, de risquer de mourir à 40 ans d'un infarctus, laissant femme et enfants dans le besoin. Voilà qu'on l'accuse maintenant d'être l'assassin de son voisin, de ses enfants. Ainsi attaqué dans son identité même, sa seule défense est de se barricader dans un tabagisme retranché. Cette réaction a été très bien étudiée par une équipe de psychologues genevois, dans un ouvrage au titre prémonitoire, "*Société* Contre *fumeur*"[126]. Il est désormais imperméable à tout message de santé. Et c'est ce que l'on observe. Depuis l'instauration des interdictions tous azimuts, les bilans de l'OFDT[127] montrent une reprise des ventes de tabac, 63 390 tonnes en 2008, 64 664 en 2009, 64 999 en 2010, en particulier au bénéfice du tabac à rouler, moins cher mais plus dangereux. Ceci sans que baisse la contrebande. Le pourcentage de jeunes qui fument a tendance à augmenter, les consultations de tabacologie sont désertées et, juste retour, les ventes des nouveaux médicaments de sevrage tabagique s'effondrent. Les réactions à la stigmatisation peuvent aller au déni. Une enquête américaine a mis en évidence dans deux universités américaines le phénomène des *fumeurs fantômes.* Certains étudiants (5% en Floride, 29,6% en Michigan) fument, mais ne se considèrent pas comme fumeurs[128]

Les hausses de prix

Parmi les mesures visant à diminuer la prévalence et l'importance de la consommation de tabac, l'augmentation du prix des cigarettes est présentée comme la panacée. Des "Dix points pour vaincre le tabagisme" que publie l'OMS, le deuxième préconise de: "S'appuyer sur la fiscalité pour décourager l'usage du tabac, et imposer par exemple des taxes sur le tabac qui augmentent plus vite que les prix et les revenus". Tout le monde est content

---

[126] Falomir-Pichastor, J. M., et Mugny, G. *Société contre fumeur, Une analyse psychologique de l'influence des experts.* Presses Universitaires de Grenoble. (2004) 1 vol 296p

[127] Observatoire Français Drogues et Toxicomanies. http://www.ofdt.fr/ofdt/fr/tt_10bil.pdf

[128] Choi Y, Choi SM, Rifon N. "I Smoke but I Am Not a Smoker": Phantom Smokers and the Discrepancy Between Self-identity and Behavior J Am Coll Health (2010) 59(2):117-25.

et adhère avec enthousiasme. L'Etat, parce cela va augmenter les rentrées fiscales, ceux qui ne fument pas parce que ce sont les fumeurs qui vont payer, les activistes anti-tabac parce que cela satisfait leur morale puritaine judéo-chrétienne ou les fumeurs seront punis par où ils ont pêché, et les fumeurs eux-mêmes, parce qu'ils se sentent coupables de fumer et que, partageant le puritanisme ambiant, la punition les libère de leur culpabilité, et qu'ils ont le secret espoir que cela les aidera peut-être à s'arrêter. Curieusement, aucune voix ne s'élève pour tempérer un tel engouement. Il serait pourtant nécessaire de mettre en balance les bénéfices et les effets pervers de cette politique.

Efficacité

D'abord, est-elle efficace ? Les économistes définissent l'*élasticité* comme le rapport entre la variation de la consommation d'un produit et la variation de son prix. Si la consommation baisse de 10% quand le prix augmente de 20%, l'élasticité est de -0,5. Sur 41 estimations venant de 12 pays européens différents, une étude de 1991 l'évaluait en moyenne à -0,36 pour les cigarettes. Un autre argument est qu'il faut des augmentations fortes et répétées pour avoir un effet dissuasif, et que dans l'ensemble elles sont trop timorées. L'exemple le plus souvent donné de cet effet bénéfique était celui du Canada, où la multiplication du prix par 2,5 avait fait en 12 ans passer de 46% à 16% la prévalence du tabagisme chez les jeunes de 15 à 19 ans, tandis que la consommation globale diminuait de moitié. Les taxes sur les cigarettes ont été fortement alourdies en France dès 1992 après la Loi Evin. De plus, le tabac a été exclu de l'indice général des prix, sur lequel sont basées des augmentations de salaire, afin de rendre cette politique plus efficace. En réduisant leurs marges, les tabagiers en ont légèrement amorti les effets, mais le résultat a été dans l'ensemble atteint, puisque le prix a doublé entre 1992 et 1997, tandis que l'exclusion de l'indice des prix a permis de ne pas répercuter cette hausse sur les salaires. Ceci aurait laissé espérer une baisse des ventes de cigarettes de 36%. Elle n'a été que de 11%. C'est beaucoup moins qu'espéré, mais on peut penser que c'est toujours ça de pris.

Un bémol cependant. Les statistiques ont été présentées comme un effet des prix sur la *consommation*. Or il s'agit en fait uniquement de *ventes officielles*. Elles sont pour un économiste le seul moyen de la mesurer. Il peut être heureux d'un tel résultat, mais un médecin ne saurait s'en satisfaire. Ce qui lui importe en effet est la *consommation vraie,* à savoir la quantité et la nature des substances nocives inhalées.

Une autre manière de faire fléchir la courbe des ventes est de ne plus acheter ses cigarettes au bureau de tabac. C'est facile lorsqu'elles sont moins chères de l'autre côté de la frontière. Les buralistes voisins du Luxembourg ou d'Andorre, où les prix sont plus bas qu'en France, souffrent beaucoup du développement des achats transfrontaliers. En contrepartie, les touristes britanniques viennent s'approvisionner en France où les cigarettes sont 30% moins chères. Mais la contrebande s'organise peu à peu sur une plus grande échelle. Dans son mémoire de diplôme, une de mes étudiantes a constaté que 50% de ses consultants d'un centre d'examens de santé à Limoges se procuraient des cigarettes de contrebande. On est loin des frontières. Les saisies par les douanes sont passées de 13,2 tonnes en 1992 à 264 tonnes en 2009. Le Canada était cité en exemple pour la remarquable efficacité de sa politique d'augmentation de prix sur la consommation de tabac. En 1985, le gouvernement fédéral fit sortir le tabac de l'indice des prix et augmenta considérable des taxes, jusqu'à un sommet en 1991. La contrebande s'est immédiatement développée, de plus en plus efficace, pour atteindre 75% du marché en 1994. Un engouement suspect se développa hors frontières pour les cigarettes canadiennes, de plus en plus exportées vers les Etats-Unis et Saint-Pierre-et-Miquelon. Elles alimentaient en fait un marché noir au Canada, faisant en particulier un détour par les réserves indiennes, si bien qu'en quelques années elles finirent par combler totalement le déficit de ventes domestiques. La baisse des rentrées fiscales fut telle que le gouvernement décida alors d'abaisser les taxes au niveau de 1985. Les ventes légales retrouvèrent vite leur niveau antérieur. L'effet sur la contrebande fut immédiat, les *exportations* s'effondrèrent. Les ventes globales diminuèrent un peu pendant la période de lourdes taxes, si tant est qu'on puisse évaluer avec précision le volume de contrebande. Cependant, seuls 5 gouvernements provinciaux sur 10 ont suivi cette décision. Le Ministère fédéral de la santé (*Health Canada*) ne manqua pas cette occasion privilégiée de juger de l'effet des taxes. En février 1994, il chargea l'organisme officiel national de statistiques *Statistics Canada* d'une enquête sur les variations de prévalence et d'intensité du tabagisme en fonction des différences de prix. Celui-ci ne releva aucune différence dans la prévalence du tabagisme, le nombre de cigarettes fumées ou le changement de comportement des fumeurs selon la politique adoptée par ces provinces[129]. Une telle mésaventure est arrivée au gouvernement suédois, contraint en 1998 de réduire les taxes sur les cigarettes face à l'assaut de la contrebande en provenance des pays de l'Est.

Effets pervers

Si cette politique n'est pas efficace, au moins devrait-elle ne pas être dangereuse. Or un bon moyen d'acheter moins de cigarettes si le prix devient trop élevé est déjà de les fumer plus intensément, voire de réutiliser le tabac de mégots. On peut aussi faire circuler une même cigarette dans un groupe, chacun tirant une *taf* à son tour. *Fatima Amrioui*, une de mes étudiantes, a

---

[129] Ouellet JF. The failure of tax policies to curb tobacco consumption. Results of the 1994 Statistics Canada survey on smoking. HEC Montreal report. January 4 2010. Téléchargeable sur http://www.acda-aqda.ca/...

ainsi pesé le tabac laissé dans les mégots par les clients du restaurant de son mari pendant une période de 5 mois encadrant la hausse de prix de 13% de mai 1993. Dans un quart des mégots il ne restait plus de tabac non fumé, et les fumeurs fumaient 3% de plus de leurs cigarettes. Cela correspondait exactement à la réduction des ventes dans cette période. Elle a de plus constaté qu'en fin de mois, quand l'argent devenait plus rare, on laissait moins de tabac dans les mégots[130].

Pendant la guerre, on posait le petit problème mathématique suivant, qui illustrait bien que fumer des mégots était la règle: "Combien de cigarettes peut-on fumer avec un paquet, sachant qu'on peut en rouler une avec 3 mégots". En roulant des cigarettes avec les mégots de cigarettes de mégots, on arrivait à avoir fumé 29 cigarettes, mais il ne restait plus que 2 mégots. C'est là qu'intervenait la chute: "Vous empruntez un mégot à un copain, vous roulez et fumez une trentième cigarette...et vous lui rendez son mégot". A l'opposé, on a crié à la catastrophe lorsque la courbe des ventes s'est redressée, après une amélioration des conditions économiques. Cela pouvait ne traduire qu'un retour à un certain gaspillage et à des pratiques de consommation moins dangereuses, ce dont on aurait pu au contraire que se féliciter. Je préfère voir sur un trottoir une cigarette à peine entamée plutôt qu'un mégot au filtre à demi-brûlé.

L'impôt sur le tabac n'est pas proportionnel au revenu. Le prix du paquet est le même qu'on s'appelle *Job Smique* ou *Crésus Bourgeois*. Ce prélèvement quotidien est un petit luxe accessible aux plus pauvres, qui y consacrent pourtant parfois plus de deux mois de salaire annuel. Et ce sont ceux qui fument le plus, et rares trouveront dans l'augmentation de prix prétexte à arrêter. Mais ses effets pervers n'ont pas été mis en balance, sur le logement, l'alimentation, les soins, qui justifient le recours à la contrebande. Mais elle ne fait pas que diminuer les recettes fiscales et appauvrir les buralistes. Elle permet aussi le développement de la contrefaçon. Arrivent sur le marché des cigarettes fabriquées en Chine et ailleurs qui échappent à tout contrôle de qualité. On peut y trouver des variétés de tabac illégales de moindre qualité (*maxhorka)*, mais aussi, pour faire du remplissage, des herbes ou feuilles sèches variées éventuellement toxiques, de la sciure, et aussi n'importe quel parasite ou contaminant. On pense aux catastrophes sanitaires des huiles et vodkas frelatées, du lait chinois à la mélamine. Cette politique est favorable au développement d'économies parallèles, de mafias et de la grande et petite délinquance. Un grand espoir était qu'elle dissuade les adolescents de fumer. Or il n'en est rien. Depuis 1997, le pourcentage de jeunes qui disent fumer stagne, et ceci bien que l'intolérance croissante de la société à l'égard du tabac augmente pousse à mentir aux enquêteurs.

---

[130] Molimard R, Amrioui F, Martin C, Carles P: Poids des mégots et contraintes économiques. *Presse Méd.* (1994) 23: 824-6.

Façons de fumer plus dangereuses, prélèvement accru sur le budget des plus pauvres, encouragement au trafic, à la délinquance, constitution de mafias, évasion fiscale, cette politique a de grands effets pervers. Il n'y a pour l'instant aucune preuve qu'elle ait eu un effet favorable sur la réduction du tabagisme.

Errare humanum est, sed perseverare diabolicum.

CHAPITRE XVI

Comprendre pour agir

Cherchez et vous trouverez

Nouveau Testament. *Matthieu*

On a estimé que 66 000 Français mouraient prématurément chaque année parce qu'ils fumaient. L'épidémiologiste Catherine Hill a calculé que si les habitudes ne changeaient pas radicalement, ils seraient 165 000 en 2025. Comptabiliser les morts sur les champs de bataille ne m'a cependant jamais paru de nature à éviter les guerres. Pour l'essentiel, les risques liés à l'usage du tabac sont depuis longtemps bien répertoriés. L'épidémiologie, cette science qui compte les malades et les maladies, a permis de prouver la responsabilité du tabagisme. Elle sera toujours indispensable pour suivre son évolution, mais elle est impuissante à agir sur lui. Mon expérience personnelle de fumeur et de médecin était là pour me dire que, s'il était aussi aisé de se débarrasser du tabac que de renoncer aux fraises si elles vous donnent des boutons, tous ses dangers ne seraient que tigres de papier. Il y a quelques années, il a suffi qu'un neurologue de l'hôpital de la Salpêtrière déclare à la télévision qu'il avait observé des accidents nerveux chez des consommateurs de bismuth pour qu'en 6 mois les ventes de ce médicament passent de quelque 6000 tonnes par mois à zéro. Quand il a été finalement retiré de la vente, bien que beaucoup estimaient que leur estomac ou leur intestin ne pouvaient se passer de cette poudre blanche, aucun trafic clandestin ne s'est organisé et le bismuth a été vite oublié. Pourtant, une cinquantaine seulement de cas d'encéphalopathie bismuthique avaient été recensés en France, dont 4 mortels. Quatre cas humains d'encéphalite spongiforme bovine en 2000, la chute de la consommation de viande ébranle l'économie agricole. Des centaines de milliers d'animaux sont sacrifiés et brûlés au nom d'un désormais sacro-saint *Principe de précaution*. Une épidémie de grippe au Mexique, et en dépit d'informations rassurantes sur sa gravité réelle, on organise une panique mondiale et des dépenses abyssales, au bénéfice des fabricants de vaccins et de médicaments à l'efficacité contestée. Voici des décennies que tout le monde sait, public et gouvernements, que le tabac est la cause de mortalité la plus importante dans notre pays. Pourtant médecins, pneumologues, cardiologues et cancérologues continuent à fumer et à mourir du cancer, d'infarctus ou tirent encore sur leur cigarette quand la bronchite chronique les asphyxie à petit feu. "Smoking is hazardous for your health[131]"était imprimé sur les paquets de cigarettes aux Etats-Unis plus de 10 ans avant que la moindre mise en garde n'apparût sur ceux vendus par la SEITA, entreprise alors pourtant totalement sous contrôle d'Etat. Il est des utopistes qui pensent qu'une prohibition totale éradiquerait le tabagisme Je les laisse à leurs illusions. Les interdictions ne font que déplacer le problème. On fume ailleurs, mais autant. Oui, le fumeur est lié à la cigarette avec autant de force que l'alcoolique à sa bouteille ou le toxicomane à sa seringue. Malgré des efforts prodigieux de volonté, même si, comme mon oncle Roger, il a pu démontrer qu'il pouvait par ailleurs faire preuve d'une grande force de caractère, le fumeur est loin d'être toujours capable de s'évader, de rompre ce lien.

Savoir et faire savoir

"Comprendre la dépendance pour agir". C'est le sous-titre d'un ouvrage de l'INSERM sur le tabac[132]. C'est vraiment le nœud de la question. On ne luttera efficacement contre les dégâts du tabac que lorsqu'on aura compris pourquoi il induit une aussi forte dépendance. Seule une recherche scientifique véritable indépendante des appétits commerciaux pourrait le faire. Toutes les voies devraient être explorées. Médecine, agriculture, chimie, neurophysiologie, psychologie, anthropologie, pharmacologie, que sais-je, nul ne sait d'où pourrait venir la solution. Chacun doit aborder le problème avec sa vision du monde et ses outils.

Médecin, j'ouvris une consultation pour fumeurs dans mon service de l'Hôpital de Nanterre, pour les comprendre et m'instruire, l'Homme étant le seul animal à fumer spontanément et à en souffrir. Je n'avais à l'époque que de bonnes paroles à offrir aux consultants. "C'est un gadget !", me dit un collègue, avec un rien de condescendance. Il ne faisait que traduire le dédain de la *nomenklatura* médicale pour les fumeurs. Les pneumologues et les cardiologues étaient sensibles aux dégâts, mais les secrets de la dépendance ne se trouvent pas au bout d'une bronche ou d'une artère. Il eût fallu que de grands services hospitalo-universitaires appliquent au tabac les bonnes techniques de la recherche clinique, testent et améliorent de nouveaux traitements. Mais le terrain avait été occupé par les adeptes d'une médecine marginale, acupuncteurs, homéopathes et autres mésothérapeutes, se contentant de recettes de cuisine immuables non scientifiquement évaluées. Ils assuraient des consultations sans que le patron s'y intéressât réellement ou désignât pour s'en occuper son meilleur chef de clinique. S'occuper de tabac était déchoir et se marginaliser. Déchoir pour déchoir, j'assurai personnellement ma consultation. Il fallait écouter ce que les fumeurs

---

131 Fumer est dangereux pour votre santé

132 Expertise collective: Tabac. Comprendre la dépendance pour agir. Les Editions INSERM (2004), 473p

avaient à dire, si je voulais avoir quelque chance de trouver des réponses à leur problème.

Mais ma formation de physiologiste et de pharmacologue me portait à étudier également le tabac dans mon laboratoire de la Faculté de Médecine de la rue des Saints-Pères à Paris. Je commençai à essayer d'habituer des rats à boire ou à s'injecter seuls de la nicotine ou des extraits de tabac, car disposer d'un modèle animal permet des expériences impossibles à pratiquer chez l'Homme. En 1980, la Faculté m'attribua un crédit de recherche de 4000F. C'était un symbole, sans doute le premier crédit jamais alloué chez nous à un travail expérimental sur la dépendance au tabac. Mais le doyen me dit aussitôt que cette faveur ne serait renouvelée que si j'apportais la preuve, par un jugement de mes pairs et une publication dans quelque grande revue scientifique, que cet argent n'avait pas été gaspillé. Je lui ai grande reconnaissance pour le soutien constant qu'il m'a par la suite apporté, bien que ce crédit n'ait jamais été renouvelé. Je ne lui avais d'ailleurs pas facilité la tâche en choisissant un thème bien éloigné des grands axes de recherche à la mode, et en ne pouvant lui présenter que des échecs. Je cherchai donc désespérément ces *pairs*. Je ne pouvais imaginer qu'il n'y ait pas en France quelque chercheur de l'INSERM ou du CNRS, quelque universitaire travaillant sur la dépendance au tabac, puisque c'était, on le disait partout, la première cause de maladie et de mort des Français. J'interrogeai les banques de données pour savoir qui en France avait publié des articles scientifiques dans le domaine. Peine perdue. Je me trouvai des pairs à Londres, à Toronto, à San Francisco, à Ann Harbour, à Zürich, à Edimbourg... pas chez nous.

La Société de Tabacologie: un échec

J'avouai donc au doyen: "Je n'ai pas de pairs". Il me donna une idée. "Les gens adorent parler: organisez donc un colloque scientifique, vous en trouverez. Le Ministère de la Santé pourra peut-être vous aider". Je n'y avais aucune entrée. On me reçut avec chaleur et intérêt, et l'on m'aida. Une subvention me permit d'organiser en décembre 1982 la *Première journée de la Dépendance Tabagique*. Je préparai un programme, invitant sans exclusive tous ceux qui, acupuncteurs, hypnothérapeutes, psychologues pouvaient avoir quelque chose à dire sur le tabac et le tabagisme, me disant que les barbiers avaient été les précurseurs de la chirurgie moderne et que Dieu reconnaîtrait les siens. J'envoyai des affiches aux Facultés de Médecine et de Sciences, aux hôpitaux, à toutes les consultations *anti-tabac,* ainsi qu'aux laboratoires de neurophysiologie de l'INSERM et du CNRS. Il vint une assemblée hétéroclite d'environ 80 personnes. La majorité s'était un peu trompée sur le but de la journée, pensant qu'il s'agissait là du lancement d'une nouvelle ligue anti-tabac. Certains brandissaient des panneaux antivivisection, portaient des dossards avec des croix rouges. Il fallait arracher le micro des mains d'orateurs incontrôlables. Cette journée tenait plus de la foire folklorique que d'une réunion savante. Mais il s'y trouvait Gilbert Lagrue, Jeannine Louis-Sylvestre, Patrick Mac Léod. Avec ces scientifiques enthousiastes, nous avons fondé la *Société d'Etude de la Dépendance Tabagique*, devenue depuis 1990 *Société de Tabacologie*. Son but était de stimuler une véritable recherche sur la dépendance au tabac. Attribuer des bourses d'études à des étudiants qui y consacreraient leur thèse nous a paru le plus efficace. C'était faire d'une pierre deux coups: former de jeunes chercheurs, et y intéresser les laboratoires équipés qui les accueilleraient. Il fallait trouver de l'argent. La DGS[133], plus tard des laboratoires pharmaceutiques qui commercialisaient des médicaments à la nicotine, la Ligue Nationale contre le Cancer, l'Association ARERS - Verre espoir, la MILDT[134], tous ces organismes se sont un peu relayés pour soutenir cet effort. Hormis quelques trous, nous avons pu chaque année accorder deux bourses nouvelles de 3 ans. Depuis cette mémorable première réunion, nous avons organisé régulièrement des *Journées de Tabacologie*. N'ayant plus rien à dire, les fâcheux ont fini par abandonner la place.

Malheureusement, nous n'avons pas réussi à développer la recherche. Les épidémiologistes de l'INSERM ont révélé l'importance des dégâts, les 66 000 décès prématurés annuels évitables si l'on pouvait désamorcer la bombe tabac. C'était pourtant un défi scientifique qu'auraient dû spontanément relever les organismes officiels de recherche. Aucun ne s'intéresse pratiquement à des recherches sur le tabac. Rien. Pas une seule unité INSERM ou CNRS qui y soit dédiée. Sur les 24 de nos boursiers ayant réussi leur doctorat grâce à une thèse sur le tabac, seuls deux psychologues ont pu obtenir un poste universitaire pour continuer leur travail. Aucun de nos thésards de neurosciences n'a pu trouver de poste de chercheur où faire fructifier ses compétences. Il est désespérant de les voir faire de l'informatique dans des banques, s'expatrier ou être contraints pour gagner leur vie à intégrer le marketing de laboratoires pharmaceutiques ! Nous n'avons pu attirer vers la recherche sur le tabac aucun laboratoire public. Les besoins de la santé publique n'orientent pas les activités de ces organismes. Les décisions sont prises démocratiquement par des commissions où siègent des directeurs d'unités de recherches. Ils sont tous sélectionnés parmi les meilleurs dans leur spécialité. Chacun estime naturellement prioritaire son propre domaine de recherche, souhaiterait avoir plus d'argent et promouvoir ses élèves. Comment imaginer qu'une commission où personne ne s'intéresse au tabac puisse proposer de financer le moindre projet le concernant ? Pierre ne va pas se déshabiller pour habiller Paul. L'impulsion devrait venir du Ministère de la Santé. Nous n'avons pu la susciter.

---

133 Direction Générale de la Santé

134 Mission Interministérielle de Lutte contre la Drogue et la Toxicomanie

En 2004, je présidais encore la Société de Tabacologie. Hormis les bourses, que permettaient encore de financer la DGS, nos adhérents lui assuraient une autonomie de fonctionnement. Les laboratoires pharmaceutiques avaient depuis longtemps cessé tout soutien, clairement parce que je n'acceptais pas qu'elle devienne une agence de promotion de leurs produits et qu'elle prenait une importance gênante. Lors de la *Journée de Tabacologie* de 2001, un représentant de GSK qui venait de commercialiser le *Zyban®* avait même osé me reprocher publiquement d'avoir invité le *Pr Georges Lagier* à faire une conférence sur la nécessité de sa pharmacovigilance[135]. Mais beaucoup des membres souhaitaient un *partenariat* plus étroit avec les laboratoires. A l'occasion d'élections au Conseil d'Administration, ma politique d'indépendance été désavouée. Je n'ai pas accepté de cautionner cette nouvelle politique. J'ai donc quitté la Société qui a littéralement aussi disparu, ayant été rebaptisée *Société Française de Tabacologie*, devenue maintenant *Francophone.*

L'enseignement de la tabacologie

J'ai créé en 1986 à Paris le premier enseignement universitaire sur le tabac, apparemment au monde. J'ai continué à organiser le DIU de tabacologie de Paris et à y enseigner jusqu'en 2010. Il a formé plus de 1000 tabacologues. Depuis, cinq diplômes ont été créés en France. Nous avons formés de bons tabacologues de terrain J'espérais que nos diplômés ne se satisferaient pas de recettes et de slogans, et exigeraient des recherches de qualité pour que leur discipline progresse. Hélas, je dois reconnaître que ces efforts ont été vains, et qu'ils se contentent un peu trop facilement du prêt à penser que leur fournissent les firmes pharmaceutiques.

Celles-ci occupent tellement le terrain de la formation des médecins qu'une réaction se dessine. Le *Formindep*[136] est une association qui a pour but l'indépendance de la formation des professionnels de santé. J'ai bien entendu adhéré à ses objectifs, et anime sur son site une rubrique *Altertabacologie* où je publie des analyses critiques des informations sur le tabac. De plus, n'enseignant plus à la Faculté, j'ai ouvert un site où exprimer mes vues sur une tabacologie indépendante.[137] .

Conseils aux pouvoirs publics qui voudraient réellement diminuer les dégâts du tabagisme

Considérez les fumeurs comme des citoyens en détresse

---

[135] La pharmacovigilance recueille les effets indésirables des médicaments qui peuvent justifier des mises en garde ou un retrait du marché.

[136] Association pour une Formation Indépendante des professionnels de santé. http://formindep.org

[137] http://www.tabac-humain.com.

Ce sont eux les véritables victimes du tabac. Ils ont besoin d'être aidés à s'affranchir de leur dépendance, pas d'être pourchassés et stigmatisés.

Cessez d'écouter les sirènes des activistes prohibitionnistes.

La prohibition n'a jamais donné de bons résultats. L'exemple de l'alcool aux USA dans les années 1920 le prouve. Il y a une *demande* de tabac. Elle sera satisfaite quoi qu'il arrive. Cessez donc de mettre des barrages illusoires qui ne feront que favoriser contrebande, contrefaçons, trafics de mafias, délinquance, pauvreté et modes de consommation plus dangereux. Votre objectif est de diminuer la *demande*. A commencer par celle de cigarettes.

L'interdiction de vente en France du tabac oral, en particulier du *snus* suédois, empêche les fumeurs au nom d'un puritanisme de se tourner vers un usage que l'on sait 90% moins dangereux que la cigarette depuis 1985. L'exemple suédois confirme la dangerosité bien moindre du snus. De plus, le snus est d'évidence pour beaucoup de fumeurs une étape vers un arrêt définitif du tabac bien plus efficace que les médicaments à la nicotine. Pourtant, malgré la requête d'un groupe d'experts incontestables[138], les autorités européennes continuent à l'interdire[139]. Agissez d'urgence au sein de l'Union Européenne pour que cesse cette prohibition quasiment criminelle.

N'écoutez pas les apprentis-sorciers qui veulent la disparition de l'industrie du tabac. Comme toute industrie, son seul objectif est le profit. Ni meilleure ni pire que les autres, elle est capable de toutes les tromperies pour l'accroître, sans égards pour la santé. Seuls des normes et un contrôle public peuvent éviter les excès. Mais elle ne fait que répondre à une demande. Si les procès aux indemnités faramineuses qui leur sont intentés aux USA l'acculaient à la ruine, leurs énormes capitaux sauraient s'adapter. Officiellement reconvertie en quelque industrie alimentaire irréprochable, des filiales obscures dans des paradis fiscaux sauraient délocaliser la production agricole et industrielle vers des pays compréhensifs d'Afrique ou d'Asie. Déjà des réseaux de contrebande alimentent l'Europe via le Montenegro. On assiste à un *boom* de la production de tabac au Zimbabwe, en Chine. Les positions de repli sont déjà prêtes. C'en serait fini des contrôles de qualité et des contraintes qu'on peut imposer à une industrie ayant pignon sur rue.

Ne cédez pas aux lobbies du tabac

Ils agissaient pour la prohibition du snus, tant que les grandes firmes internationales n'étaient pas encore prêtes à le commercialiser au détriment de la cigarette plus rentable.

---

138 Clive Bates, Simon Chapman, Karl Fagerström, Martin Jarvis, Lynn T Kozlowski.

139 Décision de la Cour de Justice Européenne 14 Décembre 2004

Ils applaudissent aux limitations de rendements en nicotine, goudrons et oxyde de carbone. Il serait contraire à leur intérêt de mettre sur le marché des cigarettes au rendement le plus élevé possible en nicotine et le plus bas possible en composés cancérigènes et en oxyde de carbone. Des cigarettes à très fort rendement en nicotine permettraient pourtant pour une même dose de nicotine d'inhaler moins de toxiques. Un grand fumeur n'aurait pas de peine à les adopter pour un usage prolongé. Surtout, il ne pourrait développer l'illusion que prendre un médicament à la nicotine serait un antidote lui permettant de fumer sans risque. Les messages l'incitant à arrêter ne perdraient pas de leur force.

Ne cédez pas aux mensonges des firmes pharmaceutiques

Leurs lobbies sont pour beaucoup dans la prohibition du snus, concurrent trop efficace de leurs gommes à la nicotine. L'intérêt pour la santé publique n'est pas leur premier souci. Guérir les fumeurs n'est pas leur but. Ils n'auraient alors plus besoin d'acheter leurs médicaments. Ne gaspillez plus l'argent public à rembourser des médicaments qui n'ont pas encore un *Service Médical Rendu* suffisant par rapport à leur coût. Contraignez-les à ne plus chercher à étendre leur marché dans une voie qui pousse à continuer à fumer, ce qui ne peut qu'augmenter le risque puisqu'il est beaucoup plus fonction de la durée d'exposition à la fumée que de la quantité fumée chaque jour.

Soyez exigeants sur les conflits d'intérêt des soi-disant experts.

Il n'y a pas actuellement de bons experts indépendants sur le tabac. Que ceux sur lesquels vous vous appuyez disent clairement leurs liens avec les entreprises du domaine de la santé. Et qu'ils déclarent comme la loi l'exige ces liens dans toutes leurs interventions publiques. Pas de chasse aux sorcières, mais qu'au moins la transparence soit respectée. Qu'on sache quelle voix peut parler à travers la bouche d'un leader d'opinion, pour qu'on puisse s'en faire une en connaissance de cause.

Dépensez les ressources publiques avec discernement.

Des millions d'euros sont dépensés pour des affiches, des spots publicitaires, des campagnes très bénéfiques pour les agences de communication. Leur utilité est contestable, faute d'évaluation objective.

Le public, directement ou par l'intermédiaire de la Sécurité Sociale, achète les médicaments. Il serait normal qu'une partie des bénéfices de leur vente aille à la prévention des maladies et à la mise au point de traitements nouveaux plus efficaces. Mais l'organisation actuelle en fait profiter les seules les firmes pharmaceutiques. Elle les consacre exclusivement à la seule recherche de médicaments, et de plus en plus à la recherche-développement pour promouvoir les ventes des médicaments existants en fonction du profit qu'elles peuvent en retirer. Qui plus est l'Etat en arrive à financer des recherches-développement à leur bénéfice. Pas un sou pour une recherche publique indépendante.

Consacrez plutôt les ressources publiques à créer une véritable recherche scientifique indépendante sur le tabac.

Hormis ce que la Santé Publique pourrait un jour en retirer, la recherche publique formerait des experts indépendants ayant une véritable compétence. Ils pourraient opposer des arguments solides aux discours biaisés du marketing des industries tabagière ou pharmaceutique, souvent basés sur des travaux promotionnels qu'elles financent et font cautionner par des leaders d'opinion vénaux sans réelle expérience personnelle. Les décideurs pourraient s'appuyer sur une réelle expertise aux conséquences économiques et sanitaires éventuellement considérables. Un dialogue entre de véritables scientifiques pourrait ainsi s'instituer qui renforcerait le poids des arguments objectifs, noyés dans le flot des luttes commerciales.

Que la France soit le premier pays à ouvrir cette voie.

Quelles voies de recherche

Ce domaine est si large qu'il est impossible à cerner. Il dépasse largement le thème des médicaments. Les solutions peuvent émerger de disciplines totalement inattendues. Il serait donc dangereux d'enfermer les chercheurs dans un programme. L'essentiel serait que, chacun dans sa discipline ait l'idée d'une application possible de ses talents dans le domaine du tabac et du tabagisme. Je me bornerai donc à évoquer quelques idées qui ne font que traduire mon angle de vision fatalement limité.

Vendue comme médicament, la nicotine a fait l'objet de tellement de publications scientifiques qu'il serait impossible dans une vie de les lire toutes. Elles occultent totalement toutes les autres voies de recherches. Il faudrait d'abord démolir une foule de légendes qu'elles ont introduites dans les esprits des meilleurs tabacologues. Il serait souhaitable de lui donner simplement la place qu'elle mérite. Il reste des mystères à élucider, en cherchant à répondre à des questions simples.

Sur la voie de la nicotine: les IMAO

La découverte d'*inhibiteurs de monoamines-oxydases* dans la fumée a ouvert une nouvelle piste. En effet, les monoamines-oxydases sont des enzymes qui détruisent des neuromédiateurs que la nicotine fait sécréter, tels que la dopamine. Les inhiber prolonge donc beaucoup l'effet de la nicotine. Or on a montré *in vivo* dans le cerveau de fumeurs une diminution de 40% de l'activité de ces enzymes, ce qui prouve que fumer procure des quantités suffisantes d'inhibiteurs. Peut-être la nicotine, incapable de créer seule une dépendance, pourrait elle le faire si elle est associée à des IMAO. Cette hypothèse est séduisante, mais les essais d'association chez l'animal avec des médicaments connus à action IMAO n'ont pour l'instant pas été concluants. De plus, les IMAO de la fumée sont formés lors de la combustion. Ils ne sont pas présents dans la plante fraîche. Qu'en est-il dans le tabac oral, qui crée une forte dépendance ? S'en forme t'il lors de la fermentation, ou de la torréfaction ? Je n'ai pu obtenir d'information sur ce point. Cependant l'activité d'une de ces enzymes dans les plaquettes sanguines est abaissée chez les fumeurs, mais pas chez les utilisateurs de snus, ce qui est une première réponse négative[140].

Encore la nicotine. Pourquoi pas des infusions ?

C'est effectivement un vrai mystère que le tabac n'ait jamais été utilisé que fumé, chiqué ou prisé, et non en infusions, comme le café ou le thé. Ce n'est pas une affaire de goût désagréable, puisque personne ne chiquerait le tabac. L'explication habituellement donnée est que si l'on déglutit la nicotine, elle est absorbée dans les veines de l'intestin qui l'amènent obligatoirement au foie, qui la détruit au passage en la transformant en cotinine. Elle ne peut donc atteindre sa cible au niveau du cerveau. Cela justifie les médicaments qui évitent ce passage par le foie. Pourtant en ingérant des décoctions de tabac, les chamans sud américains arrivent à se mettre en état de coma. On voit mal pourquoi il serait impossible d'obtenir par cette voie la dose nécessaire de nicotine pour développer une dépendance, ou pour la traiter.

Même si je pense avoir montré que la nicotine n'apporte qu'une aide mineure à l'arrêt du tabac, des pilules ou des potions à la nicotine, très peu chères donc à la portée de tous seraient utiles pour la santé publique si elles étaient accessibles à un grand nombre. Seraient-elles aussi efficaces que toutes les préparations galéniques complexes visant à court-circuiter le foie ? Avec *Renaud de Beaurepaire*, nous avons voulu savoir si un fumeur obtiendrait en buvant une solution de nicotine le même niveau de nicotinémie qu'avec ses cigarettes. Nous avions toutes les capacités techniques pour une telle étude, mais avons fini par y renoncer après un an de parcours d'obstacles mis par le CCPPPRB[141]. En Caroline du Nord, un groupe de chercheurs de l'Université Duke a obtenu des arrêts du tabac en ajoutant quelques gouttes d'une solution de nicotine à une boisson, thé, café ou jus d'orange. Ils ont pris un brevet et cherchent un laboratoire

---

[140] Berggren U, Erikson M, Fahlke C, Blennow K, Balldin J Different effects of smoking or use of smokeless tobacco on platelet MAO-B activity in type 1 alcohol-dependent subjects. Alcohol. Alcohol (2007) 45 (3): 267-71

[141] Comités de Consultation pour la Protection des Personnes se Prêtant à la Recherche Biomédicale. Sous prétexte de protection des personnes, la loi Huriet a ainsi instauré un système vite colonisé par les firmes pharmaceutiques qui interdit pratiquement toute recherche qui ne soit pas financée par elles dans leur intérêt.

pharmaceutique qui leur permettrait de faire des essais sur une plus grande échelle. Je leur souhaite bonne chance !

La nicotine de la fumée évite le foie. Son circuit est très court, puisqu'elle arrive directement au poumon. Une théorie a donc été élaborée. La dépendance à la cigarette serait due à la rapidité de l'arrivée de la nicotine au cerveau, un pic à chaque bouffée. Cependant, la force de l'accrochage au tabac oral laisse sceptique quant à cette hypothèse. En effet l'absorption de la nicotine est très lente à travers la faible surface de la muqueuse buccale, au contraire de la grande surface des alvéoles pulmonaires. Il n'y pas de pic de concentration de nicotine sanguine. De plus, alors que le tabac à mâcher crée une très forte dépendance, peu de fumeurs accrochent à la gomme à la nicotine, qui est absorbée de la même manière. Cela plaide vraiment pour que le tabac ne soit pas simplement une façon de s'administrer de la nicotine. Enfin on vient de montrer que la pénétration de la nicotine dans les cellules cérébrales était lente, qu'elle s'y accumulait progressivement, quelle que soit la vitesse d'arrivée du sang chargé de nicotine au cerveau[142]. Ceci contredit le rôle de l'effet de *shoot*[143] auquel on attribuait une grande importance dans l'établissement de la dépendance.

Un cocktail ?

S'il y avait dans le tabac une molécule bien définie responsable de la dépendance, il est très vraisemblable qu'elle aurait déjà été isolée. On ne s'écrie pas: "J'ai trouvé le secret du canard de Régis Marcon: c'est le genièvre !" La cuisine d'un grand chef, ne se résume pas à du saccharose ou un arôme défini. C'est une composition d'une infinie complexité. Dire, parce qu'on a trouvé de la nicotine dans le tabac: "Euréka, c'est la nicotine", quand il y a tant de molécules diverses dans la plante ou sa fumée, est ne rien comprendre à la nature. L'arbre peut cacher la forêt. Si l'on avait dit que la morphine résumait l'activité du pavot, on serait passé à côté de la codéine, de la thébaïne, de la papavérine, de la noscapine et aussi de la buprénorphine, maintenant si utile pour traiter les héroïnomanes. Or le tabac contient beaucoup d'autres produits apparentés à la nicotine, nornicotine, anabasine, anatabine, myosmine. Ils sont certes en moindre quantité, mais l'activité d'une substance n'a pas grand-chose à voir avec son poids. Or on ne sait pas grand-chose de l'acticité de ces substances, et de l'effet de leur association à la nicotine. Il est même des molécules, harmane, norharmane, qui n'ont aucune analogie chimique avec la nicotine. Elles ont un pouvoir IMAO, mais

---

142 Rose JE, Mukhin AG, et all. Kinetics of brain nicotine accumulation in dependent and nondependent smokers assessed with PET and cigarettes containing 11C-nicotine. Proc. Natl Acad. Sci. USA (2010) 107, 5190-5

143 C'est du franglais de football. On devrait dire "shot".

leur action sur le cerveau en semble indépendante. Là encore, on ne sait pas si le tabac oral en contient. De toute façon, étudier l'effet de toutes les associations possibles aux différentes doses est mathématiquement une tâche impossible.

Il me semble que la seule manière d'aborder le problème serait de faire comme jadis les chercheurs qui ont exploré les glandes endocrines. Ils ne sont pas allés acheter la thyroxine ou la testostérone chez un marchand de produits chimiques. Ils ont commencé à étudier les effets d'extraits des glandes chez les animaux qu'ils en avaient privés Ils les ont ensuite purifiés peu à peu en cherchant à conserver les propriétés. Il faudrait donc partir de l'étude du tabac. On a déjà la chance que le tabac oral provoque une dépendance. On n'a donc pas besoin de s'encombrer de travaux sur la fumée. De même pour le tabac vert. Il n'a jamais été utilisé hormis dans des pratiques chamaniques. Les feuilles fraîches sont riches en nicotine, des intoxications par passage transcutané surviennent dans les plantations de tabac. On n'a pas de traces qu'il ait été mâché, comme les feuilles de coca, le qat. Il faut donc qu'il ait subi des transformations lors du séchage, des fermentations éventuelles pour devenir addictif. Or la nicotine est toujours présente, non modifiée. La fermentation n'est même pas nécessaire, puisque le séchage en étuve à 70° la supprime, en particulier dans les tabacs de Virginie. Cela restreint encore le champ d'études, vers des substances autres que la nicotine qui seraient produites lors du séchage. Peut-être arriverait-on à un mélange actif, mais qui perdrait tout effet si l'on en supprimait un seul élément, sans que celui-ci isolé garde l'activité.

Quoi d'autre que la nicotine ?

Faute de travaux scientifiques dans ce domaine, on ne comprend toujours pas. On peut imaginer que l'instauration de la dépendance serait rendue impossible par des réactions désagréables provoquées par l'ingestion de tabac. A cela on peut opposer que les fumeurs et les chiqueurs déglutissent une grande quantité de jus de tabac sans que cela ait gêné en quoi que ce soit leur accrochage. Il reste donc une grande part de mystère. On peut aussi penser que les composés nécessaires à la dépendance autres que la nicotine soient détruits dans l'intestin ou non absorbés, ou détruits par le foie. Ou bien qu'ils agiraient sans être absorbés, en stimulant par exemple des récepteurs de l'odorat, du goût, ou d'autres structures spécialisées[144]. Depuis des millions d'années, les plantes ont tissé avec le monde animal des relations d'une grande complexité. Mécanismes de défense contre les prédateurs, qui commencent aux épines, mais se poursuivent avec les poisons qu'elles

[144] Par exemple, on a découvert à la partie postérieure des fosses nasales un récepteur sensoriel (organe voméro-nasal de Jacobson) sensible à des molécules jouant sur l'attraction sexuelle, la reconnaissance entre les personnes. Elles sont comparables aux phéromones, qui à dose infinitésimale attirent à grande distance des papillons males vers les femelles.

élaborent. Elles y sont insensibles, parce qu'ils touchent un système nerveux qu'elles n'ont pas. Mécanismes de prolifération ? On les sait expertes à attirer des insectes pollinisateurs spécifiques, des oiseaux qui mangeront leurs fruits et disperseront leurs graines. Ces mécanismes sont d'une extrême complexité. Ils mettent en jeu des molécules actives à l'état de traces difficilement dosables, et des combinaisons d'action qui témoignent d'une incroyable stratégie. Que penser de ce tabac sauvage *Nicotiana attenuata*, qui vit dans les zones désertiques de l'ouest de l'Amérique du nord et que fument encore les populations autochtones. Son existence est menacée par la chenille d'un papillon, le sphinx du tabac, qui dévore ses feuilles et se moque de la nicotine. Mais la salive de la chenille transforme une substance sécrétée par la plante en une sorte d'odeur qui attire une punaise tout à fait particulière aussi, qui vient se nourrir des œufs et des jeunes larves du papillon. Des exemples de ce type sont déjà nombreux avec les insectes, mais ils ne sont pas les seuls intéressés. Ne sommes nous pas attirés par une foule d'odeurs de plantes aromatiques. Mais des substances encore plus subtiles sont efficaces chez les animaux supérieurs, odeurs corporelles, sexuelles, déclenchant des réactions hormonales. Il y a des gens *qu'on ne peut pas sentir, pifrer, blairer*. Pourquoi, dans des communautés de femmes, a-t-on noté une tendance à ce qu'elles aient leurs règles en même temps ? Mais rien n'est vraiment gratuit dans la nature. Quel pourrait donc être l'intérêt du tabac à produire des substances mettant le fumeur en état de dépendance ? La réponse vient immédiatement. La conséquence de la dépendance est la diffusion extraordinaire de cette plante au départ américaine, qui a envahi ainsi toute la planète. On juge un arbre à ses fruits. Peut-être faudrait-il donc s'intéresser à cette chimie subtile.

Et le fumeur ?

L'absence de recherches sur le tabac est un véritable scandale. Mais il n'est pas le seul en cause. Le véritable problème est l'interaction avec son utilisateur, qui est donc un vaste sujet d'étude. Et là, c'est toute la physiologie humaine qui est impliquée, la génétique, la psychologie, la pathologie, la sociologie. Pourquoi certains sujets ne deviennent pas dépendants ? Pourquoi les schizophrènes sont 90% à fumer ? Ce sont des domaines de recherche passionnants, qui peuvent déboucher aussi bien sur une meilleure compréhension de la dépendance au tabac et une approche thérapeutique, mais avoir des répercussions tout à fait inattendues dans des domaines très éloignés, comme c'est bien souvent le cas en recherche scientifique.

Le nerf de la guerre

"On dit qu'il n'y a pas d'argent ! Mais **elle** est bien quelque part, **cette** argent !". J'entends encore s'indigner cette vieille cousine, avec son inimitable accent de Saint-Étienne. Il n'y a pas de mystère. Le temps n'est plus où une loupe et un carnet suffisaient à *Monsieur Fabre* pour faire progresser la science en pistant les insectes des collines de Provence. La recherche, de plus en plus complexe, coûte de plus en plus cher, en personnel, équipements, produits chimiques, animaux. Un seul rat de laboratoire coûte près de 40 euros. Sans argent, les meilleures idées ne peuvent dépasser quelques études préliminaires. Les 4.000 F que j'ai reçus en 1981 de ma Faculté de Médecine ont été la seule subvention publique de toute ma carrière pour une étude sur le tabac. J'ai passé plusieurs mois de ma vie à rédiger des demandes de contrats de recherches, évidemment sans succès puisqu'il s'agissait de tabac. Comment travailler à des recherches que l'on estime indispensables. Quand on a un laboratoire, des étudiants thésards et pas de sous ? Où les trouver ? Agir au niveau de l'Etat ? Ou se compromettre avec ceux qui en ont: l'industrie pharmaceutique et celle du tabac.

En 1986, un grand espoir. *Edmond Hervé*, Ministre de la Santé de l'époque, avait demandé un rapport sur le tabagisme. Désigné comme co-rapporteur, je comptais bien que ce rapport démontrerait au Ministre le caractère indispensable de la recherche. . J'ai assisté à toutes les réunions des quatre groupes de travail. Ce fut une lourde tâche, mais une grande source d'information et de contacts divers avec tout ce qui gravitait autour du tabac, des représentants de l'industrie à ceux du Ministère des Finances, en passant par ceux des sports mécaniques, les cancérologues, les pneumologues, les toxicologues, la presse. Cependant, je ne fus pas admis à participer à la rédaction de ce rapport qui fut à l'origine de la Loi Evin. Le *Pr Hirsch*, rapporteur, exigea de le rédiger seul. Ayant constaté qu'il ne contenait aucune recommandation concernant la recherche, je refusai de le signer.

Cependant, quelques idées avaient fait leur chemin. Le 3 décembre 1987, un accord que je considérai comme historique était signé entre la Ministre de la Santé Madame *Barzach* et les grands industriels du tabac, SEITA, Philip Morris, Rothmans, Reynolds, British American Tobacco et l'Association des Fournisseurs Communautaires de Cigarettes. Aux termes de cet accord, les cigarettiers s'engageaient à financer de la recherche, sous le contrôle d'un Comité Scientifique qu'ils devaient mettre en place dès 1988. Ce comité devait regrouper "à parité des professionnels du tabac et des personnalités qualifiées - médecins et scientifiques concernés par ces problèmes, ainsi que des représentants des Ministères chargés de l'Economie, des Finances et de la Privatisation et du Ministère chargé de la Santé et de la Famille: il aura pour mission de garantir la qualité scientifique des thèmes choisis et les compétences des chercheurs retenus". Mes vœux étaient comblés. Enfin, sous contrôle de l'Etat, de l'argent pour une recherche non truquée destinée à protéger les fumeurs, et non à augmenter les ventes, que ce soit de tabac ou de médicaments.

Je plaide coupable de compromission avec les tabagiers

Cependant le fameux comité tardait à se créer. Lors des réunions de préparation du rapport, j'avais fait connaissance du Directeur scientifique de Philip Morris en Suisse. Il m'invita à visiter les usines des Fabriques de Tabac Réunies à Neuchâtel. Il me dit: "Nous sommes prêts à financer de la recherche comme vous le souhaitiez, mais que fait la SEITA ? C'est tout de même à cette entreprise d'Etat française, de mettre en place ce comité, et pas à nous les Suisses." Je répondis que j'attendais ce comité comme le Messie, car les difficultés du laboratoire qui m'avait soutenu allaient me contraindre à arrêter de travailler. "En attendant, me dit-il, nous sommes prêts à vous aider".

C'est ainsi que j'ai pu continuer à payer ma technicienne quelques années, jusqu'à ce que Philip Morris ait compris en 1995 que l'accord n'entrerait jamais en vigueur. Car que faisait la SEITA ? Elle se dédouanait en créant l'ARN, *Association de Recherche sur les Nicotianées*. Uniquement interne à la SEITA, réalisant des recherches dans son seul intérêt et sous son entier contrôle, cette association privée non déclarée à la préfecture est le type même de l'association-maison. En se prêtant à cette opération de détournement de l'accord en tant que membre fondateur, puis vice-président de l'ARN, le *Pr Albert Hirsch*, un des ténors les plus médiatisés de l'anti-tabagisme a privé la recherche publique et indépendante d'une énorme manne financière qui eût pu la sortir du néant. A qui faire confiance, quand de grands intérêts sont en jeu ?

Certes, à l'époque, la chasse aux sorcières n'avait pas commencé. Les chercheurs financés par l'industrie du tabac n'étaient pas voués aux gémonies plus que ne le sont actuellement ceux liés aux alcooliers. Mais les temps changent vite. Un des objectifs des puritains activistes est de discréditer tous les scientifiques qui, de près ou de loin, ont eu des relations avec l'industrie du tabac, leur interdisant même la publication de leurs travaux dans des revues scientifiques. En 2001, *Gilbert Lagrue* m'a convié à une réunion avec des représentants de Philip Morris prêts à financer des recherches et des bourses d'études de la Société de Tabacologie. J'ai posé comme préalable que le climat international devenait tellement intolérant qu'il ne serait pas possible d'accepter autrement qu'à travers l'accord *Barzach* toujours théoriquement en vigueur. Nous ne pouvions courir le risque de discréditer la Société de Tabacologie. Evidemment, les choses en sont restées là.

Les chasseurs de sorcières ont évidemment cherché à me discréditer en me présentant comme inféodé aux tabagiers. Mais d'avoir dans l'édition 2003 de *La Fume* raconté tout l'historique a désamorcé ces rumeurs. Je n'ai jamais retiré des relations avec les tabagiers le moindre avantage financier personnel, mais je dois à mes relations avec leurs chercheurs l'essentiel de mes connaissances sur le tabac, qu'ils sont seuls à connaître.

L'histoire d'un article sur le tabagisme passif publié en 2003 par le respecté *British Medical Journal* est édifiante. Les auteurs, les Pr *Enstrom* et *Kabat* avaient commencé voici 40 ans une enquête portant sur 120 000 personnes, financée par des fonds publics. Ce financement a été interrompu à mi-parcours, au dire des auteurs parce que les résultats préliminaires n'allaient pas dans le sens souhaité. Pour pouvoir continuer leur travail, ils ont accepté un financement de l'industrie du tabac. Leur conclusion fut que les effets nocifs du tabagisme passif auraient jusqu'ici été grossièrement surévalués. La qualité de cet important travail a été jugée assez satisfaisante pour que le sévère Comité de Rédaction du journal accepte de le publier. Les réactions à cette publication ont été d'une violence inouïe, les auteurs étant accusés de fraude, et le journal étant sommé de faire amende honorable et de refuser à l'avenir tout article suspect d'avoir reçu un financement des tabagiers. La réponse du Rédacteur en Chef fut qu'il se basait sur des critères purement scientifiques, et qu'il ouvrait en contrepartie ses colonnes à toute critique. Il ajoutait que s'il se mettait à refuser des articles en fonction des financeurs d'un travail et de l'*a priori* que les résultats en seraient faussés, il n'aurait plus guère de textes à publier...

Je plaide coupable de compromission avec l'industrie pharmaceutique

Si j'ai pu sans aucun crédit travailler sur le tabac à partir de 1977, quand j'ai eu mon propre laboratoire, c'est que j'étais alors le conseiller scientifique d'un petit laboratoire aujourd'hui disparu[145]. Des années durant, ils m'ont assuré l'aide d'une technicienne, d'un peu de secrétariat. J'ai utilisé leur laboratoire d'analyse, leur atelier, leur service bibliographique. Ils m'ont alimenté en produits chimiques. Je récupérais les rats *témoins* de leurs essais pharmacologiques, qui auraient dû être sacrifiés après n'avoir reçu qu'une injection de sérum salé. Je ne sais plus combien de pleins coffres de voiture j'en ai ramené à la Faculté. L'échange était équilibré. J'avais organisé leur laboratoire de recherches pharmacologiques, et été à l'origine de quelques-uns de leurs médicaments. Je leur ai une grande gratitude de m'avoir ainsi permis d'avoir une pratique expérimentale de recherche sur le tabac, alors qu'ils n'ont hélas jamais eu l'intention d'orienter leur activité dans cette voie, et n'ont jamais profité de mon expérience dans ce domaine. Ce fut pour moi extrêmement instructif. C'était, à une petite échelle par rapport aux grands groupes, un remarquable poste d'observation du fonctionnement de cette industrie, et de la *résistible ascension* de l'influence des gens du marketing sur les décisions. Ils sont à mon sens les grands responsables de l'échec final de ce laboratoire, ainsi que des dérives des grandes firmes à l'égard de la santé publique. Dans les débuts de la Société de Tabacologie, celles qui se sont intéressées à la nicotine, Ciba-Geigy devenu Novartis, Pierre-Fabre Santé, ont participé successivement au financement de nos bourses d'étude.

[145] Jacques Logeais

Quatre boursiers ont ainsi préparé leur thèse dans mon laboratoire. J'ai sollicité leur aide pour l'organisation des Journées de Tabacologie, pour imprimer le polycopié à distribuer aux étudiants, et accepté de faire quelques conférences rémunérées. Mais mon discours leur plaisant de moins en moins, leur générosité envers la Société finit par se tarir, et nos relations cessèrent. J'ai coordonné autour de 1990 une large étude internationale sur un timbre à la nicotine du laboratoire irlandais Elan. Etude très bien menée techniquement par une firme spécialisée dans les études cliniques. Les résultats n'ayant pas été favorables, le laboratoire *ne les a pas publiés*. Je plaide coupable de ne pas m'être élevé contre cette distorsion de la vérité, tout en me demandant ce que j'aurais pu faire.

Pourquoi pas de recherche ?

On croît rêver. L'accord scientifique est unanime: Le tabac est la première cause de mortalité et de morbidité dans notre pays. C'est de plus un considérable facteur de pauvreté et d'exclusion sociale. La Sécurité Sociale dépense beaucoup pour soigner les cancers, déboucher les artères. En contrepartie, une partie des recettes fiscales du tabac lui revient en théorie, mais c'est un maigre bénéfice face à une calamité humaine et économique. Comme elle est évitable, on aurait pu penser que l'émotion soulevée dans le public par sa révélation suscite un élan à la mesure du désastre, que des vedettes du *Show-Biz* se bousculent pour parrainer des *Tabathons* qui battraient chaque année des records de générosité. Rien de tout cela. Aucun laboratoire de l'INSERM ne se consacre à l'étude du tabac. Aucun laboratoire ne possède l'outil élémentaire qu'est une simple machine à fumer. Aucun chimiste n'explore les effluves aromatiques du tabac. Un tel paradoxe mérite une analyse. Pour toute action humaine, la rationalité ne suffit pas, il faut qu'il y ait désir. Je crois simplement que s'il n'existe pas de recherche, c'est que personne n'en veut.

Pourquoi l'Etat n'en veut-il pas ?

Depuis Colbert, le tabac a toujours été une source importante des revenus de l'Etat. Il lui assure une entrée régulière d'une douzaine de milliards d'euros de taxes chaque année. La logique élémentaire voudrait qu'une grande partie de cet argent alimente la lutte la plus efficace possible contre le tabagisme. Or, selon la formule de l'INSERM: "Tabac. Comprendre la dépendance pour agir", c'est la recherche scientifique qui permettrait d'acquérir, comme dans tout autre domaine, les armes les plus efficaces. Des laboratoires disposant d'équipements sophistiqués devraient fourmiller de chercheurs, comme en Californie où un pourcentage des taxes sur le tabac va aux actions et à la recherche. Mais une règle comptable s'oppose à cette logique. On ne peut affecter à l'avance les recettes fiscales. Tout rentre dans un fonds commun, réparti lors de l'établissent du budget. De plus, agir réellement contre le tabac serait tuer la poule aux œufs d'or. Plus le tabac compte dans le budget, moins un l'Etat est enclin à agir à son encontre. En 1986, le tabac représentait en France 2,5% des recettes de l'Etat. En Allemagne, c'était 6%. J'ai participé alors aux réunions qui ont abouti à édicter la loi Evin, L'Allemagne n'a rien fait dans ce sens. *L'Etat devient aussi dépendant des cigarettes que l'est le fumeur.* Quand vous avez la responsabilité de la gestion des deniers publics, vous devez les investir dans un domaine favorable à votre électorat et à vos mécènes. Qui se souciera que vous ayez réussi à faire financer de la recherche qui aboutira au mieux dans 10 ou 20 ans, ou n'aboutira pas ? Cela n'a aucun intérêt électoral. Mais inaugurer un hôpital, lancer une campagne médiatique de prévention sur des bases purement démagogiques, être le père d'une loi est au contraire immédiatement rentable. Qu'elle soit ou non adoptée, c'est toujours bon pour vous si elle fait débat, si vous passez à la télévision et si votre nom est à la une du journal. Dès qu'une loi porte votre nom, surtout si elle est controversée, vous voici sacré spécialiste, incontournable, votre avenir politique est assuré.

Les fumeurs sont une minorité, et beaucoup sont même prêts à soutenir des actions qui pourraient les aider se libérer de leur dépendance. Une large majorité est donc prête à applaudir à vos déclarations publiques contre le tabac. Vous allumerez peut être un cigare, mais en secret. Vous serez soutenu par les activistes de l'anti-tabagisme, à quoi servirait la recherche ? Le tabac est le démon. L'ennemi clairement défini, il est urgent de partir en guerre. Pourquoi perdre du temps et consacrer de l'argent à une recherche aux résultats aléatoires et de toute façon lointains, alors que l'on peut agir immédiatement ? D'autant que, si elle obtenait des résultats, elle saperait un intéressant *fonds de commerce*. Mieux vaut financer des campagnes d'affiches, des émissions télévisées où l'on peut briller, alerter l'opinion, faire des procès aux compagnies tabagières, du lobbying politique pour obtenir des interdictions, des règlements, des hausses de prix. Cela permet d'agir, donc de se donner bonne conscience puisqu'on a fait quelque chose. On va alors pousser des chants de victoire dans de ruineux congrès aux antipodes. Dans ce combat international, les *Forces du bien*, les *Alliés,* comparent d'année en année le pourcentage de fumeurs dans leur pays respectif, en suivant la progression de leurs troupes comme on plantait naguère sur une carte de petits drapeaux le long de la ligne de front.

Pourquoi les tabagiers n'en veulent pas ?

Les fabricants de tabac n'ont évidemment pas intérêt à ce qu'une recherche puisse aider les fumeurs à se débarrasser de leur dépendance. La recherche dans leurs laboratoires est au contraire presque exclusivement au service de ce qui pourrait stimuler leurs ventes, ce qui est absolument normal. Les résultats ne sont naturellement pas rendus publics. Imaginons qu'un chercheur de Philip Morris découvre qu'une molécule chimique présente dans le tabac augmente la dépendance et la consommation de cigarettes, publiera t'il sa découverte dans un grand journal scientifique au risque que les concurrents s'en emparent ? C'est de bonne guerre, cela fait partie des secrets industriels. L'intérêt à long terme de l'industriel serait évidemment qu'il fasse des cigarettes moins dangereuses. Mais là aussi, ce ne serait intéressant que s'il pouvait l'utiliser comme argument de vente. Or il lui faudrait d'abord démontrer qu'elles diminuent réellement le risque à fumer. Cela prendrait des dizaines d'années d'études épidémiologiques, et de toute façon la montée de l'intégrisme anti-tabac interdirait d'en faire la publicité. La recherche indépendante a déjà réussi à démolir la magnifique opération des *cigarettes légères*. Autant qu'elle ne mette pas son nez dans cette affaire, les résultats pourraient être catastrophiques. Imaginez qu'elle arrive vraiment à ce que les fumeurs arrêtent ! L'industrie du tabac fait de la recherche sa chasse gardée. Elle ne veut pas d'une recherche qui ne lui soit pas asservie.

Pourquoi l'industrie pharmaceutique n'en veut pas ?

Elle ne s'est intéressée au tabagisme que lorsqu'elle a vu le marché potentiel que lui a ouvert l'utilisation thérapeutique de la nicotine. Elle a financé une montagne de travaux de recherche sur la nicotine pour développer ce marché. La découverte par les médecins que fumer recouvrait souvent une dépression l'a orientée vers les médicaments antidépresseurs. Mais étudier le tabac lui-même ne l'intéresse pas. Pourtant, qu'il serait important de trouver la composition du savant mélange chimique qui le rend si accrocheur. La raison de ce désintérêt est simple. Il n'est pas question de commercialiser ce qui n'est pas protégé par un brevet. Or la législation interdit de breveter les substances naturelles. Extraire du tabac quelque substance qui expliquerait l'attachement du fumeur n'est donc pas une voie économiquement exploitable. Autant exploiter le filon existant de la nicotine, et voir au passage si certaines des molécules qui sortent de ses laboratoires dans d'autres optiques n'auraient pas une application pour aider les fumeurs à s'arrêter.

Si l'on veut être quelque peu cynique, l'intérêt des firmes pharmaceutiques n'est pas de guérir, mais de soigner. Il faut des malades pour vendre des médicaments. Le tabac se charge d'en produire, difficile de faire mieux. Alors il faut, comme le Docteur Knock, créer une maladie. Ce sera la dépendance. *On traitera donc le fumeur avant qu'il soit malade.* C'est donc de la prévention. Mais pas question de guérir radicalement les fumeurs de leur passion, comme l'ont fait les vaccins qui ont éradiqué la variole et la poliomyélite. La tendance est plutôt de prétendre réduire le risque à fumer, en proposant un traitement à vie comme on le fait pour les diabétiques et les hypertendus. Alors on finance des études pour dépister les plus petits signes d'insuffisance respiratoire, pour étendre les raisons de traiter, avant de traiter *tous* les fumeurs. Pente dangereuse, car à une telle échelle d'utilisation, il est essentiel que l'innocuité des médicaments soit quasiment absolue. Cela justifie la réticence de notre système de santé à prendre en charge des traitements préventifs. Mais les lobbies pharmaceutiques sont capables de faire dépenser des sommes considérables à la Sécurité Sociale et à l'Etat pour des vaccins antigrippe dont l'efficacité n'est pas absolument démontrée et la durée de protection limitée, avec un merveilleux virus qui nécessite un nouveau vaccin tous les ans, et se permet même de déclencher des paniques très lucratives.

Industrie pharmaceutique ne donnait pas une assez bonne image. *Industrie* évoque des usines crachant des fumées noirâtres, des menaces d'explosion et de pollutions chimiques. *Pharmaceutique* évoque les bocaux de poison, avec tête de mort noire sur fond rouge. Un intéressant changement sémantique est survenu, il faut désormais parler des *Entreprises du médicament*. Le mot *Entreprise* a une connotation dynamique, créatrice. Quant au *médicament*, c'est fait pour soigner et guérir. Une aura d'ange gardien de la santé protège désormais ces *Entreprises* des attaques virulentes que subit l'industrie du tabac. Certes un prix élevé et la protection de brevets sont nécessaires pour maintenir la qualité des produits et compenser le coût élevé de la recherche et du développement de médicaments innovants. Cependant, leur activité s'oriente de plus en plus vers la promotion de produits assurant un bénéfice maximum dans les pays riches. Leurs représentants officiels sont non seulement admis, mais même sollicités comme *partenaires* dans des instances qui régulent les dépenses publiques de santé, nationales ou internationales comme l'OMS. Leur influence ne va évidemment jamais vers la mise à la disposition des plus pauvres des médicaments les plus actifs et les moins chers, comme le voudrait l'intérêt bien compris de la santé. L'OMS pourtant commence à prendre conscience de ces influences, puisqu'elle demande aux organisateurs de campagnes anti-tabac de "ne pas être trop proches des firmes pharmaceutiques[146]."

De nombreux produits d'un grand intérêt thérapeutique sont abandonnés parce les principes actifs ne sont pas suffisamment chers pour en faire un médicament rentable. On retire même de la vente des médicaments connus et appréciés, mais qui ne rapportent pas assez pour justifier l'investissement publicitaire nécessaire pour les faire connaître aux prescripteurs médicaux. Efficaces, ils pourraient par ailleurs concurrencer des médicaments nouveaux plus chers et dont le brevet n'est pas encore tombé dans le domaine public. Noyés dans l'avalanche d'informations concernant de

---

[146] WHO warns anti-smoking campaigners not to become too close to drug firms *BMJ 2011; 342:d2430*

nouveaux produits qui ne leurs sont souvent supérieurs que par le prix, ils n'ont aucune chance d'être connus des jeunes médecins. Certains figurent au *Codex* et peuvent être prescrits, mais sont ignorés et il devient difficile de se les procurer. On peut rêver d'un organisme public, disposant de moyens équivalents à ceux d'un laboratoire pharmaceutique, qui prenne en charge les médicaments orphelins non-rentables et assure leur fabrication et leur promotion, qui procède aux études nécessaires lorsque existe un projet important pour la santé publique délaissé pour non-rentabilité. Qui ait déjà évalué l'intérêt d'une pilule de nicotine à bas pris et, en cas d'essais favorables, l'ait diffusée. On peut toujours rêver... Mais si c'était l'échec, ce qui ne m'étonnerait pas outre mesure, quel coup dur pour la nicotine pharmaceutique. On comprend les obstacles.

Les médecins sont eux aussi formés pour soigner les malades, pas pour prévenir. Une formation pour aider efficacement des fumeurs à s'arrêter demande un investissement et des efforts, qui ne seront pas récompensés, car les actes de prévention ne sont en principe pas pris en compte pas la Sécurité Sociale. Quand ils répandent la bonne parole dans les écoles, c'est à titre bénévole et parce que les médecins croient encore en leur vocation. Mais aider un fumeur à s'arrêter est dévoreur de temps. Il est plus facile et plus dans leur tradition de prescrire un médicament. Ils s'en remettent donc à la recherche pharmaceutique. Quant à ceux qui utilisent des méthodes empiriques, ils craignent la recherche qui risque de remettre en cause leur activité lucrative. Tous les charlatans évidemment n'ont aucun intérêt à voir saper leur fond de commerce.

Pourquoi le fumeur n'en veut pas ?

C'est paradoxal, mais l'attitude des fumeurs est très ambiguë. S'ils souhaitaient réellement que se développe la recherche sur le tabac, leur poids politique l'aurait depuis longtemps rendue possible. Si la recherche virologique a connu un essor prodigieux dès les premières années après l'apparition du SIDA, c'est grâce à la mobilisation immédiate des mouvements homosexuels où se comptaient les premières victimes, puis de l'opinion publique. Hormis ceux qui sont mûrs pour arrêter, qui n'en ont plus besoin, pas plus que de médicaments, il me paraît clair que les fumeurs n'en veulent pas. Ils croient réellement le tabac indispensable à leur vie. La cigarette est leur béquille. Ils ne veulent pas qu'on les en prive. Bien sûr, lorsqu'on les interroge, 70% disent qu'ils voudraient arrêter. Mais les prévisions de ventes basées sur leurs réponses lors des études de marché se sont lourdement trompées. Les fumeurs expriment ainsi l'opinion rationnelle: "Il faudrait que j'arrête", non un désir affectif: "J'ai envie d'arrêter". Même si, par raison ou par conformisme, un fumeur donne *intellectuellement, rationnellement* son accord formel à une action contre le tabac, campagne, réglementation, projet de recherche, il ne peut y adhérer affectivement, la ressentant comme une agression directe envers ce qu'il a de plus intime. Il sabote systématiquement, même s'il n'en est que rarement conscient. Dans tous les recoins du labyrinthe des voies de décision, des fumeurs embusqués trouveront toujours comment faire capoter les meilleurs projets. Ils n'ont pas envie qu'on attente à la sensation d'apaisement que la cigarette apporte à leur besoin de fumer. Ils n'ont donc pas envie qu'on élimine ce besoin. *Ils n'ont pas envie de ne plus avoir envie.* Je ne crois pas qu'un amateur de chocolat qui aimerait bien perdre quelques kilos soit enthousiasmé à l'idée d'un médicament qui lui en ferait passer l'envie. C'est le désir qui anime l'Homme, pas sa réalisation, qui signifie la fin du désir. "Ce que j'ai connu de plus beau sur la terre, oh! Nathanaël, c'est ma faim" écrivait André Gide dans *Les Nourritures Terrestres*.

Obscurantisme triomphant

Si l'Etat ne donne pas d'argent. Si l'argent des laboratoires ne sert qu'à promouvoir les ventes, mais ne peut être utilisé pour une recherche de la vérité vraiment indépendante. Si celui des cigarettiers expose à la mort scientifique sous les attaques des activistes puritains qui n'ont que faire de la recherche, si l'accord qu'a signé avec eux le ministère est passé aux oubliettes, que reste-t-il à ceux que pousse le désir de *comprendre pour agir* ?

Au musée du Castelvecchio, à Verone, on peut voir un beau tableau de Palma il Giovane. Peint autour de 1500. Venise, une grande place. Au premier plan, au pied de marches, on jette vraisemblablement dans la lagune, des cadavres verdâtres. Au second plan, dominant cette scène, le Doge en costume d'ors, entouré de notables en toge, d'ecclésiastiques de pourpre vêtus, implore mains offertes et regard levé vers le ciel. Dans un nuage qui le nimbe, un Christ en gloire porte sa croix, aidé par des angelots voletant. Le titre: "Il doge Alvise Mocenigo implora la cessazione dela peste a Venezia".

Or la peste n'a été vaincue que lorsqu'on a compris qu'elle était diffusée par les rats et leurs puces, et quand Yersin a découvert le microbe responsable. On a pu alors prendre les mesures prophylactiques qui ont permis d'enrayer les épidémies, bien avant même l'apparition des antibiotiques qui ont apporté un traitement actif. En niant la nécessité impérieuse d'une recherche scientifique sur le tabagisme, que nous sommes pourtant désormais en mesure de faire, nous régressons vers l'obscurantisme. Le tabagisme a résisté à toutes les répressions aveugles et parfois féroces. Quatre siècles plus tard, nous en sommes encore là, à l' "Implorazione per la cessazione del tabagismo nel mondo". Nous réagissons encore comme face à la peste au sortir du Moyen Âge: Incantations, diabolisation, excommunications, exclusions, exorcismes, autodafés, processions avec bannières et litanies psalmodiées, sermons, prières trouvent leurs équivalents dans les grands congrès, les campagnes d'affiches, les slogans, les interventions télévisées de grands prêtres. Il serait temps de prendre conscience de la vanité de toute cette agitation coûteuse et stérile.

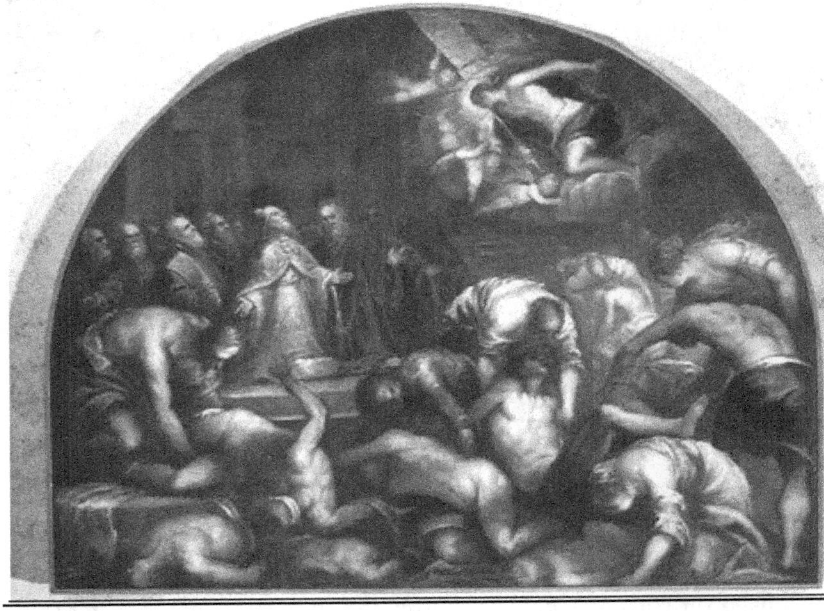

Table des matières

Quelques sites utiles

1.- Pour approfondir vos connaissances sur certains aspects évoqués dans cet ouvrage:

http://www.tabac-humain.com

C'et un site sur lequel j'ai réuni avec leur consentement quelques cours d'enseignants du DIU de Tabacologie de Paris, textes et présentations Powerpoint éventuellement accompagnées d'enregistrements .mp3, ainsi que quelques réflexions philosophiques ou politiques inspirées par mon expérience.

Les espérantistes pourront y télécharger gratuitement une version de la première édition de *La Fume* que j'ai traduite en Espéranto (*La Fumado*), ainsi que du *Petit Manuel de Défume* (*Lernolibreto por malfumadi).*

2.- Pour suivre les nouveautés en tabacologie lorsqu'elles sont conflictuelles,

http://formindep.org, rubrique *Altertabacologie*

4.- Enfin, pour ceux qui souhaiteraient participer à un forum, "Arrêter de fumer", le site http://atoute.org est particulièrement

Structures éditoriales du groupe L'Harmattan

L'Harmattan Italie
Via degli Artisti, 15
10124 Torino
harmattan.italia@gmail.com

L'Harmattan Hongrie
Kossuth l. u. 14-16.
1053 Budapest
harmattan@harmattan.hu

L'Harmattan Sénégal
10 VDN en face Mermoz
BP 45034 Dakar-Fann
senharmattan@gmail.com

L'Harmattan Cameroun
TSINGA/FECAFOOT
BP 11486 Yaoundé
inkoukam@gmail.com

L'Harmattan Burkina Faso
Achille Somé – tengnule@hotmail.fr

L'Harmattan Guinée
Almamya, rue KA 028 OKB Agency
BP 3470 Conakry
harmattanguinee@yahoo.fr

L'Harmattan RDC
185, avenue Nyangwe
Commune de Lingwala – Kinshasa
matangilamusadila@yahoo.fr

L'Harmattan Congo
67, boulevard Denis-Sassou-N'Guesso
BP 2874 Brazzaville
harmattan.congo@yahoo.fr

L'Harmattan Mali
ACI 2000 - Immeuble Mgr Jean Marie Cisse
Bureau 10
BP 145 Bamako-Mali
mali@harmattan.fr

L'Harmattan Togo
Djidjole – Lomé
Maison Amela
face EPP BATOME
ddamela@aol.com

L'Harmattan Côte d'Ivoire
Résidence Karl – Cité des Arts
Abidjan-Cocody
03 BP 1588 Abidjan
espace_harmattan.ci@hotmail.fr

Nos librairies en France

Librairie internationale
16, rue des Écoles
75005 Paris
librairie.internationale@harmattan.fr
01 40 46 79 11
www.librairieharmattan.com

Librairie des savoirs
21, rue des Écoles
75005 Paris
librairie.sh@harmattan.fr
01 46 34 13 71
www.librairieharmattansh.com

Librairie Le Lucernaire
53, rue Notre-Dame-des-Champs
75006 Paris
librairie@lucernaire.fr
01 42 22 67 13

www.ingramcontent.com/pod-product-compliance
Lightning Source LLC
LaVergne TN
LVHW011308061026
849535LV00005B/1452
9782343201887